供全国高等学校基础、临床、预防、口腔医学类专业使用

药理学
精讲精练

主　编　董　志

副主编　刘颖菊　陈晓红

编　委　（以姓氏笔画为序）

刘颖菊　重庆医科大学

孙文娟　重庆医科大学

岑彦艳　陆军军医大学

陈晓红　陆军军医大学

何百成　重庆医科大学

邱红梅　重庆医科大学

张海港　陆军军医大学

董　志　重庆医科大学

蒋青松　重庆医科大学

潘夕春　陆军军医大学

世界图书出版公司

西安　北京　广州　上海

图书在版编目（ＣＩＰ）数据

药理学精讲精练/董志主编.—西安:世界图书
出版西安有限公司,2018.12(2020.11 重印)
ISBN 978 - 7 - 5192 - 5198 - 7

Ⅰ.①药…　Ⅱ.①董…　Ⅲ.①药理学—医学
院校—教学参考资料　Ⅳ.①R96

中国版本图书馆 CIP 数据核字(2018)第 277253 号

书　　名	药理学精讲精练
	YAOLIXUE JINGJIANG JINGLIAN
主　　编	董　志
责任编辑	汪信武
装帧设计	天　一
出版发行	世界图书出版西安有限公司
地　　址	西安市高新区锦业路 1 号
邮　　编	710065
电　　话	029 –87214941　029 –87233647(市场营销部)
	029 –87234767(总编室)
网　　址	http://www.wpcxa.com
邮　　箱	xast@ wpcxa.com
经　　销	新华书店
印　　刷	河南省新乡市印刷厂
开　　本	787mm ×1092mm　1/16
印　　张	16.5
字　　数	401 千字
版　　次	2018 年 12 月第 1 版
印　　次	2020 年 11 月第 3 次印刷
国际书号	ISBN 978 –7 –5192 –5198 –7
定　　价	52.00 元

出版说明

　　为适应医学教育发展、培养现代化医师的新要求,根据中华人民共和国教育部和原卫生部颁布的《中国本科医学教育标准》,同时结合多本国家级规划教材等较权威的教科书,我们邀请了国内有丰富教学经验和深厚学术造诣的专家,编写了本套丛书。

　　与其他配套辅助教材相比,本丛书具有以下特点:

　　1. 内容设置科学　紧扣教学大纲,明确学习要点,帮助读者掌握重点、难点,使读者深入了解其内在联系及如何在考试和今后的临床科研工作中正确地应用。具体体现在:

　　(1)系统性:全书逻辑缜密,环环相扣,系统编排,方便读者的使用,加深其对教材的理解和认识。

　　(2)广泛性:严格依据《中国本科医学教育标准》,提炼出学习要点,力求全面满足读者自学和考试复习的需要。

　　(3)新颖性:同步章节精选习题、模拟试卷、重点院校硕士研究生入学考试试题3个模块紧凑组合,便于读者进一步学习。

　　2. 题型编排合理　以研究生入学考试、本科生专业考试的题型为标准,设计了选择题(包括A型题、B型题、X型题)、填空题、名词解释、简答题、论述题、病例分析题等,使读者在解题的过程中了解各学科的特点和命题规律,加深对知识点的理解,提高解题的准确性,强化应试能力和技巧。

　　3. 强化实用性　为便于读者自学,对部分题目给出了"解析",分析做题过程中的常见问题,帮助读者了解如何选、怎样选、考哪些概念、解题的小技巧等,培养其分析能力,建立正确的思维方法,提高解决实际问题的能力。

　　4. 重视信息性　为了开拓读者的视野,我们认真遴选了近些年国内一些重点院校的硕士研究生入学考试试题,希望对广大读者有所帮助。未来的应试更重视能力的考核,所以没有给出所谓的"标准答案",目的是不想束缚读者的思路,而是让读者开动脑筋查阅文献,跟踪前沿发展态势,提升自身的竞争优势。

　　本丛书不仅适用于本科在校生和复习参加硕士研究生入学考试的应届毕业生或往届毕业生,也适用于具同等学力人员复习参加硕士研究生入学考试。由于时间仓促,不足之处在所难免,请各位专家批评指正。

目　　录

第1章　药理学总论——绪言

【学/习/要/点】

一、掌握

1. 药理学、药物、药物效应动力学的概念。
2. 药物代谢动力学的概念。

二、熟悉

药理学的学科任务、研究方法。

【应/试/考/题】

一、选择题

【A/型/题】

1. 常用的药理学实验方法不包括　（　　）
   A. 整体与离体功能检测法
   B. 行为学实验方法
   C. 电生理学方法
   D. 影像学观察方法
   E. 生物检定法

2. 下列关于药物的描述,错误的是（　　）
   A. 可以改变或查明机体的生理功能及病理状态
   B. 可用以预防疾病
   C. 药物不同于毒物,不会产生毒性反应
   D. 可用以治疗疾病
   E. 可用以诊断疾病

3. 新药或可按新药申报的不包括　（　　）
   A. 未曾在中国境内上市销售的药品
   B. 已上市的,改变剂量
   C. 已上市的,增加新的适应证
   D. 已上市的,改变剂型
   E. 已上市的,改变给药途径

4. 药理学研究内容主要包括　　（　　）
   A. 药物效应动力学
   B. 药物代谢动力学
   C. 药物的学科
   D. 药物与机体相互作用及作用规律
   E. 与药物有关的生理科学

5. 药物效应动力学研究内容包括　（　　）
   A. 药物的临床疗效
   B. 药物的作用机制
   C. 药物对机体的作用及作用机制
   D. 影响药物疗效的因素
   E. 药物在体内的变化

6. 药物代谢动力学研究内容包括 （　　）
　A. 药物防治疾病的作用原理
　B. 药物在机体的影响下所发生的变化及其规律
　C. 药物与机体间相互作用的规律
　D. 以疾病为系统,研究各种疾病的药物治疗,指导临床选药和用药等实际问题
　E. 药物对机体的作用及临床应用

【B/型/题】

(7~9题共用备选答案)
　A.《神农本草经》
　B.《新修本草》
　C.《神农本草经集注》
　D.《本草纲目》
　E.《本草纲目拾遗》
7. 我国最早的有关药物的著作是 （　　）
8. 我国第一部政府颁发的药典是 （　　）
9. 李时珍著的世界闻名的药典是 （　　）

【X/型/题】

10. 常用的药理学实验方法有 （　　）
　A. 整体与离体功能检测法
　B. 行为学实验方法
　C. 电生理学方法
　D. 生物检定法
　E. 生物化学与分子生物学方法
11. 新药研究过程大致可分为 （　　）
　A. 临床前研究
　B. 临床前人体实验
　C. 临床研究
　D. 上市后药物监测
　E. 上市后不良反应监测

二、名词解释
1. 药理学(pharmacology)
2. 药效学(pharmacodynamics)
3. 药动学(pharmacokinetics)

三、填空题
1. 唐代的_____是我国第一部政府颁发的药典,收载药物884种。
2. 明朝李时珍著的_____是闻名世界的一部药物学巨著,收载药物1892种。
3. _____是新药发展的黄金时代。

四、简答题
简述药理学的性质与任务。

【参/考/答/案】

一、选择题

【A型题】
1. D　2. C　3. B　4. D　5. C
6. B

【B型题】
7. A　8. B　9. D

【X型题】
10. ABCDE　11. ACD

1. D【解析】药理学实验方法是实验性的,影像学为临床诊断学范畴。
2. C【解析】药物和毒物之间并无严格界限,任何药物剂量过大都可产生毒性反应。
3. B【解析】我国对新药的规定:①新药指

未曾在中国境内外上市销售的药品；②对已上市的药品改变剂型、用药途径、增加新的适应证者，均不属于新药，但药品注册可按新药申请程序进行申报。

6.B【解析】药物代谢动力学研究药物在机体的影响下发生的变化及其规律。

二、名词解释

1. 药理学：是研究药物与机体（包括病原体）之间相互作用及作用规律的学科。

2. 药效学：研究药物对机体的作用及作用机制。

3. 药动学：研究药物在机体的影响下所发生的变化及其规律。包括药物的吸收、分布、代谢和排泄过程。

三、填空题

1.《新修本草》

2.《本草纲目》

3. 20世纪30年代到50年代

四、简答题

简述药理学的性质与任务。

答　药理学是研究药物与机体相互作用及作用规律的学科。包括药物效应动力学，即研究药物对机体的作用及作用机制；药物代谢动力学，即研究药物在机体的影响下所发生的变化及其规律。

药理学的学科任务是：阐明药物的作用及作用机制，为临床合理用药、发挥药物最佳疗效、防治不良反应提供理论依据；研究开发新药，发现药物新用途；为其他生命科学的研究提供重要的科学依据和研究方法。

（董　志）

第2章　药物代谢动力学

【学/习/要/点】

一、掌握

1. 首过消除（即首过效应、首过代谢）、药物与血浆蛋白结合、生物利用度（F）、肠肝循环的概念。
2. 一级消除动力学与零级消除动力学的消除特点。
3. 消除半衰期（$t_{1/2}$）的概念。

二、熟悉

1. 药物跨膜转运的主要方式（简单扩散等）。
2. pK_a、离子障、Handerson – Hasselbalch 公式及其意义。
3. 药物的吸收途径。
4. 影响分布的因素、肝药酶的诱导和抑制、时 – 量曲线特点、稳态血药浓度（C_{ss}）的概念及意义。

【应/试/考/题】

一、选择题

【A/型/题】

1. 药物的体内过程是指　　　　　（　　）
   A. 药物在靶细胞或组织中的浓度
   B. 药物在血液中的浓度
   C. 药物在肝脏中的生物转化和肾脏排出
   D. 药物的吸收、分布、代谢和排泄
   E. 药物进入血液循环与血浆蛋白结合，以及肝脏的生物转化和肾脏的再吸收与排泄

2. 普萘洛尔口服吸收良好，但仅有 30% 的药物进入体循环，说明该药　（　　）
   A. 吸收差
   B. 首过代谢明显
   C. 分布快
   D. 从体内消除快
   E. 治疗指数低

3. 下列关于药物吸收的说法，不正确的是
   　　　　　　　　　　　　　（　　）
   A. 吸收是指药物从用药部位进入血液循环的过程

B.肌内注射比皮下注射吸收速度快

C.舌下给药因首过效应明显而使药物的吸收减少

D.舌下给药量比口服用药量小

E.酸性药物在胃内易吸收

4.药物与血浆蛋白结合 （　　）

A.是永久性的

B.对药物的主动转运有影响

C.是可逆的

D.加速药物在体内的分布

E.促进药物排泄

5.药物吸收到达稳态血药浓度时意味着 （　　）

A.药物作用最强

B.药物的消除过程已经开始

C.药物的吸收过程已经开始

D.药物的吸收速度与消除速度达到平衡

E.药物在体内的分布达到平衡

6.决定药物每天用药次数的主要因素是 （　　）

A.作用强弱

B.吸收快慢

C.体内分布速度

D.体内转化速度

E.体内消除速度

7.药物的半衰期主要取决于下列哪个因素 （　　）

A.用药时间

B.消除的速度

C.给药的途径

D.药物的用量

E.直接作用或间接作用

8.下列最能代表药物安全性的参数是 （　　）

A.极量　　　　B.半数有效量

C.半数致死量　D.治疗指数

E.生物利用度

9.体液 pH 值对药物跨膜转运的影响是由于其改变了药物的 （　　）

A.水溶性　　　B.脂溶性

C.pK_a　　　　D.解离度

E.溶解度

10.下列关于易化扩散的描述,正确的是 （　　）

A.不耗能,逆浓度差,特异性高,有竞争性抑制的主动转运

B.不耗能,逆浓度差,特异性不高,有竞争性抑制的主动转运

C.耗能,顺浓度差,特异性高,有竞争性抑制的载体转运

D.不耗能,顺浓度差,特异性高,有竞争性抑制的载体转运

E.转运速度无饱和限制的转运

11.对病情紧急的患者,应采用哪种给药方式 （　　）

A.口服给药　　B.肌内注射

C.皮下注射　　D.静脉注射

E.经肛

12.下列关于口服给药的描述,错误的是 （　　）

A.口服给药是最常用的给药途径

B.多数药物口服方便有效,吸收较快

C.口服给药不适宜首过效应强的药物

D.口服给药不适用于昏迷患者

E.口服给药不适用于对胃刺激性大的药物

13.下列给药途径可出现首过消除的是 （　　）

A.气雾吸入　　B.舌下含服

C.皮下注射　　D.口服给药

E.静脉注射

14.某弱酸性药 $pK_a=8.4$,当吸收入血后(血浆 pH=7.4),其解离度约为 （　　）

A.10%　　　　B.40%

C.50%　　　　D.60%

E.90%

15. 下列关于血脑屏障的描述,正确的是 （ ）
    A. 阻止水溶性药物进入脑组织
    B. 使药物不易穿透,保护大脑
    C. 阻止脂溶性高的药物进入大脑
    D. 阻止所有细菌进入大脑
    E. 以上都不对

16. 双香豆素与下列哪种药合用时应加大剂量 （ ）
    A. 阿司匹林　　　B. 苯巴比妥
    C. 氯霉素　　　　D. 去氧肾上腺素
    E. 毒毛花苷 K

17. 机体对药物进行代谢(生物转化)的主要器官是 （ ）
    A. 心脏　　　　　B. 肺脏
    C. 肾脏　　　　　D. 肠壁
    E. 肝脏

18. 参与体内药物生物转化的主要酶是（ ）
    A. 胆碱乙酰化酶
    B. 肝微粒体酶
    C. 胆碱酯酶
    D. 单胺氧化酶
    E. 溶酶体酶

19. 临床上可用丙磺舒以增加青霉素的疗效,因为 （ ）
    A. 在杀菌作用上有协同作用
    B. 两者竞争肾小管的分泌通道
    C. 对细菌代谢有双重阻断作用
    D. 延缓抗药性产生
    E. 以上都不对

20. 药物肠肝循环影响了药物在体内的（ ）
    A. 起效快慢
    B. 代谢快慢
    C. 分布
    D. 作用持续时间
    E. 与血浆蛋白结合

21. 能使血药浓度迅速达到稳态浓度的条件是 （ ）
    A. 每隔一个半衰期给一次剂量
    B. 首剂加倍
    C. 每隔两个半衰期给一次剂量
    D. 增加给药次数
    E. 每隔半个半衰期给一次剂量

22. 与一级动力学转运特点描述不符的是 （ ）
    A. 消除速率与血药浓度成正比
    B. 血药浓度与时间作图成一直线
    C. 半衰期恒定
    D. 是药物消除的主要类型
    E. 被动转运属于一级动力学

23. 主动转运的特点是 （ ）
    A. 由载体进行,消耗能量
    B. 由载体进行,不消耗能量
    C. 不消耗能量,无竞争性抑制
    D. 消耗能量,无选择性
    E. 无选择性,有竞争性抑制

24. 药物的生物利用度是指 （ ）
    A. 药物能通过胃肠道进入肝门脉循环的量
    B. 药物能吸收进入体循环的量
    C. 药物能吸收进入体内达到作用点的量
    D. 药物吸收进入体内的相对速度
    E. 药物吸收进入体循环的相对量和速度

【B/型/题】

(25～27 题共用备选答案)
    A. 血浆蛋白结合率
    B. 血浆半衰期
    C. 药理效应
    D. 生物利用度
    E. 稳态血药浓度

25. 给药间隔时间决定于 （ ）

26. 给药剂量决定于 （ ）

27. 血中游离药物浓度决定于 （ ）

(28～30 题共用备选答案)

A. 吸收速度　　　B. 消除速度

C. 代谢速度　　　D. 排泄速度

E. 效能

28. 药物作用的快慢决定于　　　　(　　)

29. 药物作用的久暂决定于　　　　(　　)

30. 药物作用的强弱决定于　　　　(　　)

【X/型/题】

31. 影响药物通透细胞膜的因素有(　　)

A. 血流量

B. 药物分子的脂溶性

C. 细胞膜的厚度

D. 细胞膜的面积

E. 药物的解离度

32. 舌下给药的特点为　　　　　(　　)

A. 可避免胃酸破坏

B. 可避免肝肠循环

C. 可直接进入血循环

D. 可避免首过效应

E. 不刺激口腔黏膜

33. 药物在体内的分布受下列哪些因素

影响　　　　　　　　　　　(　　)

A. 药物的脂溶性

B. 器官的血流量

C. 药物与组织细胞的亲和力

D. 体液的 pH 值

E. 药物的水溶性

34. 下列关于血浆蛋白结合率的说法,正

确的是　　　　　　　　　　(　　)

A. 药物的血浆蛋白结合率越高,药物

的作用强度越强

B. 药物的血浆蛋白结合率越高,药物

的排泄速度越慢

C. 药物的血浆蛋白结合率越高,药物

在体内的分布越多

D. 药物的血浆蛋白结合率越高,药物

的代谢越慢

E. 药物与血浆蛋白的结合是不可逆的

35. 影响药物从肾脏排泄的因素有(　　)

A. 血浆蛋白结合率

B. 肾脏功能

C. 尿液 pH 值

D. 药物的极性

E. 给药剂量

36. 一级消除动力学的特点为　　(　　)

A. 体内药物呈定比消除,与药物浓度

成正比

B. 体内药物以恒定的速率消除

C. 药－时曲线在半对数坐标图上为曲

线,在普通坐标图上为直线

D. 血浆半衰期恒定不变

E. 连续多次给药需 5 个半衰期达到稳

态血药浓度

37. 药物按零级动力学消除的特点是(　　)

A. 单位时间内药物的消除速率恒定

B. 体内药物呈定量消除,与初始浓度

无关

C. 单位时间内消除的药量不变

D. 血浆半衰期恒定不变

E. 超过机体的代谢能力

38. 血浆半衰期的意义是　　　　(　　)

A. 可决定给药间隔

B. 可决定给药剂量

C. 可计算给药后药物的消除时间

D. 可计算恒量恒速给药到达稳态血药

浓度的时间

E. 可以判断疗效

39. 下列关于生物转化的描述,正确的是

(　　)

A. 主要在肝脏进行

B. 多数第一步为氧化、还原或水解,第

二步为结合

C. 与排泄统称为消除

D. 使多数药物药理活性增强，并转化为极性高的水溶性代谢物

E. 使药物全部灭活

40. 下列关于药物排泄的叙述，正确的是（　）

A. 碱化尿液可促进酸性药物经尿排泄

B. 酸化尿液可使碱性药物经尿排泄减少

C. 抑制肝肠循环可促使药物排泄

D. 粪中药物多数是口服未被吸收的药物

E. 碱化血液可使弱酸性药物从细胞内向细胞外转移

41. 肝药酶抑制剂包括（　）

A. 苯巴比妥　B. 氯霉素

C. 利福平　D. 异烟肼

E. 青霉素

二、名词解释

1. 首过消除(first pass elimination)
2. 生物利用度(bioavailability)
3. 药物消除半衰期(half life time)
4. 零级消除动力学(zero - order elimination kinetics)
5. 肠肝循环(enterohepatic circulation)

三、填空题

1. 弱酸性药物在pH值高的碱性环境中解离______，______透过细胞膜，降低血液的pH值，则可使进入细胞的药物______。
2. 巴比妥类药物中毒时可口服______以碱化血液和尿液，促进药物的排出。
3. 药物代谢的主要器官是______；药物排泄的主要器官是______。
4. 药物与血浆蛋白的结合影响药物在体内的______、______、______和______。
5. 同时应用两个结合于同一结合点上的与血浆蛋白结合率都很高的药物，可发生______。
6. 静脉注射硫喷妥钠后首先分布到脑组织，随后分布到脂肪组织，这种现象称为药物在体内的______。
7. 若按固定剂量、固定间隔时间给药或恒速静脉滴注，约经______$t_{1/2}$基本达到稳态血药浓度。故根据$t_{1/2}$可以预计连续给药后达到______的时间和______时间。
8. 按一级动力学消除的药物，其血浆半衰期与K_e(消除速率常数)的关系为______。

四、简答题

简述K_e、$t_{1/2}$、C_{ss}的定义及意义。

五、论述题

试述口服药物在体内过程及影响因素。

【参/考/答/案】

一、选择题

【A型题】

1. D　2. B　3. C　4. C　5. D　6. E　7. B　8. D　9. D　10. D　11. D　12. B　13. D　14. A　15. A　16. B　17. E　18. B　19. B　20. D　21. B　22. B　23. A　24. E

【B 型题】

25. B　26. C　27. A　28. A　29. B
30. E

【X 型题】

31. ABCDE　　32. ACD　　　33. ABCD
34. BD　　　　35. ABCD　　　36. ADE
37. ABCE　　　38. ACD　　　　39. ABC
40. ACDE　　　41. BD

2. B【解析】首过代谢也即首过消除、首过效应,是指口服给药时,药物自胃肠道吸收到达全身血液循环前先通过肝脏对其的代谢,若肝脏对其代谢能力很强,则使进入全身血液循环内的有效药量明显减少。

3. C【解析】舌下给药经舌下静脉丛吸收,不经门静脉,没有首过效应。

4. C【解析】药物与血浆蛋白结合是药物在血液中的一种暂时贮存形式,其结合是可逆的、暂时的。结合型药物不能跨膜转运,故可延缓药物在体内的分布、转运速度、作用强度和消除速率。

5. D【解析】当药物在体内的进和出速度达平衡时,血药浓度即达动态平衡。

6. E【解析】稳定的治疗作用取决于稳定的血药浓度,根据血药消除速度(血浆半衰期)决定服药次数,可使血药浓度稳定。

7. B【解析】药物半衰期是血浆药物浓度下降一半所需要的时间,其长短反映体内药物消除速度。它是一个常数,不受药物初始浓度、给药剂量、给药时间的影响,仅取决于 K_e 值大小(K_e 为一级消除动力学的消除速率常数)。

8. D【解析】通常将药物的"半数致死量/半数有效量"的比值称为治疗指数(TI),用以表示药物的安全性。治疗指数大的药物相对较治疗指数小的药物

安全。生物利用度是评价药物制剂质量的重要指标。

9. D【解析】依据 Handerson-Hasselbalch 公式,弱酸性药物:[离子型]/[非离子型]=10^{pH-pK_a};弱碱性药物:[离子型]/[非离子型]=10^{pK_a-pH},所以体液 pH 值可影响药物的解离度。

11. D【解析】静脉注射没有吸收过程,在所有给药方式中起效最快。

12. B【解析】口服给药是最常用的给药途径,但吸收不如注射给药迅速,并且受首过消除影响明显。同时不适用于对胃刺激性大的药物和昏迷的患者。

13. D【解析】首过消除指从胃肠道吸收入门静脉系统的药物在到达全身血液循环之前要先通过肝脏代谢,使进入体循环的有效药量明显减少的现象。

14. A【解析】根据公式,弱酸性药物的解离度为 [离子型]/[非离子型]=10^{pH-pK_a},计算可知。

15. A【解析】血脑屏障的存在基于脑组织内毛细血管内皮和周围组织的特殊结构,可阻止某些大分子、水溶性或解离型药物进入脑组织,但可通过脂溶性高的药物。

16. B【解析】苯巴比妥是药酶的诱导剂,会加快与之合用的药物的代谢。

17. E【解析】肝脏是最主要的代谢器官。此外,胃肠道、肺、皮肤、肾等也可产生有意义的药物代谢作用。

19. B【解析】青霉素和丙磺舒都属于酸性药物,通过肾小管上皮细胞酸性药物通道进行主动分泌,可产生竞争,使青霉素的排泄减慢,作用时间延长。

20. D【解析】肠肝循环使本来要随粪便排出的药物重新经小肠上皮细胞吸收进入体循环,可延长药物的血浆半衰期和作用维持时间。

21. B【解析】按维持量给药,通常需要4~5个 $t_{1/2}$ 才能达到稳态血药浓度,增加剂量或者缩短给药间隔时间均不能提前达到稳态,只能提高药物浓度,因此如果患者急需达到稳态血药浓度以迅速控制病情时,可用负荷剂量(首次剂量加大)。

22. B【解析】按一级动力学转运(或消除)的药物,其药-时曲线在常规坐标图上作图时呈曲线,在半对数坐标图上则为直线,呈指数衰减。

24. E【解析】生物利用度是指药物经血管外途径给药后吸收进入全身血液循环的相对量和速度。

31. ABCDE【解析】血流量的改变可影响细胞膜两侧药物浓度差,药物被血流带走的速度影响膜一侧的药物浓度,血流量丰富、流速快时,不含药物的血液能迅速取代含有较高药物浓度的血液,从而得以维持很大的浓度差,加快药物跨膜转运速率;药物的脂溶性高,则易通透细胞膜的双分子脂质层;细胞膜的厚度可影响药物穿透时的难易;而细胞膜的面积大小,可影响药物和细胞膜的接触程度。药物在体液中均有不同程度解离,非解离型(分子型)药物疏水而亲脂,能以简单扩散方式通过细胞膜,解离型(离子型)药物极性高,不易通过细胞膜。

34. BD【解析】血浆蛋白结合率,指药物进入血液后与血浆蛋白结合的量占血液总药量的比例。各种药物以一定的比率与血浆蛋白结合,在血浆中常同时存在结合型与游离型,而只有游离型药物才具有药物活性。药物与血浆蛋白结合成为结合型药物,暂时失去药理活性,并"储存"于血液中,起到"药库"的作用,对于药物作用及其维持时间长短有重要意义。药物与血浆蛋白的结合影响药物在体内的分布、转运速度、作用强度和消除速率。一般血浆蛋白结合率高的药物,体内消除慢,作用维持时间长,药效平稳;结合率低的药物,体内消除快,作用时间短,药效有很大的波动。

35. ABCD【解析】只有游离型药物才能自由通透;药物的排泄与肾脏的滤过和排泄能力有关;大部分药物属于弱酸或弱碱,易受环境 pH 值变化的影响;极性的大小决定药物能否顺利通过细胞膜。

39. ABC【解析】生物转化使多数药物药理活性减弱或完全消失,也有少数药物被活化。

二、名词解释

1. 首过消除:口服给药时,药物从胃肠道吸收入门静脉系统的药物到达全身血液循环前先通过肝脏,如果肝脏对其代谢能力很强,或由胆汁排泄的量大,则进入全身血液循环的有效药量减少。

2. 生物利用度:指药物经血管外途径给药后吸收进入全身血液循环的相对量和速度。

3. 药物消除半衰期:血浆药物浓度下降一半所需的时间。

4. 零级消除动力学:药物在体内以恒定的速率消除。

5. 肠肝循环:有的药物经肝脏转化形成极性较强的水溶性代谢产物,随胆汁排入肠道,再经小肠上皮细胞吸收经肝脏进入血液循环。

三、填空题

1. 增多 不易 增多

2. 碳酸氢钠

3. 肝脏　肾脏

4. 分布　转运速度　作用强度　消除速率

5. 竞争性置换作用

6. 再分布

7. 4~5 个　稳态血药浓度　停药后药物从体内消除所需要的

8. $0.693/K_e$

四、简答题

简述 K_e、$t_{1/2}$、C_{ss} 的定义及意义。

答　(1) K_e 为消除速率常数,代表药物在体内转运或消除的速度,可以计算用药后体内的血药浓度或存留量。

(2) $t_{1/2}$ 为血浆药物浓度下降一半所需的时间,其长短可反映体内药物消除速度,它与 K_e 的意义相同而表达方式不同。

(3) 按一级动力学消除的药物,其体内药物总量随着不断给药而逐步增多,直至从体内消除的药物量和进入体内的药物量相等时,体内药物总量不再增加而达到稳定状态,此时的血浆药物浓度称为稳态血浆浓度(C_{ss})。等剂量、等间隔恒速给药后,经过 4~5 个 $t_{1/2}$ 血药浓度可达 C_{ss},其对指导给药方案具有重要的意义。

五、论述题

试述口服药物在体内过程及影响因素。

答　(1) 药物经口服后,其在胃肠道内的吸收受胃肠道许多因素影响,如服药时的饮水量、是否空腹、胃肠蠕动度、药物颗粒大小、药物与胃肠道内容物的理化性相互作用、首过效应等。

(2) 药物进入血循环后,其在体内的分布受很多因素影响,包括药物的脂溶性、毛细血管的通透性、器官和组织的血流量、与血浆蛋白和组织蛋白的结合能力、药物的 pK_a 和局部的 pH 值、药物载体转运蛋白的数量和功能状态、特殊组织膜的屏障作用等。①该药物若与血浆蛋白结合率高,则其在体内的分布较慢,另外还可与其竞争同一结合点的药物发生竞争性置换作用而影响其作用强度;②器官血流量大,则该药物的分布速度较快;③该药物与组织细胞的亲和力较高,则药物在某些组织的分布浓度高;④弱酸性药物在较碱性的细胞外液中解离增多,其在细胞外液的浓度高于细胞内液的浓度,碱性药物则相反;⑤该药物的脂溶性较高时,还可通过体内的屏障,如血脑屏障等。

(3) 药物在体内的代谢受到肝药酶的影响,酶诱导可引起该药物代谢率加快,药理作用和毒性反应增强或减弱;若该药物抑制肝药酶的活性,则会导致该药物的代谢减慢,而使该药物的药理作用加强。

(4) 药物在体内的排泄受到诸多因素的影响,如肾小球滤过率、药物与血浆蛋白结合率、尿液的 pH 值、药物的 pK_a 等有关。弱酸性药物在酸性尿液中解离度减小,重吸收增多;在碱性尿液中解离度增大,重吸收减少。碱性药物则相反。

(董　志)

第3章 药物效应动力学

【学/习/要/点】

一、掌握

1. 不良反应、副反应、毒性反应、后遗效应、停药反应、变态反应、特异质反应的概念。
2. 量效关系、最小有效量、效能、效价强度、ED_{50}、LD_{50}、治疗指数,激动药、拮抗药、部分激动药、竞争性拮抗药、非竞争性拮抗药的概念。

二、熟悉

1. 药物作用与药物效应、疗效(对因治疗与对症治疗)。
2. 量反应及量效曲线、质反应及其量–效曲线;受体概念及特性、第二信使的调节。

【应/试/考/题】

一、选择题

【A/型/题】

1. 药物的毒性反应是 (　　)
   A. 一种过敏反应
   B. 在使用治疗用量时所产生的与治疗目的无关的反应
   C. 一种遗传性生化机制异常所产生的特异反应
   D. 因用量过大或药物在体内蓄积过多时发生的危害性反应
   E. 指剧毒药所产生的毒性作用

2. 药物的量–效曲线平行右移说明 (　　)
   A. 该药的作用性质发生改变
   B. 该药的效价强度变小
   C. 该药的最大效能变小
   D. 该药的毒性变小
   E. 该药的治疗指数小

3. 半数致死量(LD_{50})表示 (　　)
   A. 引起50%实验动物出现阳性反应时的药物剂量
   B. 药物的治疗指数
   C. 药物的毒性
   D. 药物的安全性
   E. 药物的效能

4. 下列关于效能与效价强度的关系的说法,正确的是　　　　　（　　）
  A. 效价强度越大,说明该药的效能也越大
  B. 效价强度越大,该药的效能越小
  C. 同等效能的药物,量-效曲线更偏向右侧的效价强度越大
  D. 同等效能的药物,量-效曲线更偏向右侧的效价强度越小
  E. 两者是一个概念

5. 下列可能发生竞争性对抗作用的药组是　　　　　（　　）
  A. 肾上腺素和乙酰胆碱
  B. 组胺和苯海拉明
  C. 毛果芸香碱和新斯的明
  D. 阿托品和尼可刹米
  E. 间羟胺和异丙肾上腺素

6. 受体拮抗药的特点是　　　　　（　　）
  A. 对受体有亲和力,且有内在活性
  B. 对受体无亲和力,但有内在活性
  C. 对受体有亲和力,但无内在活性
  D. 对受体无亲和力,也无内在活性
  E. 直接抑制传出神经末梢所释放的递质

7. 药物与特异性受体结合后,可能激动受体,也可能阻断受体,这取决于　（　　）
  A. 药物的作用强度
  B. 药物的剂量大小
  C. 药物的脂溶性
  D. 药物与受体的结合能力
  E. 药物是否具有内在活性

8. 药物作用的二重性是指　　　　　（　　）
  A. 治疗作用和副反应
  B. 对因治疗和对症治疗
  C. 治疗作用和毒性作用
  D. 治疗作用和不良反应
  E. 局部作用和吸收作用

9. 治疗量(常用量)为　　　　　（　　）
  A. 等于最小有效量

  B. 大于最小有效量
  C. 等于极量
  D. 小于极量
  E. 介于最小有效量与极量之间

10. 药物的临床适应证主要取决于（　　）
  A. 药物作用的强度
  B. 药物作用的机制
  C. 药物作用的副反应
  D. 药物的毒性作用
  E. 药物作用的选择性

11. 药物产生副反应的药理基础是（　　）
  A. 药物安全范围小
  B. 用药时间过久
  C. 患者肝肾功能差
  D. 药物作用的选择性低
  E. 用药剂量过大

12. 一胆绞痛患者,用阿托品解痉后出现口干、心悸等反应,这种反应称为（　　）
  A. 后遗效应
  B. 继发作用
  C. 毒性反应
  D. 副反应
  E. 过敏反应

13. 注射青霉素后出现的哮喘属于（　　）
  A. 药物的急性毒性所致
  B. 药物引起的变态反应
  C. 药物引起的后遗效应
  D. 药物的特异质反应
  E. 药物的副反应

14. 下列属于后遗效应的是　　　　（　　）
  A. 磺胺引起的皮疹
  B. 地高辛引起的心律失常
  C. 呋塞米引起的电解质紊乱
  D. 保泰松引起的肝肾损伤
  E. 苯巴比妥催眠后次晨的宿醉现象

15. 药物的内在活性是指　　　　（　　）
  A. 药物穿透生物膜的能力
  B. 药物激动受体产生效应的能力

C. 药物识别受体的能力

D. 药物与受体结合的能力

E. 药物阻断受体的能力

【B/型/题】

(16~20题共用备选答案)

A. 药物引起的反应与个人体质有关，与用药剂量无关

B. 少数患者对某些药物反应特别敏感，反应严重程度与剂量成正比，可用药理性拮抗药救治

C. 又称反跳反应

D. 是在治疗剂量下发生的

E. 指停药后血药浓度已降至阈浓度以下时残存的药理效应

16. 特异质反应是　　　　（　　）

17. 过敏反应是　　　　　（　　）

18. 停药反应是　　　　　（　　）

19. 副反应是　　　　　　（　　）

20. 后遗效应是　　　　　（　　）

(21~25题共用备选答案)

A. 过敏反应

B. 继发反应

C. 后遗效应

D. 依赖性

E. 快速耐受性

机体对下列药物可产生以上何种不良反应

21. 青霉素　　　　　　　（　　）

22. 苯巴比妥　　　　　　（　　）

23. 麻黄碱　　　　　　　（　　）

24. 四环素　　　　　　　（　　）

25. 哌替啶　　　　　　　（　　）

【X/型/题】

26. 药物作用选择性的基础是　（　　）

A. 药物在体内的消除速度

B. 药物脂溶性高低

C. 机体组织器官的生化功能不同

D. 药物在体内的分布不均匀

E. 药物水溶性的高低

27. 药物的不良反应包括　　　（　　）

A. 副反应

B. 过敏反应

C. 特异质反应

D. 首过效应

E. 毒性反应

28. 下列属于药物毒性反应的是　（　　）

A. 庆大霉素所致的神经性耳聋

B. 万古霉素引起的"红人综合征"

C. 氯霉素引起的"灰婴综合征"

D. 阿司匹林引起的胃溃疡

E. 抗高血压药停药后血压突然升高

29. A药较B药作用强的可能理由是（　　）

A. 取得同等效能，A药剂量比B药剂量小

B. A药的效价强度大于B药

C. A药的效价强度等于B药，但效能高于B药

D. A药的效能等于B药，但效价强度高于B药

E. B药的效价强度大于A药

30. 下列关于量-效曲线的描述，正确的是　　　　　　　　　（　　）

A. 反映出药理效应与血浆药物浓度呈正相关

B. 在对数值坐标上呈典型的对称S形

C. 可反映药物的效价强度和效能

D. 曲线右移说明该药物的作用下降

E. 曲线右移说明该药物的作用上升

31. 下列关于竞争性拮抗药的描述，正确的是　　　　　　　　（　　）

A. 有较强亲和力

B. 与激动药并用可使激动药的量-效曲线平行右移

· 014 ·

C. 与激动药竞争相同受体,其结合是可逆的

D. 与激动药并用可降低激动药的最大效能

E. 与激动药并用可升高激动药的最大效能

32. 参与细胞内信号转导的第二信使有　　　　　　　　　　（　　）

A. 环磷腺苷　　　　B. 环磷鸟苷

C. 多肽类激素　　　D. 钙离子

E. 镁离子

33. 受体的特性为　　　　　　（　　）

A. 特异性　　　　　B. 饱和性

C. 可逆性　　　　　D. 稳定性

E. 不可逆性

34. 下列关于药物副反应的叙述,正确的是　　　　　　　　　（　　）

A. 副反应是可预知的

B. 其产生是用药时间过长

C. 副反应可随治疗目的不同而改变

D. 其产生是因药物作用的选择性低

E. 有的药物无副反应

二、名词解释

1. 最大效应(maximal effect)

2. 治疗指数(therapeutic index)

3. 拮抗药(antagonist)

4. 停药反应(withdrawal reaction)

5. 受体(receptor)

三、填空题

1. 药理效应包括＿＿＿＿＿＿和＿＿＿＿＿＿＿两种。

2. 抗生素杀灭体内致病菌称为＿＿＿＿＿;

对高热引起的惊厥进行抗惊厥治疗称为＿＿＿＿＿。

3. 葡萄糖 - 6 - 磷酸脱氢酶缺乏者服用氯霉素后发生溶血性贫血,这种反应称为＿＿＿＿＿。

4. 阈剂量是指＿＿＿＿＿。

5. 受体包括如下特性:＿＿＿＿＿、＿＿＿＿＿、＿＿＿＿＿、＿＿＿＿＿和＿＿＿＿＿。

6. 激动药是指＿＿＿＿＿的药物。依其内在活性大小可分为＿＿＿＿＿和＿＿＿＿＿。

7. 参与细胞内信号转导的第二信使常见的有＿＿＿＿＿、＿＿＿＿＿、＿＿＿＿＿和＿＿＿＿＿等。

8. 受体的调节方式有＿＿＿＿＿和＿＿＿＿＿两种类型。

四、简答题

1. 从药物的量 - 效曲线上可以获得哪些与临床用药有关的信息?

2. 简述激动药与拮抗药的特点。

五、论述题

1. 试比较效价强度与效能。

2. 如何完整理解治疗指数的意义?

3. 副反应、毒性反应、变态反应有何不同?此外,还有哪些不良反应?

4. 为什么化学结构类似的药物作用于同一受体,呈现出激动药、拮抗药或部分激动药等不同性质的表现?

5. 请举例说明激动药、拮抗药、部分激动药的区别。

【参|考|答|案】

一、选择题

【A型题】

1. D　2. B　3. C　4. D　5. B
6. C　7. E　8. D　9. E　10. E
11. D　12. D　13. B　14. E　15. B

【B型题】

16. B　17. A　18. C　19. D　20. E
21. A　22. C　23. E　24. B　25. D

【X型题】

26. CD　27. ABCE　28. AC
29. ABCD　30. ABCD　31. ABC
32. ABD　33. ABC　34. ACD

2. B【解析】量-效曲线的横坐标为药物剂量或药物浓度，纵坐标为效价强度。效价强度指能引起等效反应的相对浓度或剂量，其值越小则强度越大。故量-效曲线平行右移，说明其效价强度变小。

3. C【解析】引起50%实验动物出现死亡时的药物剂量为半数致死量（LD₅₀），它表示药物的毒性。LD₅₀/ED₅₀称为治疗指数，表示药物的安全性。

4. D【解析】效能也即最大效应，它与效价强度含意完全不同，同等效能的药物，量-效曲线越偏向左侧时效价强度大，越偏向右侧时效价强度越小。

5. B【解析】组胺与苯海拉明共同竞争H₁受体而产生对抗作用。

6. C【解析】药物与受体结合而引起生物效应，不仅需要有亲和力，而且还必须有内在活性，没有内在活性即不能产生生物效应，而出现拮抗作用。

8. D【解析】药物的二重性指药物给我们带来有利和不利的两个方面的作用，即药物的治疗作用和不良反应。

14. E【解析】后遗效应是停药后血药浓度低于阈浓度以下时残存的药理效应，只有E项符合其特点。

26. CD【解析】药物作用选择性的基础有以下几方面：药物在体内的分布不均匀、机体组织细胞的结构不同、生化功能存在差异等。

28. AC【解析】庆大霉素所引起的神经性耳聋和氯霉素引起的"灰婴综合征"均是在药物剂量过大时才出现，故属毒性反应。万古霉素引起的"红人综合征"属过敏反应。阿司匹林引起的胃溃疡应属副反应。

二、名词解释

1. 最大效应：随着剂量或浓度增加，效应也增加，当效应增加到一定程度后，继续增加药物浓度或剂量而其效应不再继续增强，这一药理效应的极限称为最大效应，也称效能。

2. 治疗指数：通常将药物的LD₅₀/ED₅₀的比值称为治疗指数，这是药物的安全性指标。

3. 拮抗药：能与受体结合，具有较强的亲和力而无内在活性的药物。

4. 停药反应：是指突然停药后原有疾病加剧，又称反跳反应。

5. 受体:是一类介导细胞信号转导的功能蛋白质,能识别周围环境中某种微量化学物质,首先与之结合,并通过中介的信息放大系统,触发后续的生理反应或药理效应。

三、填空题

1. 兴奋 抑制
2. 对因治疗 对症治疗
3. 特异质反应
4. 刚能引起效应的最小药量或最小药物浓度
5. 灵敏性 特异性 饱和性 可逆性 多样性
6. 既有亲和力又有内在活性 完全激动药 部分激动药
7. 环磷腺苷 环磷鸟苷 肌醇磷脂 钙离子
8. 受体脱敏 受体增敏

四、简答题

1. 从药物的量 – 效曲线上可以获得哪些与临床用药有关的信息?

答 可获得最小有效量、常用量、极量、效价强度、效能、治疗指数、安全范围等信息。

2. 简述激动药与拮抗药的特点。

答 (1)激动药既有亲和力又有内在活性,它们与受体结合激动受体而产生效应。
(2)拮抗药只有亲和力而无内在活性,它们与受体结合,结合后可阻断受体与激动药结合。

五、论述题

1. 试比较效价强度与效能。

答 效能也即最大效应。随着剂量或浓度增加,效应也增加,当效应增加到一定程度后,继续增加药物浓度或剂量而其效应不再继续增强,这一药理效应的极限称为效能。效价强度是指能引起等效反应(一般采用50%效应量)的相对浓度或剂量,其值越小则强度越大。药物的最大效应与效价强度含义完全不同,二者并不平行。如A、B两药的效能相等,若A药达到效能所需的量大于B药,说明A药的效价强度小于B药。利尿药以每日排钠量为效应指标进行比较,氢氯噻嗪的效价强度大于呋塞米,而后者的最大效应大于前者。药物的最大效应值有较大的实际意义,不区分最大效应与效价强度只讲某药较另一种药强若干倍时易被误解。

2. 如何完整理解治疗指数的意义?

答 治疗指数(TI)是表示药物安全性的指标,$TI = LD_{50}/ED_{50}$,该数值越大,表明有效剂量与中毒剂量(或致死剂量)间距离愈大,愈安全。TI只适用于治疗效应和致死效应的量效曲线相互平行的药物,对于两种量效曲线不平行(斜率不同)的药物,还应参考安全指数SI($SI = LD_1/ED_{99}$)来评价药物的安全性。有时也可参考安全范围,即ED_{95}与LD_5之间的距离。TI是一个粗略的、相对的理论参数,理论上易接受,实际应用上还存在不少问题,不能完全反映药物的医疗价值。

3. 副反应、毒性反应、变态反应有何不同?此外,还有哪些不良反应?

答 ①副反应:是药物在治疗剂量时产生与治疗目的无关的作用,是由于药物的选择性低所致,可以随着治疗目的而改变,一般较轻微,危害不大,可自行恢复,但通常不可避免。②毒性反应:指药物剂量过大或用药时间过长而引起的机体损害性反应。剂量过大而引起的为急性毒性,用药时间过长而引起的为慢性毒性。危害较大,一般可以预知。③变态反应:是指少数人对某些药物产生的病理性免疫反应,只发生于少数过敏体质的患者,与原药理作用、使用剂量及疗程无明显关系。通常分为4种类型,即过敏性休克、免疫复合体反应、细胞毒性反应、迟发细胞反应。④常见的不良反应还有后遗效应、继发反应、特异性反应、致畸、致癌、致突变、药物依赖性。

4.为什么化学结构类似的药物作用于同一受体,呈现出激动药、拮抗药或部分激动药等不同性质的表现?

答 可采用二态模型学说解释。受体蛋白有两种可以互变的并保持动态平衡的构象状态:静息状态(R_i)与活化状态(R_a)。静息时平衡趋向 R_i。激动药只与 R_a 有较大亲和力,结合后产生效应。拮抗药对 R_i 和 R_a 亲和力相等,且结合牢固,保持静息时的两种受体平衡状态,不能激活受体,但能减弱或阻滞激动药的作用。部分激动药对二者都有不同程度的亲和力,但对 R_a 的亲和力大于 R_i,故可引起弱的作用,也可阻滞激动药的部分作用。

5.请举例说明激动药、拮抗药、部分激动药的区别。

答 ①激动药指既有较强的亲和力,又有较强的内在活性的药物,与受体结合能产生该受体兴奋的效应。如去甲肾上腺素与受体结合能引起血管收缩、血压升高。②拮抗药指有较强的亲和力而无内在活性的药物,与受体结合不能产生该受体兴奋的效应,而是拮抗该受体激动药兴奋该受体的作用。如阿托品与 M 受体结合后,拮抗乙酰胆碱及毛果芸香碱的作用,表现出胃肠道平滑肌松弛等。拮抗药按作用性质可分为竞争性和非竞争性两类。③部分激动药具有激动药和拮抗药双重特性,亲和力较强,但内在活性弱,单独应用时产生较弱的激动效应。若与激动药合用,二药浓度均很低时,部分激动药发挥激动效应,并随着浓度增大而增强,达一定浓度后,则表现出与竞争性拮抗药相似的拮抗激动药的作用,需增大浓度才能达到最大效应。

(董 志)

第4章　影响药物效应的因素

【应/试/考/题】

一、选择题

【A/型/题】

1. 中效胰岛素常采用的给药方式是（　　）
   A. 口服给药　　　　B. 舌下含化
   C. 静脉注射　　　　D. 皮下注射
   E. 肌内注射

2. 下列关于药物相互作用的说法，不正确的是（　　）
   A. 可加强药物的作用
   B. 可减弱药物的作用
   C. 可增强药物的毒性
   D. 可减弱药物的毒性
   E. 不会改变药物的代谢速度

3. 下列关于药物影响因素的说法，错误的是（　　）
   A. 不同批号、不同剂型、不同给药方式均可影响药物的作用

B. 老年人较成年人用药量大
C. 体温也会影响药物的作用
D. 肝功能损伤会减慢药物的代谢
E. 急性右心衰竭患者的药物吸收降低

4. 下列关于安慰剂的描述，正确的是（　　）
   A. 辅助治疗药
   B. 可增强疗效的药物
   C. 不含活性药物的制剂
   D. 产生的效果仅来自患者的主观感觉而无实际客观指标
   E. 仅用于口服给药

5. 长期应用抗生素易使病原菌对其产生（　　）
   A. 耐药性
   B. 耐受性
   C. 依赖性
   D. 成瘾性
   E. 停药综合征

【B/型/题】

(6 ~ 10题共用备选答案)

A. 停药反应　　　B. 后遗效应

C. 耐受性　　　　D. 耐药性

E. 依赖性

6. 长期应用糖皮质激素,突然停药使原病复发或恶化　　　　　　　　（　　）

7. 化疗过程中肿瘤细胞对抗肿瘤药物不敏感　　　　　　　　　　　（　　）

8. 连续用药后机体对药物的反应性降低　　　　　　　　　　　　　（　　）

9. 长期应用阿片类药物可出现　（　　）

10. 服用苯二氮䓬类药物催眠后,次日出现乏力、困倦等现象　　　（　　）

【X/型/题】

11. 下列因素可影响药物效应的有（　　）

A. 药物剂型

B. 给药途径

C. 药物与药物合用

D. 年龄

E. 疾病状态

12. 不同个体对同一药物的反应常有差异,造成这种个体差异的主要原因是　　　　　　　　　　　　　　（　　）

A. 个体差异主要决定于遗传因素

B. 个体差异主要决定于环境因素

C. 遗传因素主要影响个体之间的药动学差异

D. 环境因素主要影响个体之间的药效学差异

E. 男女的差别

13. 下列说法正确的是　　　　　（　　）

A. 老年人因对药物不敏感,故应大剂量用药

B. 新生儿应禁用抗菌药

C. 老年人对药物的清除速率较低,药物作用时间延长

D. 肾病综合征患者会因药物与血浆蛋白结合率降低,使药物作用时间缩短

E. 各个年龄段的患者使用同一剂量

14. 对于缺乏葡萄糖 – 6 – 磷酸脱氢酶的患者可诱发溶血的药物是　　（　　）

A. 阿霉素　　　　B. 伯氨喹

C. 氨苯砜　　　　D. 磺胺类

E. 青霉素

15. 产生耐药性的原因有　　　　（　　）

A. 产生失活酶

B. 改变膜通透性

C. 改变靶结构

D. 滥用抗菌药物

E. 降低主动流出系统

二、名词解释

1. 耐受性(tolerance)

2. 耐药性(drug resistance)

3. 依赖性(dependence)

三、填空题

1. 药物相互作用主要表现在两个方面:_____和_____。

2. _____是药物代谢和效应的决定因素。

3. 一个人服药后的效应实际包括_____、_____、_____和_____等4个因素。

4. _____具有耐受性证据或停药症状;_____是需要药物缓解精神紧张或情绪障碍,但无耐受性和停药症状的一种依赖性。

四、论述题

试从药动学及药效学两方面论述药物的相互作用。

【参/考/答/案】

一、选择题

【A 型题】

1. D   2. E   3. B   4. C   5. A

【B 型题】

6. A   7. D   8. C   9. E   10. B

【X 型题】

11. ABCDE   12. AC   13. CD

14. ABCD   15. ABCD

1. D【解析】口服或舌下含化时易被消化酶代谢,静脉给药作用较强且时间较短,不能发挥有效的降糖作用,并且易引起低血糖。

3. B【解析】老年人用药量受许多方面因素的影响,如中枢神经系统,随着年龄的增长,其敏感性增加,故用药量亦应相应减少。

二、名词解释

1. 耐受性:指机体在连续多次用药后对药物的反应性降低。增加剂量可恢复反应,停药后耐受性可消失。

2. 耐药性:是指病原体或肿瘤细胞对反复应用的化学治疗药物的敏感性降低,也称抗药性。

3. 依赖性:是指在长期应用某种药物后,机体对这种药物产生了生理性的或是精神性的依赖和需求,分生理依赖性和精神依赖性两种。

三、填空题

1. 药物效应动力学的相互作用 药物代谢动力学的相互作用

2. 遗传

3. 药理学效应 非特异性药物效应 非特异性医疗效应 疾病的自然恢复

4. 生理依赖性 精神依赖性

四、论述题

试从药动学及药效学两方面论述药物的相互作用。

答 药物相互作用主要表现在两个方面:

(1) 不影响药物在体液中的浓度但改变药理作用,表现为药物效应动力学的相互作用。如 β 肾上腺素受体阻断药通过竞争同一受体拮抗 β 肾上腺素受体激动药的作用。

(2) 通过影响药物的吸收、分布、代谢和排泄,改变药物在作用部位的浓度而影响药物作用,表现为药物代谢动力学的相互作用。如抑制胃排空的药物阿托品或阿片类麻醉药可延缓合并应用药物的吸收。血浆蛋白结合率高的药物可被同时应用的另一血浆蛋白结合率高的药物所置换,导致被置换药物的分布加快,作用部位药物浓度增高,毒性反应或临床效应增强。经肾小管分泌的药物如丙磺舒,可竞争性抑制青霉素分泌而延长其效应。

(董 志)

第5章 传出神经系统药理概论

【学/习/要/点】

一、掌握

1. 传出神经系统受体分型及激动时的效应。
2. 传出神经系统药物的分类。

二、熟悉

1. 传出神经系统的分类、生理功能。
2. 传出神经系统药物的基本作用。

【应/试/考/题】

一、选择题

【A/型/题】

1. 下列效应不是通过激动 M 胆碱受体实现的是 （ ）
   A. 心率减慢
   B. 胃肠道平滑肌收缩
   C. 胃肠道括约肌收缩
   D. 膀胱外括约肌舒张
   E. 眼瞳孔睫状肌收缩

2. 去甲肾上腺素能神经包括 （ ）
   A. 运动神经
   B. 绝大部分交感神经的节后纤维
   C. 绝大部分副交感神经的节后纤维
   D. 交感神经的节前纤维
   E. 副交感神经的节前纤维

3. 传出神经根据其末梢释放的递质不同可分为 （ ）
   A. 运动神经与自主神经
   B. 交感神经与副交感神经
   C. 中枢神经与周围神经
   D. 感觉神经与运动神经
   E. 胆碱能神经与去甲肾上腺素能神经

4. 皮肤及内脏血管上的主要受体是 （ ）
   A. α 受体
   B. N 胆碱受体
   C. β_1 受体
   D. M 胆碱受体
   E. β_2 受体

5. 骨骼肌血管平滑肌细胞膜上有 （ ）
   A. α 受体、β 受体,无 M 胆碱受体
   B. M 胆碱受体和 β 受体
   C. 仅 M 胆碱受体,无 β 受体
   D. 仅 α 受体,无 M 胆碱受体和 β 受体
   E. 仅 β 受体,无 α 受体和 M 胆碱受体

6. 阻滞肾上腺素能 α_1 受体不会产生( )
   A. 血压下降
   B. 体位性低血压
   C. 鼻塞
   D. 心率减慢
   E. 外周血管阻力下降

7. 胆碱能神经兴奋不会产生 ( )
   A. 支气管分泌增加
   B. 睫状肌收缩
   C. 汗腺分泌减少
   D. 胃肠蠕动增加
   E. 心率减慢

8. 下列关于 β 受体的分类,正确的是( )
   A. 心肌收缩与支气管平滑肌扩张均属 β_1 受体
   B. 心肌收缩与支气管平滑肌扩张均属 β_2 受体
   C. 心肌收缩与血管扩张均属 β_1 受体
   D. 心肌收缩与血管扩张均属 β_2 受体
   E. 血管与支气管平滑肌扩张均属 β_2 受体

9. 在神经末梢去甲肾上腺素消除的主要方式是 ( )
   A. 被单胺氧化酶破坏
   B. 被儿茶酚氧位甲基转移酶破坏
   C. 进入血管被带走
   D. 被胆碱酯酶水解
   E. 被突触前膜和囊泡重新摄取

10. 由酪氨酸合成去甲肾上腺素的限速酶是 ( )
   A. 多巴脱羧酶
   B. MAO
   C. 酪氨酸羟化酶(TH)
   D. COMT
   E. 多巴胺 β – 羟化酶

11. 乙酰胆碱消除的主要方式是 ( )
   A. 被单胺氧化酶所破坏
   B. 被磷酸二酯酶破坏
   C. 被胆碱酯酶破坏

   D. 被氧位甲基转移酶破坏
   E. 被神经末梢再摄取

12. 激动 β 受体可引起 ( )
   A. 心脏兴奋,皮肤、黏膜和内脏血管收缩
   B. 心脏兴奋,血压下降,瞳孔缩小
   C. 支气管收缩,冠状血管扩张
   D. 代谢率增高,支气管扩张,瞳孔缩小
   E. 心脏兴奋,支气管扩张,糖原分解

【B/型/题】

(13 ~ 17 题共用备选答案)
   A. α 受体   B. β_1 受体
   C. β_2 受体   D. M 受体
   E. N 受体

13. 瞳孔括约肌上的胆碱受体是 ( )
14. 瞳孔开大肌上的肾上腺素受体是( )
15. 睫状肌上的肾上腺素受体是 ( )
16. 心脏上的肾上腺素受体是 ( )
17. 骨骼肌血管上的胆碱受体是 ( )
(18 ~ 22 题共用备选答案)
   A. 在线粒体中使儿茶酚胺灭活
   B. 在组织细胞中使儿茶酚胺灭活
   C. 是合成 ACh 的酶
   D. 是有机磷酸酯类作用的酶
   E. 是 NA 合成的限速酶

18. AChE ( )
19. 胆碱乙酰化酶 ( )
20. MAO ( )
21. COMT ( )
22. 酪氨酸羟化酶 ( )

【X/型/题】

23. M 胆碱受体分布于 ( )
   A. 汗腺、唾液腺
   B. 心肌

C. 虹膜睫状肌

D. 血管、支气管和胃肠平滑肌

E. 神经纤维膜上

24. 胆碱能神经包括 （　　）

    A. 副交感神经节前和节后纤维

    B. 交感神经节前纤维

    C. 支配汗腺分泌和骨骼肌血管舒张的交感神经节后纤维

    D. 运动神经

    E. 交感神经节后纤维

25. 药物可影响的传出神经递质过程有 （　　）

    A. 合成

    B. 释放

    C. 摄取

    D. 生物转化

    E. 直接灭活神经递质

26. 外周突触后膜 N 受体激动可引起（　　）

    A. 骨骼肌收缩

    B. 自主神经节兴奋

    C. 冠状血管扩张

    D. 肾上腺髓质分泌

    E. 平滑肌抑制

27. 外周突触后膜 β 受体激动时可引起 （　　）

    A. 支气管收缩　　B. 脂肪分解

    C. 心脏抑制　　　D. 血糖升高

    E. 支气管舒张

28. 激动 β 受体同时阻滞 α 受体可导致 （　　）

    A. 子宫松弛　　　B. 支气管扩张

C. 心率加快　　　D. 血管扩张

E. 支气管收缩

29. 分布于胃肠道括约肌的受体有（　　）

    A. β_1 受体

    B. α_1 受体

    C. α_2 受体

    D. M 胆碱受体

    E. β_2 受体

二、名词解释

1. 肾上腺素受体

2. 烟碱型胆碱受体

三、填空题

1. 传出神经系统根据释放的递质不同可分为_____和_____。

2. 能选择性地与烟碱结合的胆碱受体为_____。

3. 外周肾上腺能神经合成与释放的递质是_____。

四、简答题

1. 传出神经如何分类？

2. 简述传出神经系统药物的分类。

3. 举例说明传出神经系统药物的基本作用。

五、论述题

试述传出神经受体的分类及其功能。

【参 / 考 / 答 / 案】

一、选择题

【A 型题】

1. C　　2. B　　3. E　　4. A　　5. B

6. D　　7. C　　8. E　　9. E　　10. C

11. C　　12. E

【B 型题】

13. D　　14. A　　15. C　　16. B　　17. D

18. D　　19. C　　20. A　　21. B　　22. E

【X 型题】

23. ABCD　24. ABCD　25. ABCD
26. ABD　27. BDE　28. ABCD
29. BD

1. C【解析】胃肠道括约肌收缩是兴奋肾上腺素能神经 α 受体产生的效应。M 胆碱受体激动时,胃肠道括约肌舒张。

5. B【解析】骨骼肌血管由 M 胆碱受体和 β 受体共同支配。

6. D【解析】阻滞 β_1 受体会引起心率减慢。α_1 受体激动时血管收缩,被阻滞时则使血管舒张,因而血压和外周阻力下降;由于小动脉收缩功能障碍,此时若体位变动,反射失去作用,直立时因重力关系导致血压降低,形成体位性低血压。此外,由于血管舒张、血压下降,反射性兴奋交感神经,引起心率加快。α_1 受体阻滞使鼻黏膜血管扩张而产生鼻塞。

9. E【解析】在去甲肾上腺素能神经末梢,75%～90% 的 NA 通过突触前膜的特殊蛋白主动转运至胞质,再进一步转运进入囊泡贮存。

10. C【解析】在参与 NA 合成的酶中,酪氨酸羟化酶(TH)的活性较低,反应速度慢且对底物的要求专一,当胞质中多巴胺或游离 NA 浓度增高时,对该酶有反馈性抑制作用。反之,则对该酶抑制作用减弱,催化作用加强。因此,TH 是整个合成过程中的限速酶。

11. C【解析】乙酰胆碱作用的消失主要由于突触间隙中乙酰胆碱酯酶的水解。

12. E【解析】心脏分布有 β_1 受体,激动 β_1 受体可引起心脏收缩加强;皮肤、黏膜及内脏血管主要分布的是 α 受体;瞳孔括约肌上主要是 M 受体;支气管、冠状血管分布的主要是 β_2 受体,故激动 β 受体可引起心脏兴奋,支气管扩张,糖原分解。

26. ABD【解析】N 胆碱受体分为 N_m 受体和 N_n 受体。N_m 受体激动时可引起骨骼肌收缩;N_n 受体激动可引起自主神经节兴奋及肾上腺髓质分泌等。

27. BDE【解析】β_1 受体激动可引起心率加快,心肌收缩力增强及房室传导加速;β_2 受体激动可使平滑肌(血管、支气管、胃肠道、尿道)松弛,糖原分解;β_3 受体激动时可使脂肪分解增加。

二、名词解释

1. 肾上腺素受体:能与去甲肾上腺素或肾上腺素结合的受体称为肾上腺素受体,包括肾上腺素 α 受体和肾上腺素 β 受体。

2. 烟碱型胆碱受体:位于神经节和神经肌肉接头的胆碱受体对烟碱比较敏感,故将其称为烟碱型胆碱受体,即 N 胆碱受体。

三、填空题

1. 胆碱能神经　去甲肾上腺素能神经
2. N 胆碱受体
3. 去甲肾上腺素

四、简答题

1. 传出神经如何分类?

答 传出神经根据其末梢释放的递质不同,可分为胆碱能神经和去甲肾上腺素能神经。胆碱能神经主要包括全部交感神经和副交感神经的节前纤维、运动神经、全部副交感神经的节后纤维和极少数交感神经节后纤维(支配汗腺分泌和骨骼肌血管舒张神经)。去甲肾上腺素能神经则包括几乎全部交感神经节后纤维。

2. 简述传出神经系统药物的分类。

答 传出神经系统药物按其作用方式和作用性质不同,可分为:①胆碱受体激动药,包括 M 受体激动药,N 受体激动药,M、N 受体激动药;②胆碱受体阻断药,包括 M 受体阻断药、N 受体阻断药;③肾上腺素受体激动药,包括 α 受体激动药,β 受体激动药和 α、β 受体激动药;④肾上腺素受体阻断药,包括 α 受体阻断药、β 受体阻断药和 α_1、α_2、β_1、β_2 阻断药;⑤抗胆碱酯酶药;⑥胆碱酯酶复活药。

3. 举例说明传出神经系统药物的基本作用。

答 传出神经系统药物的基本作用:①直接作用于受体。如胆碱受体激动药毛果芸香碱,胆碱受体阻断药阿托品,肾上腺素受体激动药去甲肾上腺素,肾上腺素受体阻断药酚妥拉明。②影响递质生物合成。如密胆碱可以抑制乙酰胆碱的生物合成,α - 甲基酪氨酸能抑制去甲肾上腺素生物合成。③影响递质释放。如麻黄碱和间羟胺促进 NA 释放,卡巴胆碱促进 ACh 释放,可乐定和碳酸锂则可分别抑制外周和中枢 NA 释放而产生效应。④影响递质的转运和贮存。有些药物可干扰递质 NA 的再摄取,如利血平为典型的囊泡摄取抑制剂,从而影响 NA 储存于囊泡,去甲丙咪嗪和可卡因都是摄取 - 1 抑制剂。⑤影响递质的生物转化。如胆碱酯酶抑制剂新斯的明可干扰体内 ACh 代谢,造成体内 ACh 堆积,从而产生效应。

五、论述题

试述传出神经受体的分类及其功能。

答 传出神经系统的受体主要分为胆碱受体(M、N 受体)及肾上腺素受体(α、β 受体):①M 受体主要分布在心肌、血管、支气管平滑肌、胃肠道平滑肌、腺体、虹膜睫状肌等处,激动时表现为心脏抑制、血管扩张、支气管及胃肠道平滑肌收缩、腺体分泌增加、瞳孔缩小等效应。②N 受体分为 N_m 和 N_n 受体两种亚型。N_m 受体分布于神经肌肉接头,激动时引起骨骼肌收缩;N_n 受体分布于自主神经节、肾上腺髓质、脑和脊髓等,激动时可表现为自主神经节兴奋、肾上腺髓质分泌及控制神经递质释放等。③α 受体分为 α_1 受体和 α_2 受体。α_1 受体主要分布于血管及虹膜辐射肌上,激动时表现为血管收缩及瞳孔散大等效应;α_2 受体主要分布于胰岛 β 细胞、血小板、神经末梢、血管平滑肌等,激动时表现为胰岛素分泌减少、血小板聚集、去甲肾上腺素分泌减少和血管收缩等效应。④β 受体可分为 β_1、β_2 和 β_3 受体。β_1 受体主要分布于心脏,激动时表现为心脏收缩力增强,收缩频率增加和房室传导加快等效应;β_2 受体主要分布于血管、支气管、胃肠道、尿道的平滑肌和骨骼肌上,激动时表现为血管舒张、支气管扩张、胃肠道蠕动减慢、骨骼肌糖代谢和肝糖原分解增加;β_3 受体主要分布于脂肪组织,激动时表现为脂肪分解等效应。

(董 志)

第6章 胆碱受体激动药

【学/习/要/点】

一、掌握

毛果芸香碱的药理作用(对眼:缩瞳、降眼压、调节痉挛,增加汗腺、唾液腺分泌)、临床应用(治疗青光眼、虹膜炎)及不良反应。

二、熟悉

乙酰胆碱的药理作用。

【应/试/考/题】

一、选择题

【A/型/题】

1. 乙酰胆碱产生的主要作用不包括 ( )
   A. 兴奋副交感神经
   B. 兴奋运动神经
   C. 兴奋 M 和 N 受体
   D. 兴奋神经节
   E. 阻滞神经节

2. 下列对胃肠道和泌尿道有较高选择性拟胆碱作用的是 ( )
   A. 乙酰胆碱   B. 醋甲胆碱
   C. 贝胆碱   D. 新斯的明
   E. 阿托品

3. 兴奋胆碱能 M 受体,对眼睛不会产生的作用是 ( )
   A. 收缩虹膜辐射肌
   B. 收缩睫状肌
   C. 收缩虹膜括约肌
   D. 眼晶状体变凸
   E. 调节眼痉挛

4. 毛果芸香碱治疗青光眼是由于 ( )
   A. 散瞳,前房角间隙变窄,眼内压降低
   B. 抑制房水形成,降低眼内压
   C. 散瞳,前房角间隙扩大,眼内压降低
   D. 缩瞳,前房角间隙变窄,眼内压降低
   E. 缩瞳,前房角间隙扩大,眼内压降低

5. 毛果芸香碱的缩瞳机制是 ( )
   A. 阻断瞳孔括约肌 M 受体,使其收缩
   B. 阻断瞳孔开大肌 α 受体,使其松弛
   C. 兴奋瞳孔括约肌 M 受体,使其收缩
   D. 兴奋瞳孔开大肌 α 受体,使其收缩
   E. 抑制胆碱酯酶,使乙酰胆碱增多

6. 下列不通过激动 M 受体实现的是 ( )
   A. 支气管平滑肌收缩
   B. 骨骼肌收缩

C. 胃肠道平滑肌收缩
D. 膀胱逼尿肌收缩
E. 睫状肌收缩

7. 与毛果芸香碱交替使用可治疗虹膜睫状体炎的是 （ ）
A. 阿托品　　B. 吗啡
C. 新斯的明　　D. 普鲁卡因
E. 乙酰胆碱

8. 用毛果芸香碱滴眼会引起 （ ）
A. 散瞳,降低眼内压,调节麻痹,视远物清楚
B. 缩瞳,升高眼内压,调节麻痹,视近物清楚
C. 散瞳,升高眼内压,调节麻痹,视远物清楚
D. 缩瞳,降低眼内压,调节痉挛,视近物清楚
E. 散瞳,升高眼内压,调节痉挛,视近物清楚

9. 关于乙酰胆碱作用的消失,下列描述正确的是 （ ）
A. 主要被突触前膜将其摄入神经末梢
B. 主要被心肌、平滑肌组织摄取
C. 主要被神经末梢处的胆碱乙酰化酶水解
D. 主要由于它从突触间隙扩散到血液中
E. 主要被神经突触部位的胆碱酯酶水解

10. 下列用于治疗青光眼的药物是 （ ）
A. 毛果芸香碱　　B. 东莨菪碱
C. 山莨菪碱　　D. 长春新碱
E. 阿托品

【B型题】

(11~18题共用备选答案)
A. 毛果芸香碱　　B. 乙酰胆碱
C. 贝胆碱　　D. 烟碱
E. 阿托品

11. 直接激动 M 受体 （ ）
12. 直接激动 M、N 受体 （ ）
13. 阻断 M 受体 （ ）
14. 直接激动 N 受体 （ ）
15. 治疗腹胀气的药物是 （ ）
16. 可引起尿潴留的药物是 （ ）
17. 可调节眼麻痹的药物是 （ ）
18. 可调节眼痉挛的药物是 （ ）

【X型题】

19. 毛果芸香碱对眼的作用主要有 （ ）
A. 激动睫状肌调节痉挛
B. 通过缩瞳可降低眼内压
C. 激动瞳孔括约肌的 M 胆碱受体引起缩瞳
D. 抑制瞳孔括约肌的 M 胆碱受体引起散瞳
E. 激动瞳孔开大肌的 M 胆碱受体引起散瞳

20. 毛果芸香碱可用于治疗 （ ）
A. 开角型青光眼
B. 闭角型青光眼
C. 口腔干燥
D. 虹膜睫状体炎
E. 重症肌无力

21. 乙酰胆碱具有的作用有 （ ）
A. 唾液腺、消化道腺体和汗腺分泌增加
B. 引起交感、副交感神经节兴奋及骨骼肌收缩
C. 收缩支气管
D. 易通过血脑屏障,产生中枢作用
E. 可兴奋胃肠道平滑肌,使其收缩幅度、张力和蠕动增加,促进胃肠分泌

二、名词解释
1. 胆碱受体激动药
2. 调节痉挛

三、填空题

1. ＿＿＿＿＿和＿＿＿＿＿＿可用于术后腹气胀和尿潴留；＿＿＿＿＿＿可用于口腔黏膜干燥症。
2. 乙酰胆碱对心血管系统的作用包括＿＿＿＿＿、＿＿＿＿＿、＿＿＿＿＿、＿＿＿＿＿、＿＿＿＿＿。
3. 毛果芸香碱滴眼后可引起＿＿＿＿＿、＿＿＿＿＿、＿＿＿＿＿作用。

四、简答题

1. 简述乙酰胆碱的药理作用。
2. 毛果芸香碱的临床应用有哪些？

五、论述题

试述毛果芸香碱和毒扁豆碱对去神经支配眼睛的作用及其机制。

【参/考/答/案】

一、选择题

【A型题】

1. E　2. C　3. A　4. E　5. C
6. B　7. A　8. D　9. E　10. A

【B型题】

11. A　12. B　13. E　14. D　15. C
16. E　17. E　18. A

【X型题】

19. ABC　　20. ABCD　　21. ABCE

1. E【解析】乙酰胆碱是胆碱能神经递质，具有激动胆碱受体作用，故不会出现神经节阻滞作用。
2. C【解析】贝胆碱具有较高的选择性兴奋M受体作用，故对胃肠道和泌尿道平滑肌中占优势的M受体作用强。
3. A【解析】虹膜辐射肌由α受体支配，α受体激动可引起虹膜辐射肌收缩，从而引起瞳孔扩大；虹膜括约肌主要由M受体支配，兴奋M受体则可收缩虹膜括约肌，引起瞳孔缩小。
6. B【解析】支气管平滑肌、胃肠道平滑肌、睫状肌、膀胱逼尿肌均分布有M受体，M受体激动可引上述肌肉收缩；骨骼

肌有N_m受体，而不是M受体。
7. A【解析】毛果芸香碱和扩瞳药阿托品交替滴眼，以防虹膜和晶状体粘连。
8. D【解析】毛果芸香碱可激动瞳孔括约肌的M胆碱受体，引起瞳孔缩小；通过缩瞳作用使虹膜向中心拉动，从而使前房角间隙扩大，房水易于流入巩膜静脉窦，使眼内压下降；滴眼应用可间接使悬韧带松弛，晶状体变凸，屈光度增加，只能视近物，而难以看清远物。
16. E【解析】阿托品可降低尿道和膀胱逼尿肌的张力和收缩幅度，常可解除由药物引起的输尿管张力增高，对膀胱收缩有抑制作用，故可引起尿潴留。
21. ABCE【解析】虽然中枢神经系统有胆碱受体存在，但由于乙酰胆碱不易通过血脑屏障，故外周给药很少产生中枢作用。

二、名词解释

1. 胆碱受体激动药：也称直接作用的拟胆碱药，可直接激动胆碱受体，产生于乙酰胆碱类似的作用。按作用选择性不同，胆碱受体激动药可分为M胆碱受体激动药和N胆碱受体激动药。
2. 调节痉挛：兴奋睫状肌上的M受体，使

睫状肌收缩,悬韧带放松,晶状体变凸,屈光度增加,视近物清楚,视远物模糊,这种现象称调节痉挛。

三、填空题

1. 卡巴胆碱　贝胆碱　醋甲胆碱
2. 舒张血管　减弱心肌收缩力　减慢心率　减慢房室结和浦肯野纤维传导　缩短心房不应期
3. 缩瞳　降低眼压　调节痉挛

四、简答题

1. 简述乙酰胆碱的药理作用。

答 (1)心血管系统:舒张血管、减弱心肌收缩力、减慢心率、减慢房室结和浦肯野纤维传导、缩短心房不应期。

(2)胃肠道:使胃肠道平滑肌蠕动增加,并促进胃、肠分泌,引起恶心、嗳气、呕吐、腹痛及排便等。

(3)泌尿道:可使膀胱逼尿肌收缩、膀胱三角区和外括约肌舒张,同时使泌尿道平滑肌蠕动增加。

(4)腺体:可使腺体分泌增加。

(5)引起交感、副交感神经节兴奋,肌肉收缩等。

(6)收缩支气管。

(7)不易透过血脑屏障,外周给药很少产生中枢作用。

2. 毛果芸香碱的临床应用有哪些?

答 (1)青光眼:适用于闭角型青光眼和开角型青光眼的早期。

(2)虹膜炎:与扩瞳药交替使用,可防止虹膜与晶状体粘连。

(3)可用于治疗口腔干燥、抗胆碱药阿托品中毒的解救等。

五、论述题

试述毛果芸香碱和毒扁豆碱对去神经支配眼睛的作用及其机制。

答 毛果芸香碱可引起去神经支配眼睛的瞳孔缩小,而应用毒扁豆碱后瞳孔却无明显变化。其机制在于:

(1)毛果芸香碱是直接兴奋瞳孔括约肌上的M受体,引起瞳孔括约肌收缩致瞳孔缩小。而毒扁豆碱则是通过抑制胆碱酯酶,阻止了乙酰胆碱的破坏,使乙酰胆碱增多而产生效应。

(2)去神经支配时,眼的神经末梢已无或很少有乙酰胆碱的释放,应用毒扁豆碱后,不会使乙酰胆碱增多,因此无明显效应。

(陈晓红)

第 7 章　抗胆碱酯酶药和胆碱酯酶复活药

【学/习/要/点】

一、掌握

1. 易逆性抗胆碱酯酶药的药理作用(对眼:缩瞳、降眼压、调节痉挛;对胃肠:促进平滑肌收缩及胃酸分泌;兴奋骨骼肌;促进腺体分泌等)、临床应用。
2. 有机磷酸酯类中毒的临床表现。

二、熟悉

1. 易逆性和难逆性抗胆碱酯酶药的作用机制。
2. 有机磷酸酯类中毒的解救。
3. 氯解磷定的作用机制与临床应用。

【应/试/考/题】

一、选择题

【A 型题】

1. 新斯的明的作用机制是　　　　(　　)
   A. 直接作用于受体
   B. 影响递质的生物合成
   C. 影响递质的转化
   D. 影响递质的释放
   E. 影响递质的贮存

2. 毒扁豆碱用于治疗青光眼的优点是
   　　　　　　　　　　　　(　　)
   A. 比毛果芸香碱起效快
   B. 毒副反应比毛果芸香碱小
   C. 水溶液稳定

   D. 不引起调节痉挛
   E. 不会吸收中毒

3. 下列症状与有机磷中毒无关的是 (　　)
   A. 流涎出汗　　　B. 呼吸困难
   C. 肌束颤动　　　D. 恶心呕吐
   E. 心率加快

4. 治疗术后肠麻痹和膀胱麻痹可使用
   　　　　　　　　　　　　(　　)
   A. 毒扁豆碱　　　B. 新斯的明
   C. 加兰他敏　　　D. 乙酰胆碱
   E. 阿托品

5. 缓解重症肌无力症状应首选的药物是
   　　　　　　　　　　　　(　　)
   A. 毛果芸香碱　　B. 毒扁豆碱
   C. 新斯的明　　　D. 东莨菪碱
   E. 琥珀酰胆碱

6. 对新斯的明描述错误的是 （　　）
　　A. 能可逆地抑制胆碱酯酶
　　B. 兴奋平滑肌 M 胆碱受体
　　C. 可升高眼内压
　　D. 临床可用于治疗重症肌无力
　　E. 可使心率减慢

7. 新斯的明的临床适应证主要是 （　　）
　　A. 重症肌无力　　　B. 抗休克
　　C. 有机磷中毒　　　D. 验光、检查眼底
　　E. 青光眼

8. 对急性有机磷酸酯类中毒的患者可用 （　　）
　　A. 氯解磷定和毛果芸香碱合用
　　B. 阿托品和毛果芸香碱合用
　　C. 阿托品和毒扁豆碱合用
　　D. 氯解磷定和毒扁豆碱合用
　　E. 阿托品和氯解磷定合用

9. 解磷定治疗有机磷中毒的机制是 （　　）
　　A. 阻断 M 受体
　　B. 阻断 N 受体
　　C. 拮抗 ACh
　　D. 恢复 AChE 水解 ACh 作用
　　E. 抑制 AChE 活性

10. 毒扁豆碱和新斯的明的共同机制主要是 （　　）
　　A. 均用于青光眼的治疗
　　B. 均可激动 N_2 受体
　　C. 均刺激运动神经纤维释放乙酰胆碱
　　D. 均可逆性抑制胆碱酯酶活性
　　E. 均易透过血脑屏障

11. 有机磷酸酯类中毒的机制是 （　　）
　　A. 直接兴奋 M 受体
　　B. 直接兴奋 N 受体
　　C. 直接兴奋 α 受体
　　D. 直接兴奋 β 受体
　　E. 难逆性抑制胆碱酯酶的活性

12. 有机磷酸酯类中毒症状中,不属于 M 样症状的是 （　　）
　　A. 瞳孔缩小　　　B. 流涎、流泪、流汗

　　C. 腹痛、腹泻　　　D. 肌肉震颤
　　E. 小便失禁

13. 下列化合物中毒不能用碱性溶液洗胃的是 （　　）
　　A. 硫酸镁　　　　B. 对硫磷
　　C. 对氧磷　　　　D. 敌百虫
　　E. 内吸磷

14. 下列关于有机磷酸酯类中毒防治的叙述,错误的是 （　　）
　　A. 维持患者气道的通畅,包括支气管内吸引术,人工呼吸,给氧
　　B. 对急性中毒患者,必须采用阿托品与 AChE 复活药联合用药
　　C. 尽量早期使用阿托品
　　D. 阿托品足量使用,即达到阿托品化
　　E. 敌百虫口服中毒时用 2% 碳酸氢钠溶液洗胃

【B 型题】

(15～18 题共用备选答案)
　　A. 新斯的明　　　B. 多奈哌齐
　　C. 毒扁豆碱　　　D. 碘解磷定
　　E. 毛果芸香碱

15. 重症肌无力常选用 （　　）
16. 阿尔茨海默病常选用 （　　）
17. 胆碱酯酶复活药是 （　　）
18. 直接激动 M 胆碱受体的是 （　　）

【X 型题】

19. 下列关于新斯的明与毒扁豆碱的描述,正确的是 （　　）
　　A. 毒扁豆碱的主要用途为局部用药治疗青光眼
　　B. 毒扁豆碱为叔胺类化合物,可进入中枢

C. 新斯的明是季铵类化合物，较少进入中枢

D. 新斯的明是可逆性的而毒扁豆碱是不可逆性的胆碱酯酶抑制剂

E. 新斯的明禁用于机械性肠或泌尿道梗阻患者

20. 可用于治疗青光眼的药物有 （　　）
A. 毛果芸香碱　　B. 毒扁豆碱
C. 新斯的明　　D. 阿托品
E. 依酚氯铵

21. 新斯的明的作用包括 （　　）
A. 减慢心率
B. 降低眼压
C. 兴奋骨骼肌
D. 兴奋胃肠道平滑肌
E. 调节痉挛

22. 新斯的明禁用于 （　　）
A. 机械性肠梗阻
B. 腹气胀
C. 泌尿道梗阻
D. 重症肌无力
E. 阵发性室上性心动过速

23. 胆碱酯酶复活药用于解救有机磷中毒的作用特点有 （　　）
A. 能使被抑制的胆碱酯酶复活
B. 作用迅速而持久，一般用药一次即可
C. 能与游离的有机磷酸酯类的磷原子结合，使其失去毒性
D. 可直接对抗蓄积的乙酰胆碱
E. 胆碱酯酶复活药可显著缩短一般中毒的病程

24. 碘解磷定对下列哪些中毒疗效稍差或者无效 （　　）
A. 内吸磷　　B. 对硫磷
C. 敌百虫　　D. 敌敌畏
E. 乐果

25. 抗胆碱酯酶药主要用于 （　　）
A. 青光眼
B. 房室传导阻滞
C. 重症肌无力
D. 肌松药过量中毒
E. 手术后腹气胀和尿潴留

26. 与毛果芸香碱相比，毒扁豆碱用于治疗青光眼的优点是 （　　）
A. 起效快，作用强
B. 长期用药，不易耐受
C. 不引起调节痉挛
D. 不会吸收中毒
E. 水溶液稳定

二、名词解释
抗胆碱酯酶药

三、填空题
1. ＿＿＿＿、＿＿＿＿和＿＿＿＿主要用于治疗重症肌无力。
2. 毒扁豆碱主要用于治疗＿＿＿＿。
3. 解毒药物的应用原则是＿＿＿＿、＿＿＿＿、＿＿＿＿、＿＿＿＿。
4. 碘解磷定对＿＿＿＿、＿＿＿＿和＿＿＿＿中毒疗效较好，对＿＿＿＿中毒无效。

四、简答题
1. 简述新斯的明的药理作用和临床适应证。
2. 简述有机磷酸酯类农药中毒的解救措施。

五、论述题
试述有机磷中毒时将 M 受体阻断药与胆碱酯酶复活药反复交替应用的原理。

【参|考|答|案】

一、选择题

【A 型题】

1. C	2. A	3. E	4. B	5. C
6. C	7. A	8. E	9. D	10. D
11. E	12. D	13. D	14. E	

【B 型题】

15. A	16. B	17. D	18. E

【X 型题】

19. ABCE	20. AB	21. ABCD
22. AC	23. ACE	24. CDE
25. ACDE	26. AB	

2. A【解析】毒扁豆碱可引起缩瞳和降眼压、调节痉挛,其作用较毛果芸香碱强而持久,但其可进入中枢,在外周作用与新斯的明相似。本品全身毒性反应明显,大剂量中毒时可致呼吸麻痹。

4. B【解析】新斯的明具有兴奋肠道平滑肌和膀胱逼尿肌的作用,可促进肠蠕动及排尿。

5. C【解析】新斯的明对骨骼肌兴奋作用较强,可作为缓解重症肌无力症状的首选药。

7. A【解析】新斯的明对骨骼肌作用较强,可引起骨骼肌收缩,用于治疗重症肌无力。

9. D【解析】有机磷难逆性的抑制了胆碱酯酶的活性,从而产生中毒症状。解磷定是胆碱酯酶复活药,可恢复其水解 ACh 的活性。

12. D【解析】肌肉震颤是 N_m 受体被强烈兴奋的结果,不属于 M 样症状。

13. D【解析】敌百虫遇碱可转化为毒性更强的敌敌畏。

21. ABCD【解析】新斯的明的作用为 M 受体、N 受体激动的表现:M 受体兴奋引起心率减慢、睫状肌收缩引起眼压下降、胃肠道平滑肌兴奋;N 受体兴奋可兴奋骨骼肌,治疗重症肌无力。

22. AC【解析】新斯的明可收缩内脏平滑肌,因此机械性肠梗阻、尿路梗阻和支气管哮喘是其禁忌证。新斯的明和有机磷都是抗胆碱酯酶药,所以不能用于有机磷农药中毒解救。

23. ACE【解析】胆碱酯酶复活药半衰期很短,需要反复用药。

25. ACDE【解析】抗胆碱酯酶药主要用于以下几个方面:重症肌无力,腹气胀和尿潴留,青光眼,肌松药或 M 受体阻断药的解毒,阿尔茨海默病等。

二、名词解释

抗胆碱酯酶药:又称间接作用的拟胆碱药,是一类能与 AChE 牢固结合的药物,水解较慢,可使 AChE 的活性受抑,从而导致胆碱能神经末梢释放的 ACh 大量堆积,产生拟胆碱作用。

三、填空题

1. 新斯的明　吡斯的明　安贝氯铵
2. 青光眼
3. 联合用药　尽早用药　足量用药　重复用药
4. 内吸磷　马拉硫磷　对硫磷　乐果

四、简答题

1. 简述新斯的明的药理作用和临床适应证。

答 新斯的明的作用特点:对腺体、眼、

心血管及支气管平滑肌作用弱,对骨骼肌及胃肠道平滑肌兴奋作用较强,并可减慢心率。

临床用于:①重症肌无力;②术后腹气胀和尿潴留;③阵发性室上性心动过速;④对抗竞争性神经肌肉阻滞药过量时的毒性反应。

2. 简述有机磷酸酯类农药中毒的解救措施。

答 (1)迅速消除毒物,用温水或肥皂水清洗皮肤,2%碳酸氢钠或 1%生理盐水洗胃,然后给予硫酸镁导泻。

(2)积极使用解毒药物:阿托品与 AChE 复活药联合使用,目前常用的 AChE 复活药物有氯解磷定和碘解磷定。

(3)应坚持联合用药、尽早用药、足量用药和重复用药的 4 个原则。

(4)对症治疗:保持气道通畅、抗惊厥、抗休克。

五、论述题

试述有机磷中毒时将 M 受体阻断药与胆碱酯酶复活药反复交替应用的原理。

答 治疗有机磷中毒时,将 M 受体阻断药与胆碱酯酶复活药反复交替应用的原理在于:

(1)M 受体阻断药能直接阻断 M 受体,缓解大量乙酰胆碱引起的 M 样症状,作用迅速,但它不能使被抑制的胆碱酯酶复活。

(2)胆碱酯酶复活药能使被抑制的胆碱酯酶复活,从根本上产生解毒作用,对 N 样症状缓解最快,对中枢中毒症状也有一定改善作用。

(3)两类药物联合应用,能相互弥补不足,提高解毒效果。

(4)由于两类药物在体内代谢快、作用短,需反复用药,才能维持其作用。

(陈晓红)

第8章 胆碱受体阻断药(Ⅰ)——M胆碱受体阻断药

【学/习/要/点】

一、掌握

阿托品的药理作用、作用机制、临床应用及不良反应。

二、熟悉

山莨菪碱、东莨菪碱的作用特点与临床应用。

【应/试/考/题】

一、选择题

【A/型/题】

1. 某青年患者被送到急诊室,原因是服了些药片出现精神错乱、乱动。体检发现心动过速、体温升高、皮肤潮红、瞳孔散大。此患者可能服用了下列哪类药物 ( )
   A. 巴比妥类　　　B. 吗啡类
   C. 解热镇痛药　　D. 颠茄类
   E. 神经节阻滞药

2. 阿托品的临床应用不包括 ( )
   A. 青光眼
   B. 胃肠绞痛
   C. 缓慢型心律失常
   D. 有机磷酸酯类中毒
   E. 抗休克

3. 阿托品对眼睛的作用是 ( )
   A. 扩瞳,升高眼压,调节麻痹

   B. 扩瞳,降低眼压,调节麻痹
   C. 扩瞳,升高眼压,调节痉挛
   D. 缩瞳,降低眼压,调节麻痹
   E. 缩瞳,升高眼压,调节麻痹

4. 阿托品的不良反应不包括 ( )
   A. 视力模糊　　　B. 口干
   C. 恶心、呕吐　　D. 心跳过速
   E. 皮肤潮红

5. 阿托品的禁忌证是 ( )
   A. 心动过缓　　　B. 感染性休克
   C. 胆绞痛　　　　D. 前列腺肥大
   E. 支气管哮喘

6. 下列关于东莨菪碱的描述,错误的是
   ( )
   A. 可用于麻醉前给药
   B. 抑制腺体分泌作用较阿托品强
   C. 可用于青光眼
   D. 扩瞳和调节麻痹作用比阿托品弱
   E. 可用于治疗帕金森病

7. 山莨菪碱治疗感染中毒性休克的主要机制是　　　　　（　）
   A. M受体阻断作用
   B. 收缩小血管
   C. 直接扩张血管
   D. 细胞保护
   E. 解除血管痉挛,改善微循环

8. 阿托品作为全身麻醉前给药,其意义在于　　　　　　（　）
   A. 强化骨骼肌松弛作用
   B. 抗休克
   C. 减少呼吸道腺体及唾液腺分泌
   D. 调节麻痹
   E. 防止心动过缓

9. 治疗量阿托品一般不出现　（　）
   A. 口干
   B. 皮肤潮红
   C. 畏光、视物模糊
   D. 烦躁不安
   E. 心率减慢

10. 缓解胆绞痛或肾绞痛,宜选用　（　）
    A. 阿托品 + 曲马多
    B. 芬太尼
    C. 曲马多
    D. 哌替啶
    E. 阿托品 + 哌替啶

11. 山莨菪碱可用于　　　　　（　）
    A. 抗震颤麻痹　　B. 感染性休克
    C. 抗晕动病　　　D. 麻醉前给药
    E. 青光眼

12. 抗胆碱药物中,有防晕止吐作用的是　　　　　　　　　（　）
    A. 阿托品　　　　B. 山莨菪碱
    C. 东莨菪碱　　　D. 溴丙胺太林
    E. 后马托品

13. 噻托溴铵平喘的主要机制是　（　）
    A. 激动肾上腺素 β_2 受体
    B. 抑制白三烯受体

C. 阻断腺苷受体
D. 拮抗 M 胆碱受体
E. 抑制磷酸二酯酶

14. 具有明显镇静作用的 M 受体阻断药是　　　　　　　　　　　（　）
    A. 阿托品　　　　B. 东莨菪碱
    C. 山莨菪碱　　　D. 哌仑西平
    E. 溴丙胺太林

15. 阿托品对有机磷酸酯类中毒症状无效的是　　　　　　　　（　）
    A. 腹痛腹泻　　　B. 流涎、出汗
    C. 瞳孔缩小　　　D. 骨骼肌震颤
    E. 呼吸困难

【B型题】

(16 ~ 19 题共用备选答案)
A. 扩瞳、查眼底
B. 解救有机磷酸酯类中毒
C. 胃、十二指肠溃疡
D. 晕动病
E. 感染性休克

16. 哌仑西平治疗　　　　　（　）
17. 后马托品治疗　　　　　（　）
18. 东莨菪碱治疗　　　　　（　）
19. 山莨菪碱治疗　　　　　（　）

(20 ~ 23 题共用备选答案)
A. 禁用于青光眼和前列腺增生
B. 禁用于机械性肠梗阻
C. 脂溶性低,不易透过血脑屏障,中枢兴奋弱
D. 主要用于消化性溃疡,抑制胃酸及胃蛋白酶分泌
E. 用于治疗青光眼

20. 阿托品　　　　　　　　（　）
21. 毛果芸香碱　　　　　　（　）
22. 山莨菪碱　　　　　　　（　）
23. 替仑西平　　　　　　　（　）

【X/型/题】

24. 阿托品在以下哪些部位阻滞乙酰胆碱的作用 （ ）
    A. 唾液腺、汗腺等外分泌腺
    B. 心肌
    C. 瞳孔括约肌
    D. 骨骼肌
    E. 胃肠道平滑肌

25. 阿托品中毒时常引起 （ ）
    A. 中枢兴奋　　B. 体温升高
    C. 眼压升高　　D. 视近物模糊
    E. 心率减慢

26. 东莨菪碱可用于 （ ）
    A. 麻醉前给药　　B. 感染性休克
    C. 晕动病　　　　D. 妊娠呕吐
    E. 前列腺肥大

27. 应用阿托品时应注意 （ ）
    A. 青光眼患者禁用
    B. 前列腺增生患者禁用
    C. 高热患者，使用阿托品宜先降温
    D. 用量因病情而宜
    E. 中毒后应用毒扁豆碱和地西泮解救

28. 下列关于山莨菪碱的描述，正确的是 （ ）
    A. 不易透过血脑屏障
    B. 可用于内脏绞痛
    C. 可用于感染性休克
    D. 禁用于青光眼
    E. 抑制唾液分泌能力较阿托品弱

29. 适用于一般眼科检查的药物是（ ）
    A. 硫酸阿托品　　B. 氢溴酸后马托品
    C. 环喷托酯　　　D. 尤卡托品
    E. 托吡卡胺

二、名词解释

1. 调节麻痹
2. M胆碱受体阻断药（muscarinic cholinoceptor blocker）

三、填空题

1. 阿托品对_____腺和_____腺作用最敏感。
2. 东莨菪碱用于麻醉前给药优于阿托品的原因是_____。
3. 阿托品常见不良反应有_____、_____、_____、_____、_____。
4. 解救阿托品中毒可用_____和_____来对抗其中毒症状。

四、简答题

1. 简述青光眼患者不能使用阿托品的原因。
2. 简述东莨菪碱的临床应用。

五、论述题

1. 试述阿托品的药理作用特点。
2. 试述阿托品的主要不良反应、过量中毒症状及其解救。

【参/考/答/案】

一、选择题

【A型题】

1. D　　2. A　　3. A　　4. C　　5. D

6. C　　7. E　　8. C　　9. D　　10. E
11. B　　12. C　　13. D　　14. B　　15. D

【B 型题】

16. C　17. A　18. D　19. E　20. A
21. E　22. C　23. D

【X 型题】

24. ABCE　25. ABCD　26. ACD
27. ABCDE　28. ABCDE　29. BCDE

1. D【解析】颠茄类可阻断 M 受体,出现阿托品样效应,过量则出现题中所述现象。巴比妥类、吗啡类对中枢表现为抑制作用;解热镇痛药无中枢兴奋作用;神经节阻滞药属于外周药物,对中枢无作用。

4. C【解析】阿托品可抑制腺体分泌引起口干;较大剂量的阿托品通过阻断窦房结 M_2 受体而解除了迷走神经对心脏抑制作用,从而引起心率加快;能松弛睫状肌,晶状体变扁平,而使视近物模糊。

5. D【解析】前列腺肥大需激动 M 胆碱受体,使尿道括约肌松弛、膀胱逼尿肌收紧,促进膀胱排空;阿托品作为 M 胆碱受体阻断剂,作用相反,会加重前列腺肥大情况下的尿潴留,导尿困难。

7. E【解析】山莨菪碱解痉作用选择性高,可改善微循环,故对感染中毒性休克引起的微循环障碍具有直接对症治疗作用。

9. D【解析】烦躁不安、呼吸加快是阿托品轻度中毒的症状,治疗量时不会出现。

12. C【解析】东莨菪碱治疗晕动病的机制可能与抑制前庭神经内耳功能或大脑皮质功能及胃肠道功能有关。

14. B【解析】抗胆碱药中,中枢抑制作用最强的就是东莨菪碱。

15. D【解析】阿托品可解救有机磷酸酯类中毒的 M 样症状:①瞳孔缩小;②消化系统的厌食、恶心、呕吐、腹痛、腹泻等;③腺体分泌;④呼吸困难;⑤小便失禁;⑥心血管系统症状。

24. ABCE【解析】阿托品为 M 胆碱受体阻断药,分布于骨骼肌的胆碱受体是 N 受体,故无阻滞骨骼肌乙酰胆碱的作用。

25. ABCD【解析】注射治疗剂量(0.5mg)的阿托品可阻断副交感神经节后纤维上的 M_1 受体(抑制性的突触前膜 M_1 受体),从而使部分患者的心率短暂轻度减慢;较大剂量(1~2mg)使用阿托品时,可阻断心脏窦房结的 M 受体(M_2 受体),从而解除迷走神经对心脏的抑制效应,使心率加快。

二、名词解释

1. 调节麻痹:当睫状肌上的 M 受体被阻断时,睫状肌松弛,悬韧带拉紧,晶状体变得扁平,屈光度降低,视近物模糊不清,视远物清晰,这种现象称为调节麻痹。

2. M 胆碱受体阻断药:指能妨碍乙酰胆碱或胆碱受体激动药与平滑肌、心肌、腺体细胞、外周神经节和中枢神经系统的 M 胆碱受体结合,从而拮抗拟胆碱作用。

三、填空题

1. 唾液　汗
2. 具有抑制腺体分泌和中枢抑制作用
3. 口干　视物模糊　心率加快　瞳孔扩大　皮肤潮红
4. 毒扁豆碱　地西泮

四、简答题

1. 简述青光眼患者不能使用阿托品的原因。

答 由于阿托品的扩瞳作用,虹膜退向四周边缘,压迫前房角,使前房角间隙变窄,阻碍房水回流进入巩膜静脉窦,而房水正常产生,从而导致眼压升高。故禁用于青光眼患者。

2.简述东莨菪碱的临床应用。

答 东莨菪碱适用于:①麻醉前给药;②晕动病;③帕金森病;④妊娠呕吐及放射病呕吐。

五、论述题

1.试述阿托品的药理作用特点。

答 ①腺体:对唾液腺与汗腺的抑制作用最强,其次是泪腺、呼吸道腺体,对胃腺作用较弱。②眼:扩瞳、升高眼压和调节麻痹。③平滑肌:对过度活动或痉挛的平滑肌作用显著。胃肠道平滑肌松弛作用最突出,其次是尿道和膀胱逼尿肌,对胆管、支气管和子宫平滑肌作用较弱。④心脏:较大剂量可解除迷走神经对心脏的抑制,使心率加快,传导加快。⑤血管与血压:较大剂量的阿托品(偶见治疗量)可引起皮肤血管扩张,出现皮肤潮红、温热,尤以面颈部皮肤为甚。⑥中枢神经系统:兴奋中枢。治疗剂量的阿托品对中枢神经系统的影响不明显,较大剂量(1~2mg)可轻度兴奋延髓和大脑,5mg对中枢兴奋明显加强,中毒剂量(10mg以上)可见明显中枢中毒症状。继续增加剂量可见中枢兴奋转为抑制,由于中枢麻痹和昏迷可致循环和呼吸衰竭。

2.试述阿托品的主要不良反应、过量中毒症状及其解救。

答 常见不良反应:口干、视物模糊、心率加快、瞳孔扩大、皮肤潮红等。随着剂量增大,不良反应逐渐加重。阿托品的最低致死量成人为80~130mg,儿童约为10mg。

阿托品中毒:可引起语言不清、呼吸加快、谵妄、幻觉、惊厥等,中毒进一步加深可由兴奋转为抑制,出现昏迷、呼吸麻痹而死亡。

中毒解救:应对症治疗,及时应用拟胆碱药毒扁豆碱和(或)地西泮等,禁用吩噻嗪类药物。

(陈晓红)

第 9 章　胆碱受体阻断药(Ⅱ)——N 胆碱受体阻断药

【学/习/要/点】

一、掌握

1. 除极化型肌松药(琥珀胆碱)的作用特点与应用。
2. 非除极化型肌松药(筒箭毒碱)的作用特点与应用。

二、熟悉

两类肌松药的作用机制、特点、中毒解救原则。

【应/试/考/题】

一、选择题

【A 型题】

1. 神经节阻断药所没有的作用是　（　）
   A. 血管扩张　　　　B. 流涎
   C. 瞳孔散大　　　　D. 心输出量减少
   E. 肠蠕动减弱
2. 烧伤患者如使用琥珀胆碱可引起　（　）
   A. 血钾升高　　　　B. 血钾降低
   C. 血钠升高　　　　D. 血钠降低
   E. 血钙升高
3. 下列关于琥珀胆碱的叙述,错误的是　（　）
   A. 治疗量无神经节阻断作用
   B. 可被血浆假性胆碱酯酶水解破坏

C. 用药后常见短暂的肌束颤动
D. 肌松作用出现快,持续时间短
E. 与硫喷妥钠混合后用于麻醉

4. 与氨基苷类抗生素或多黏菌素 B 合用时,易致呼吸麻痹的药物是　（　）
   A. 新斯的明　　　　B. 毒扁豆碱
   C. 琥珀胆碱　　　　D. 毛果芸香碱
   E. 后马托品
5. 下列关于筒箭毒碱的叙述,正确的是　（　）
   A. 非除极化型肌松药
   B. 除极化型肌松药
   C. 无神经节阻断作用
   D. 抑制组胺释放
   E. 适用于儿童肌松处理

【B/型/题】

（6～10题共用备选答案）

A. 琥珀胆碱   B. 新斯的明

C. 阿托品   D. 美卡拉明

E. 筒箭毒碱

6. 阻断骨骼肌运动终板膜上的 N 胆碱受体从而发挥肌松作用的药物是 （   ）

7. 引起骨骼肌运动终板持久除极化从而发挥肌松作用的药物是 （   ）

8. 与神经节细胞的 N 胆碱受体结合阻断全部自主神经的药物是 （   ）

9. 阻断 M 胆碱受体的药物是 （   ）

10. 抑制胆碱酯酶活性的药物是 （   ）

【X/型/题】

11. 阻断神经节的烟碱受体可能出现 （   ）

     A. 血管扩张,血压下降

     B. 胃肠运动减少

     C. 腺体分泌抑制

     D. 呼吸肌麻痹

     E. 扩瞳

12. 除极化型肌松药的特点是 （   ）

     A. 选择性地与 N 受体结合

     B. 中毒时能用新斯的明解救

     C. 肌松前出现短时间肌束颤动

     D. 产生突触后膜持久除极化

     E. 大剂量可致呼吸麻痹

13. 受琥珀胆碱的肌松作用影响最大的部位是 （   ）

     A. 四肢肌   B. 躯干肌

     C. 颈部肌   D. 呼吸肌

     E. 面部肌

14. 琥珀胆碱禁用于 （   ）

     A. 青光眼

     B. 烧伤患者

     C. 脑血管意外患者

     D. 恶性高热

     E. 肾功能损害者

二、名词解释

1. 除极化型肌松药（depolarizing muscular relaxants）

2. 非除极化型肌松药（nondepolarizing muscular relaxants）

三、填空题

1. 骨骼肌松弛药按其作用机制不同可分为_____和_____。

2. 除极化型肌松药的代表药物是_____,非除极化型肌松药的代表药是_____。

3. 琥珀胆碱的不良反应有_____、_____、_____、_____等。

四、简答题

简述琥珀胆碱中毒时不能用新斯的明解救的原因。

五、论述题

试述琥珀胆碱和筒箭毒碱对 N 胆碱受体作用的差别。

【参|考|答|案】

一、选择题

【A型题】
1. B　2. A　3. E　4. C　5. A

【B型题】
6. E　7. A　8. D　9. C　10. B

【X型题】
11. ABCE　12. ACDE　13. AC
14. ABCDE

1. B【解析】流涎为M受体兴奋腺体分泌增强现象,神经节阻断则为副交感神经抑制,M受体无兴奋,故不会产生流涎现象。

3. E【解析】琥珀胆碱由琥珀酸和两分子胆碱组成,在碱性溶液中可分解,故不宜与硫喷妥钠混合。

4. C【解析】氨基苷类及多黏菌素B具有神经肌肉接头的阻断作用,故有抑制呼吸肌的可能,琥珀胆碱为骨骼肌松弛药,二者合用易致呼吸麻痹。

6. E【解析】筒箭毒碱属于竞争型肌松药,这类药与ACh竞争神经肌肉接头的N胆碱受体,从而阻断ACh的除极化作用,产生骨骼肌松弛作用。

10. B【解析】新斯的明为抗胆碱酯酶药,可抑制血浆假性胆碱酯酶活性,减少琥珀胆碱的灭活,加强琥珀胆碱的作用,同时又可使ACh堆积,直接激动N胆碱受体,进一步加强琥珀胆碱的作用。

11. ABCE【解析】支配呼吸肌的是运动神经,无神经节,中间不换元,直接到达效应器(骨骼肌),故神经节阻断药不会造成呼吸肌麻痹。

13. AC【解析】琥珀胆碱出现肌松作用通常以颈部肌肉开始,逐渐波及肩胛、腹部和四肢。肌松部位以颈部肌和四肢肌最明显,面、舌、咽喉和咀嚼肌次之,而对呼吸肌麻痹作用不明显。

14. ABCDE【解析】琥珀胆碱可使眼外骨骼肌短暂的收缩,升高眼内压,故禁用于青光眼患者;可使肌肉持久除极化而释放出钾离子,升高血钾,故有可能使血钾升高的疾病,如烧伤、脑血管意外、恶性高热及肾功能损伤者均不用之。

二、名词解释

1. 除极化型肌松药:能与神经肌肉接头后膜的胆碱受体结合,产生与ACh相似但较持久的除极化作用,使神经肌肉接头后膜的 N_M 胆碱受体不能对ACh起反应,从而使骨骼肌松弛的药物。

2. 非除极化型肌松药:能与ACh竞争神经肌肉接头的 N_M 胆碱受体,能竞争性阻断ACh的除极化作用,使骨骼肌松弛的药物。

三、填空题

1. 除极化型肌松药　非除极化型肌松药
2. 琥珀胆碱　筒箭毒碱
3. 窒息　眼内压升高　肌束颤动　血钾升高(恶性高热、心血管反应、腺体分泌增加、促进组胺释放)

四、简答题

简述琥珀胆碱中毒时不能用新斯的明解救的原因。

答 (1)新斯的明能通过多种途径兴奋神

经肌肉接头的 N 胆碱受体,与琥珀胆碱产生协同作用。

(2)新斯的明强大的抑制胆碱酯酶的作用,减缓了琥珀胆碱的代谢,延长并增强了琥珀胆碱的毒性。因此琥珀胆碱中毒用新斯的明解救,不但无效而且还会使中毒进一步加重。

五、论述题

试述琥珀胆碱和筒箭毒碱对 N 胆碱受体作用的差别。

答 琥珀胆碱是除极化型肌松药,能与神经肌肉接头的 N 胆碱受体结合,产生与 ACh 相似但较持久的除极化作用。由于不能复极,神经肌肉的神经递质传递作用受阻而产生骨骼肌松弛。其特点是:①用药初期可见短时的肌束颤动;②连续用药可产生快速耐受性;③抗胆碱酯酶药不仅不能拮抗其肌松作用,反能加强之;④治疗剂量并无神经节阻断作用;⑤过量应用可引起呼吸肌麻痹而致呼吸停止。

筒箭毒碱是非除极化型肌松药,它能与 N 胆碱受体结合,却无内在活性,从而阻断 ACh 与 N 胆碱受体结合,使骨骼肌松弛。其特点是:①肌松前无先兴奋现象;②吸入麻醉药和氨基苷类抗生素能增加其肌松作用;③有神经节阻断和促进组胺释放作用;④过量中毒可用新斯的明解救。

(陈晓红)

第10章　肾上腺素受体激动药

【学/习/要/点】

一、掌握

1. 去甲肾上腺素的药理作用(收缩血管、兴奋心脏、升高血压)与临床应用(抗休克、药物中毒性低血压、上消化道出血)。
2. 肾上腺素的药理作用(兴奋心脏,收缩皮肤、肾及内脏血管,舒张骨骼肌血管及冠脉,升高收缩压,舒张支气管平滑肌,促进糖原与脂肪分解)与临床应用(心搏骤停、过敏性休克、支气管哮喘、局部止血)。
3. 异丙肾上腺素的药理作用(兴奋心脏,骨骼肌血管和冠脉扩张,舒张支气管平滑肌,促进糖原与脂肪分解)与临床应用(心搏骤停、房室传导阻滞、支气管哮喘、抗休克)。
4. 多巴胺药理作用的特点与临床应用。

二、熟悉

1. 肾上腺素受体激动药的分类。
2. 间羟胺、麻黄碱、多巴酚丁胺的药理作用、临床应用及不良反应。

【应/试/考/题】

一、选择题

【A/型/题】

1. 抢救过敏性休克的首选药物是　(　　)
   A. 麻黄碱　　　　　B. 去甲肾上腺素
   C. 多巴胺　　　　　D. 异丙肾上腺素
   E. 肾上腺素

2. 去甲肾上腺素减慢心率是由于　(　　)
   A. 降低外周阻力

   B. 直接负性频率作用
   C. 血压升高而反射性减慢心率
   D. 传导减慢
   E. 抑制心血管中枢

3. 下列关于间羟胺的说法,错误的是(　　)
   A. 几乎完全用于治疗低血压情况
   B. 作用持续时间、强度、药理作用均与去甲肾上腺素相似
   C. 有直接和间接拟交感作用
   D. 口服有效
   E. 无明显中枢作用

4.用来预防哮喘发作的抗喘药是 （ ）
   A.异丙肾上腺素
   B.氨茶碱
   C.麻黄碱
   D.羟甲叔丁肾上腺素
   E.肾上腺素

5.肾上腺素作用于下列哪些受体,引起心血管作用 （ ）
   A.α和β₁受体
   B.α和β₂受体
   C.α、β₁、β₂受体
   D.β₁受体
   E.β₁、β₂受体

6.肾上腺素不具有的药理作用是 （ ）
   A.加快心率
   B.支气管松弛
   C.升高血糖
   D.膀胱逼尿肌舒张
   E.增强妊娠末期子宫收缩

7.麻黄碱与肾上腺素比较,其作用特点是 （ ）
   A.升压作用强、维持时间短,易引起耐受性
   B.作用较弱、维持时间长,能兴奋中枢
   C.作用弱、维持时间短,有舒张平滑肌作用
   D.可用于高血压治疗
   E.可口服给药,可避免发生耐受性及中枢兴奋作用

8.中枢兴奋作用较强,又能促进递质释放的药物是 （ ）
   A.肾上腺素   B.去甲肾上腺素
   C.麻黄碱   D.异丙肾上腺素
   E.多巴胺

9.常用于治疗房室传导阻滞的药物是 （ ）
   A.肾上腺素
   B.去甲肾上腺素

C.异丙肾上腺素
D.间羟胺
E.普萘洛尔

10.去甲肾上腺素可引起 （ ）
   A.心脏兴奋,使皮肤黏膜血管收缩
   B.收缩压升高,舒张压降低
   C.肾血管收缩,骨骼肌血管扩张
   D.支气管平滑肌松弛
   E.明显的中枢兴奋作用

11.溺水、麻醉意外引起的心搏骤停应选用 （ ）
   A.去甲肾上腺素
   B.肾上腺素
   C.麻黄碱
   D.多巴胺
   E.地高辛

12.急性肾衰竭时,可与利尿剂配伍来增加尿量的是 （ ）
   A.肾上腺素
   B.去甲肾上腺素
   C.异丙肾上腺素
   D.去氧肾上腺素
   E.多巴胺

13.下列关于肾上腺素作用的描述,错误的是 （ ）
   A.使肾血管收缩
   B.使冠状血管舒张
   C.皮下注射小剂量,使收缩压和舒张压均升高
   D.使皮肤黏膜血管收缩
   E.如剂量大或静脉注射快,可引起心律失常

14.为了延长局麻药的局麻作用时间和减少不良反应,可加用 （ ）
   A.肾上腺素   B.异丙肾上腺素
   C.多巴胺   D.去甲肾上腺素
   E.麻黄碱

【B/型/题】

(15 ~ 19 题共用备选答案)

A. 异丙肾上腺素

B. 多巴胺

C. 麻黄碱

D. 肾上腺素

E. 酚妥拉明

下列情况,应选用的药物是

15. 心肌收缩力减弱、尿量减少而血容量已补足的休克应选用　　(　　)

16. 当患者使用青霉素引起休克时应选用　　(　　)

17. 防治腰麻时血压降低应选用　　(　　)

18. 兼患高血压的支气管哮喘急性发作应选用　　(　　)

19. 其他药物效果不显著的顽固性心力衰竭应选用　　(　　)

(20 ~ 23 题共用备选答案)

A. 血压升高加剧

B. 血压升高不受影响

C. 血压降低不受影响

D. 使血压变化不显著

E. 使血压上升翻转为下降

20. 先注射酚妥拉明,再注射肾上腺素(　　)

21. 先注射酚妥拉明,再注射去甲肾上腺素　　(　　)

22. 先注射酚妥拉明,再注射多巴胺　　(　　)

23. 先注射普萘洛尔,再注射肾上腺素　　(　　)

【X/型/题】

24. 应用去甲肾上腺素时应注意　　(　　)

A. 不能与碱性药物配伍

B. 不能皮下或肌内注射

C. 肾功能不全者慎用或禁用

D. 高血压禁用

E. 孕妇禁用,因可加强孕妇子宫收缩的频率

25. 肾上腺素可用于　　(　　)

A. 支气管哮喘

B. 局部止血

C. 心源性休克

D. 心搏骤停

E. 血管神经性水肿

26. 异丙肾上腺素对血管的作用特点是　　(　　)

A. 激动 β_2 受体使骨骼肌血管扩张

B. 对 α 受体作用较短暂,而对 β_2 受体作用较持久,故对血压有先升后降的双相作用

C. 能舒张冠状血管

D. 能舒张外周血管而使脉压增大

E. 对肾血管和肠系膜血管舒张作用较强

27. 局麻药中加入肾上腺素的主要目的是　　(　　)

A. 防止麻醉后血压下降

B. 延长局麻药的作用时间

C. 减少手术中出血

D. 延缓局麻药的吸收

E. 降低局麻药吸收中毒的可能性

28. 多巴胺可用于治疗　　(　　)

A. 帕金森病

B. 出血性休克

C. 心源性休克

D. 和利尿药合用治疗急性肾衰竭

E. 感染中毒性休克

29. 当患者的支气管哮喘急性发作时,应选用　　(　　)

A. 肾上腺素

B. 多巴酚丁胺

C. 异丙肾上腺素

D. 多巴胺

E. 去氧肾上腺素

二、名词解释

拟交感胺类（sympathomimetic amines）

三、填空题

1. 儿茶酚胺类的化学结构是_____。
2. 去甲肾上腺素不良反应有_____和_____。
3. 通过_____途径给药，异丙肾上腺素可治疗房室传导阻滞。
4. 多巴胺与利尿药联合应用于_____。

5. 麻黄碱有以下特点：_____、_____、_____、_____、_____。

四、简答题

1. 简述为何肾上腺素的升压作用被翻转。
2. 简述多巴胺的抗休克作用及其适应证。

五、论述题

试述肾上腺素的临床应用及其注意事项。

【参/考/答/案】

一、选择题

【A型题】

1. E	2. C	3. B	4. C	5. C
6. E	7. B	8. C	9. C	10. A
11. B	12. E	13. C	14. A	

【B型题】

| 15. B | 16. D | 17. C | 18. A | 19. E |
| 20. E | 21. D | 22. E | 23. A | |

【X型题】

| 24. ABCDE | 25. ABDE | 26. ACD |
| 27. BCDE | 28. BCDE | 29. AC |

2. C【解析】去甲肾上腺素可收缩外周小动脉血管，使外周阻力增加，血压升高，反射性兴奋迷走神经，使心率减慢。

3. B【解析】间羟胺收缩血管，升高血压作用较去甲肾上腺素弱但较持久，且易产生快速耐受性。

5. C【解析】肾上腺素激动血管平滑肌上的α受体，使血管收缩；激动β₂受体，使血管舒张；激动心肌传导系统和窦房结的β₁和β₂受体，可加强心肌收缩，加速传导，加快心率，提高心肌兴奋性。

13. C【解析】小剂量的肾上腺素，对β₂受体的激动作用占优势，外周阻力减小，舒张压下降。

20. E【解析】酚妥拉明为α受体阻断药，可使肾上腺素的升压作用翻转为降压作用。

23. A【解析】普萘洛尔为β受体阻断药，可阻断肾上腺素激动β₁、β₂受体而仅仅发挥激动α受体作用，故血压升高。

24. ABCDE【解析】①去甲肾上腺素化学性质不稳定，在碱性环境中易氧化失效，在酸性溶液中较稳定，常用重酒石酸盐。②其收缩血管作用强，使血压升高，高血压患者禁用。③皮下或肌内注射时，由于局部血管痉挛收缩，易造成局部组织缺血坏死，故一般采用静脉滴注给药。④可强烈收缩肾小球动脉，引起肾小球滤过率降低，降低肾功能，故肾功能不全者慎用或禁用。⑤增加子宫收缩频率，故孕妇禁用。

25. ABDE【解析】肾上腺素对心脏有兴奋

作用,可引起心悸,禁用于心源性休克。可迅速缓解血管神经性水肿等变态反应的症状。

27. BCDE【解析】将微量肾上腺素(1∶250 000)加入局麻药注射液中,可使注射部位血管收缩,延缓局麻药吸收,延长其作用时间,并可降低其吸收中毒的可能性;但在肢体远端如手指、足趾、耳郭、阴茎等处手术时,局麻药中禁止加入肾上腺素,避免引起局部组织坏死。在手术中,使用浸有肾上腺素溶液的纱布或棉球塞在出血处,可收缩血管而止血。

28. BCDE【解析】帕金森的病因是黑质-纹状体通路缺乏多巴胺,但是多巴胺作为外源性药物无法透过血脑屏障,因此不能用于帕金森病的治疗。

二、名词解释

拟交感胺类:肾上腺素受体激动药都是胺类,且产生的作用与兴奋交感神经的效应相似,故称为拟交感胺类。

三、填空题

1. 苯环的第 3,4 位碳上有羟基,形成儿茶酚
2. 局部组织缺血坏死　急性肾衰竭
3. 舌下含服或静脉滴注
4. 急性肾衰竭
5. 化学性质稳定　口服有效　拟肾上腺素作用弱而持久　中枢兴奋作用较显著　易产生快速耐受性

四、简答题

1. 简述为何肾上腺素的升压作用被翻转。

答 肾上腺素可激动血管上的 α 受体产生缩血管作用,激动 β₂ 受体则产生舒血管作用。在快速滴注或较大剂量使用时,激动 α 受体引起的血管收缩效应占优势。如事先给予 α 受体阻断药,肾上腺素仅对 β₂ 受体作用,则升压作用被翻转,出现降压作用。

2. 简述多巴胺的抗休克作用及其适应证。

答 多巴胺能增加心肌收缩力,使心输出量增加,并选择性的收缩皮肤、黏膜和骨骼肌血管,有利于提高基础血压和微循环灌注压,同时还扩张内脏血管(如肠系膜血管、肾血管、冠状血管),增加重要脏器的血流量,纠正其缺血、缺氧状态并改善肾功能,增加尿量,防止内脏器官损伤及功能衰竭。该药适用于感染性休克、出血性休克、心源性休克,对伴有心肌收缩力减弱及尿量减少的患者尤为适用。

五、论述题

试述肾上腺素的临床应用及其注意事项。

答 肾上腺素主要应用有急救,用于过敏性休克、支气管哮喘和抢救心脏骤停;另可与局麻药配伍,延缓其吸收,延长作用时间,或用于局部止血;还可用于青光眼的治疗。本品不得与强心苷、钙制剂等配伍用作强心药等。同时,禁用于高血压、糖尿病、甲状腺功能亢进、动脉粥样硬化、器质性心脏病等患者,老年人慎用。

(陈晓红)

第11章　肾上腺素受体阻断药

【学/习/要/点】

一、掌握

1. 肾上腺素升压作用的翻转。
2. β受体阻断药的药理作用(β受体阻断作用,抑制心脏、收缩支气管平滑肌、抑制脂肪分解和肾素释放,内在拟交感活性,膜稳定作用,抗血小板聚集作用等)。
3. β受体阻断药临床应用(治疗心律失常、心绞痛与心肌梗死、高血压、充血性心力衰竭、甲状腺功能亢进症等)、不良反应(抑制心功能、末梢循环障碍、诱发和加重哮喘、反跳现象等)、禁忌证。

二、熟悉

1. 酚妥拉明药理作用与临床应用。
2. 普萘洛尔、美托洛尔、拉贝洛尔的作用特点。

【应/试/考/题】

一、选择题

【A/型/题】

1. 具有肾上腺素作用翻转的药物是 (　　)
   A. 阿托品　　　　B. 酚妥拉明
   C. 多巴胺　　　　D. 间羟胺
   E. 普萘洛尔

2. 外周血管痉挛性疾病可选用 (　　)
   A. 山莨菪碱　　　B. 异丙肾上腺素
   C. 酚妥拉明　　　D. 普萘洛尔
   E. 间羟胺

3. 对疑为嗜铬细胞瘤的严重高血压患者,可帮助诊断的是 (　　)
   A. 普萘洛尔　　　B. 酚苄明
   C. 哌唑嗪　　　　D. 酚妥拉明
   E. 组胺

4. 酚妥拉明治疗顽固性心力衰竭的药理学基础是 (　　)
   A. 扩张外周小动脉,降低心脏后负荷
   B. 扩张外周小静脉,降低心脏前负荷
   C. 兴奋心脏,心输出量增加
   D. 抑制心脏,降低心肌耗氧量
   E. 抑制心脏,扩张血管

5. 普萘洛尔能阻断下列肾上腺素的哪种作用　　　　　　　　（　　）
　A. 血压升高　　　B. 竖毛反应
　C. 射精功能　　　D. 心动过速
　E. 出汗

6. 普萘洛尔能诱发下列哪种严重反应而禁用于伴有此疾患的患者　　（　　）
　A. 精神兴奋
　B. 超敏反应
　C. 支气管哮喘
　D. 呼吸抑制
　E. 快速性心律失常

7. 下列药物中,不适于抗休克治疗的是
　　　　　　　　　　　　　　　　（　　）
　A. 阿托品　　　　B. 新斯的明
　C. 间羟胺　　　　D. 多巴胺
　E. 酚妥拉明

8. 普萘洛尔治疗心绞痛的主要机制是
　　　　　　　　　　　　　　　　（　　）
　A. 扩张冠状血管
　B. 降低心室壁张力
　C. 降低心脏前负荷
　D. 抑制心肌收缩力,减慢心率
　E. 降低心脏后负荷

9. β 受体阻断药对下列哪种心律失常疗效最好　　　　　　　　（　　）
　A. 窦性心动过速
　B. 心房扑动
　C. 心房颤动
　D. 室性心动过速
　E. 室上性心动过速

10. 下列说法错误的是　　　　　（　　）
　A. 噻吗洛尔可减少房水生成
　B. 醋丁洛儿有内在拟交感活性
　C. 卡维地洛可阻断 α_1、β_1、β_2 受体
　D. 普萘洛尔选择性的阻断 β_1 受体
　E. 阿替洛儿选择性的阻断 β_1 受体

【B/型/题】

(11~15 题共用备选答案)
　A. 选择性 α_2 受体阻断药
　B. 选择性 α_1 受体阻断药
　C. 兼有 α 和 β 受体阻断作用
　D. 无内在活性的 β_1、β_2 受体阻断药
　E. 有内在活性的 β_1、β_2 受体阻断药

11. 纳多洛尔属于　　　　　　　（　　）
12. 吲哚洛尔属于　　　　　　　（　　）
13. 哌唑嗪属于　　　　　　　　（　　）
14. 育亨宾属于　　　　　　　　（　　）
15. 拉贝洛尔属于　　　　　　　（　　）

(16~20 题共用备选答案)
　A. 酚妥拉明　　　B. 噻吗洛尔
　C. 酚苄明　　　　D. 普萘洛尔
　E. 卡维地洛

16. 用于甲状腺功能亢进症的药物是（　　）
17. 作用最强的 β 受体阻断药是　（　　）
18. 须经体内代谢后才具有活性的药物是
　　　　　　　　　　　　　　　　（　　）
19. 具有组胺样作用和拟胆碱作用的药物是　　　　　　　　　　　（　　）
20. 具有抗氧化、抑制心肌细胞凋亡作用的药物是　　　　　　　　（　　）

【X/型/题】

21. 酚妥拉明与酚苄明的不同作用特点有哪些　　　　　　　　　　（　　）
　A. 酚妥拉明的阻滞 α 受体作用弱而短,而酚苄明作用强而持久
　B. 酚妥拉明有抗休克作用,酚苄明则无
　C. 酚苄明必须代谢后起效,酚妥拉明则无
　D. 酚妥拉明易产生体位性低血压,而酚苄明则无
　E. 酚妥拉明易产生过敏反应

22. 酚妥拉明使血管扩张的药理机制是
（　　）
A. 兴奋 α 受体
B. 兴奋 β 受体
C. 直接扩张血管
D. 阻断 α 受体
E. 兴奋 M 受体

23. 酚妥拉明的药理作用是 （　　）
A. 扩张血管　　B. 兴奋心脏
C. 拟胆碱作用　D. 有组胺样作用
E. 抑制心脏

24. 酚妥拉明对心脏的药理作用正确的是
（　　）
A. 可抑制心脏兴奋
B. 加快心率
C. 使心肌收缩力增强
D. 心排出量增加
E. 降低心率

25. 酚妥拉明可临床应用于下列哪些疾病
的治疗 （　　）
A. 治疗外周血管痉挛性疾病
B. 去甲肾上腺素滴注外漏
C. 心律失常
D. 药物引起的高血压
E. 严重心力衰竭

26. 酚妥拉明作用于其他药物无效的充血
性心脏病时错误的是 （　　）
A. 心脏后负荷明显降低
B. 左室舒张末压下降
C. 肺动脉压升高
D. 心输出量减少
E. 冠状动脉血流减少

27. 酚妥拉明治疗休克时正确的是（　　）
A. 可舒张血管，降低外周阻力
B. 可降低肺循环阻力
C. 适用于感染性、心源性和神经源性休克
D. 使用前酚妥拉明必须补足血容量
E. 收缩小血管

28. β 受体阻断药临床应用于治疗（　　）
A. 心律失常
B. 心绞痛和心肌梗死
C. 高血压
D. 充血性心力衰竭
E. 先天性心脏病

29. 下列哪些药物是选择性 β₁ 受体阻断药
（　　）
A. 拉贝洛尔　　B. 阿替洛尔
C. 美托洛尔　　D. 噻吗洛尔
E. 普萘洛尔

30. 应用 β 受体阻断药时应注意 （　　）
A. 久用不宜突然停药
B. 支气管哮喘忌用
C. 高血压忌用
D. 房室传导阻滞者忌用
E. 高血压可用

31. 下列哪些 β 受体阻断药在肝功能不良
的患者应慎用或禁用 （　　）
A. 普萘洛尔　　B. 噻吗洛尔
C. 吲哚洛尔　　D. 美托洛尔
E. 阿替洛尔

32. 下列描述正确的是 （　　）
A. 普萘洛尔可引起外周血管痉挛
B. 酚妥拉明可用于治疗充血性心力
衰竭
C. 噻吗洛尔常用于青光眼治疗
D. 吲哚洛尔易引起心动过缓
E. 普萘洛尔可以用于心力衰竭的治疗

33. 下列关于 β 受体阻断药的描述，错误
的是 （　　）
A. 普萘洛尔可引起血糖升高
B. β 受体阻断药禁与硝酸甘油合用治
疗心绞痛
C. 对运动或情绪紧张引起的快速性心
律失常效果差
D. 禁用于充血性心力衰竭
E. 普萘洛尔是第一个 β 受体阻断药

34. 普萘洛尔的药理作用包括　　（　　）
 A. 降低心肌收缩力
 B. 抑制 T_4 转变为 T_3
 C. 抑制肾素释放
 D. 增加呼吸道阻力
 E. 血糖升高

35. 下列关于普萘洛尔的描述,错误的是
　　　　　　　　　　　　（　　）
 A. 降低心肌耗氧量
 B. 抑制脂肪分解
 C. 增加糖原分解
 D. 可用于重度房室传导阻滞
 E. 可用于心绞痛

36. 普萘洛尔具有的作用正确的是（　　）
 A. 内在拟交感活性
 B. 抗血小板聚集作用
 C. 降低眼内压作用
 D. 减少肾素释放
 E. 直接扩张血管

37. β 肾上腺素受体阻断药　　（　　）
 A. 与激动药可呈典型的非竞争性拮抗
 B. 能使异丙肾上腺素的量效曲线平行右移
 C. 强化肾上腺素受体
 D. 与激动药可呈典型的竞争性拮抗
 E. 也可以阻断 α 受体

38. β 肾上腺素受体阻断药的分类包括
　　　　　　　　　　　　（　　）
 A. 非选择性 β 肾上腺素受体阻断药
 B. 选择性 β 肾上腺素受体阻断药
 C. 有内在拟交感活性 β 肾上腺素受体阻断药
 D. 无内在拟交感活性 β 肾上腺素受体阻断药
 E. 能阻断所有 β 肾上腺素受体阻断药

39. β 受体阻断剂对心血管系统的作用包括　　　　　　　　　　（　　）
 A. 减慢心率
 B. 心肌收缩力减弱
 C. 心输出量减少
 D. 降低心肌氧耗量
 E. 心输出量增加

40. 急性前壁心肌梗死,为预防再梗和猝死,如无禁忌证,宜尽早使用的药物是
　　　　　　　　　　　　（　　）
 A. 硝酸甘油　　　B. 阿托品
 C. 美托洛尔　　　D. 地高辛
 E. 普萘洛尔

二、名词解释
1. 肾上腺素作用的翻转(adrenaline reversal)
2. 反跳现象(rebound)

三、填空题
1. 酚妥拉明扩张血管有＿＿＿＿＿＿和＿＿＿＿＿＿两种机制。
2. β 受体阻断药的主要不良反应包括＿＿＿＿＿、＿＿＿＿＿、＿＿＿＿＿等。
3. 噻吗洛尔临床用于治疗＿＿＿＿＿。

四、简答题
1. 简述酚妥拉明的临床应用。
2. 长期应用 β 受体阻断药治疗,为什么必须逐渐减量停药?

五、论述题
试述 β 受体阻断药的药理作用。

【参/考/答/案】

一、选择题

【A型题】

1. B　　2. C　　3. D　　4. A　　5. D
6. C　　7. B　　8. D　　9. A　　10. D

【B型题】

11. D　12. E　13. B　14. A　15. C
16. D　17. B　18. C　19. A　20. E

【X型题】

21. AC　　　22. CD　　　23. ABCD
24. BCD　　25. ABD　　26. CD
27. ABCD　28. ABCD　29. BC
30. ABD　　31. ABCD　32. ABC
33. ABCD　34. ABCD　35. CD
36. BD　　　37. BD　　　38. ABCD
39. ABCD　40. ACE

1. B【解析】酚妥拉明为非选择性α受体阻断药,可对抗肾上腺素的α受体激动作用,使肾上腺素的β受体激动作用保留,β₂受体兴奋可使骨骼肌、冠状动脉血管舒张,外周阻力下降,使肾上腺素的升压作用反转为血压下降。

8. D【解析】普萘洛尔可阻断心脏的β受体,抑制心肌收缩力、减慢心率、降低心肌耗氧量而抗心绞痛。

9. A【解析】β受体阻断药可使心率减慢,延缓心房和房室结的传导,从而用于治疗窦性心动过速。

10. D【解析】普萘洛尔为非选择性β受体阻断药。

21. AC【解析】酚妥拉明与酚苄明均可使心排出量增加,血管舒张,外周阻力下降,改善休克状态,同时二者因扩张血管作用常易产生体位性低血压。

24. BCD【解析】酚妥拉明对心脏的药理作用:可兴奋心脏,使心肌收缩力增强,心率加快,心排血量增加。这种兴奋作用部分由血管舒张、血压下降,反射性兴奋交感神经引起;部分是阻断神经末梢突触前膜α₂受体,从而促进去甲肾上腺素释放,激动心脏β₁受体的结果。

25. ABD【解析】酚妥拉明临床应用:①治疗外周血管痉挛性疾病;②去甲肾上腺素滴注外漏;③肾上腺嗜铬细胞瘤;④抗休克;⑤治疗急性心肌梗死和顽固性充血性心力衰竭;⑥药物引起的高血压。

26. CD【解析】可用酚妥拉明等血管扩张药治疗其他药物无效的急性心肌梗死及充血性心脏病所致的心力衰竭。酚妥拉明可扩张血管、降低外周阻力,使心脏后负荷明显降低、左室舒张末压与肺动脉压下降、心输出量增加,心力衰竭得以减轻。

27. ABCD【解析】酚妥拉明治疗抗休克时可舒张血管,降低外周阻力,使心输出量增加,并能降低肺循环阻力,防止肺水肿的发生,从而改善休克状态时的内脏血液灌注,解除微循环障碍。尤其对休克症状改善不佳而左室充盈压增高者疗效好。适用于感染性、心源性和神经源性休克。但给药前必须补足血容量。

29. BC【解析】拉贝洛尔兼具有阻断 α 受体和 β 受体作用；普萘洛尔、噻吗洛尔为非选择性 β 受体阻断药，其中噻吗洛尔作用最强。

31. ABCD【解析】因此类药物（除阿替洛尔经肾消除外）均经肝脏代谢，故肝功能不良的患者应慎用或忌用。

32. ABC【解析】普萘洛尔阻断 β_2 受体，可引起外周血管收缩，甚至痉挛；吲哚洛尔具有内在拟交感活性，不易引起心动过缓、负性肌力等心功能抑制现象。β 受体阻断药对充血性心力衰竭治疗作用明显，目前已经经过临床验证的有美托洛尔、比索洛尔、卡维地洛。普萘洛尔易诱发或加重充血性心力衰竭，不用于充血性心力衰竭的治疗。

33. ABCD【解析】普萘洛尔可拮抗肾上腺素的升高血糖作用，延缓用胰岛素或降糖药后血糖水平的恢复，增强降糖作用，少数人可出现低血糖。β 受体阻断药与硝酸甘油合用可增强治疗心绞痛的效果且拮抗硝酸甘油引起的心率加快，减少不良反应。对运动或情绪紧张引起的快速性心律失常效果好，是治疗充血性心力衰竭的有效药物，尤其对扩张型心肌病引起的心力衰竭效果显著。

35. CD【解析】普萘洛尔可抑制脂肪分解和肝糖原分解。β 受体阻断药禁忌证：禁用于严重左室心功能不全、窦性心动过缓、重度房室传导阻滞和支气管哮喘的患者。心肌梗死患者及肝功能不良者应慎用。

37. BD【解析】β 肾上腺素受体阻断药能与去甲肾上腺素能神经递质或肾上腺素受体激动药竞争 β 受体，从而拮抗其 β 型拟肾上腺素作用。它们与激动药呈典型的竞争性拮抗，使激动药量效曲线平行右移。

40. ACE【解析】前壁心肌梗死患者二级预防应使用：抗血小板、抗心绞痛治疗（硝酸酯类药物、β 受体阻滞药、钙通道拮抗剂）和 ACEI；降血脂药。

二、名词解释

1. 肾上腺素作用的翻转：α 受体阻断药能选择性地阻断肾上腺素引起血管收缩有关的 α 效应，但不影响其舒血管有关的 β 效应，因此，在 α 受体阻断药应用后，使肾上腺素其升压作用翻转为降压效应，这种现象称为肾上腺素作用的翻转。

2. 反跳现象：长期应用 β 受体阻断药时如突然停药，可引起原来病情加重，其机制与受体向上调节有关。

三、填空题

1. 阻断血管平滑肌 α_1 受体　直接扩张血管作用
2. 心血管反应　诱发或加重支气管哮喘　反跳现象
3. 青光眼

四、简答题

1. 简述酚妥拉明的临床应用。

答　酚妥拉明可用于：
（1）外周血管痉挛性疾病。
（2）防止去甲肾上腺素外漏引起组织缺血坏死。
（3）在补足血容量的基础上应用于抗休克。
（4）用于嗜铬细胞瘤的鉴别诊断、骤发高血压危象及术前准备。

（5）治疗顽固性充血性心力衰竭和急性心肌梗死。

（6）药物引起的高血压。

2. 长期应用 β 受体阻断药治疗,为什么必须逐渐减量停药?

答 长期应用 β 受体阻断药,可引起 β 受体数目增加即受体上调而产生反跳现象,此时,机体对儿茶酚胺敏感性增高。若突然停药,常可引起原发病加重,如血压上升、严重心律失常、心绞痛发作次数增加,甚至产生急性心肌梗死和猝死。因此长期用 β 受体阻断药治疗的患者,在病情得到控制后必须逐渐减量直至停药。

五、论述题

试述 β 受体阻断药的药理作用。

答 (1)β 受体阻断作用:①心血管系统。阻断心脏 β_1 受体使心率减慢,心肌收缩力减弱,心排出量减少,心肌耗氧量下降,血压略降低,还能延缓心房和房室结的传导。阻断血管 β_2 受体加上心脏功能受到抑制,可引起血管收缩和外周阻力增加,使冠状血管、肝、肾和骨骼肌等血流量减少。②支气管平滑肌。阻断支气管平滑肌的 β_2 受体,使支气管平滑肌收缩,对支气管哮喘或慢性阻塞性肺疾病的患者可诱发或加重哮喘的急性发作。③代谢。可抑制脂肪分解,拮抗肾上腺素的升高血糖作用。甲亢时降低机体对儿茶酚胺敏感性,抑制 T_4 转化为 T_3。④肾素。通过阻断肾小球旁器细胞的 β_1 受体而抑制肾素的分泌,产生降压作用。

(2)内在拟交感活性:对心脏抑制和收缩支气管作用较无内在拟交感活性的药物为弱。

(3)膜稳定作用:降低细胞膜对离子的通透性。

(4)眼:降低眼内压,治疗青光眼。

（刘颖菊）

第 12 章　中枢神经系统药理学概论

一、掌握

1. 中枢神经系统药理学的特点。
2. 中枢神经系统药物分类。

二、熟悉

中枢神经系统神经递质及其受体。

【应/试/考/题】

一、选择题

【A/型/题】

1. 脑内胆碱能受体绝大多数是　　（　　）
   A. M_1 受体　　　　　B. M_2 受体
   C. M_3 受体　　　　　D. M_4 受体
   E. N 受体

2. 治疗老年性痴呆药物的主要作用机制是　　　　　　　　　　（　　）
   A. 补充中枢神经系统多巴胺的不足
   B. 增加中枢神经系统胆碱能神经递质
   C. 增加中枢神经系统肾上腺素能神经递质
   D. 减少中枢神经系统的胆碱能神经递质
   E. 减少中枢神经系统的多巴胺

3. 能增强 GABA 能神经元的传递作用,产生抗焦虑、镇静催眠等作用的药物是（　　）
   A. 单胺氧化酶抑制剂
   B. 丙咪嗪
   C. 氯丙嗪
   D. 苯二氮䓬类
   E. 阿片类

4. 麻黄碱能兴奋中枢,其作用机制是（　　）
   A. 激动多巴胺受体
   B. 激动 M_1 受体
   C. 抑制去甲肾上腺素的释放
   D. 促进去甲肾上腺素的释放
   E. 抑制去甲肾上腺素的摄取

5. 临床治疗帕金森病药物的药理机制是
   　　　　　　　　　　　　　（　　）
   A. 激动 M_1 受体
   B. 抑制胆碱酯酶
   C. 增强中枢多巴胺能神经的功能
   D. 促进乙酰胆碱的合成
   E. 阻断多巴胺受体

【B/型/题】

（6~10题共用备选答案）
A. 阿托品　　　B. 毛果芸香碱
C. 左旋多巴　　D. 丙咪嗪
E. 他克林

6. 通过激动 M_1 受体而发挥中枢觉醒作用的药物是 （　　）
7. 通过阻断 M_2 受体而发挥中枢兴奋作用的药物是 （　　）
8. 治疗帕金森病的药物是 （　　）
9. 抗抑郁药是 （　　）
10. 治疗阿尔茨海默病的药物是 （　　）

【X/型/题】

11. 具有中枢兴奋作用的药物有 （　　）
A. 士的宁　　　B. 东莨菪碱
C. 阿托品　　　D. 苯丙胺
E. 咖啡因
12. 具有中枢抑制作用的药物有 （　　）
A. 东莨菪碱
B. 毒扁豆碱
C. 二甲麦角新碱
D. 苯海拉明
E. 苯丙胺
13. 谷氨酸的受体包括 （　　）
A. NMDA 受体

B. AMPA 受体
C. KA 受体
D. 亲代谢型谷氨酸受体
E. M 受体

二、名词解释
1. 神经递质（neurotransmitter）
2. 神经调质（neuromodulator）

三、填空题
1. 中枢神经系统药物可分为两类：_____ 和 _____。
2. 绝大多数中枢药物的作用方式是 ____、_____、_____。
3. GABA 受体分为 3 型：_____、_____、_____。
4. 抗抑郁药的主要作用靶标是 _____。
5. 脑内乙酰胆碱受体的 M 受体属于 _____ 受体，而 N 受体属于 _____ 受体离子通道的大家族。

四、简答题
中枢神经系统药的药理学特点是什么？

五、论述题
试述中枢神经系统药物的作用方式。

【参/考/答/案】

一、选择题

【A 型题】
1. A　2. B　3. D　4. D　5. C

【B 型题】
6. B　7. A　8. C　9. D　10. E

【X 型题】
11. ACDE　12. ACD　13. ABCD

2. B【解析】中枢 ACh 主要涉及觉醒、学习、记忆和运动调节。老年性痴呆与胆碱能神经元明显减少有关，因此增加中枢神经系统胆碱能神经递质可改善老年性痴呆的症状。

5. C【解析】帕金森病主要是中枢多巴胺系统功能低下，ACh 系统功能相对过强，因此增加多巴胺的合成可恢复多巴胺系统的功能。

二、名词解释

1. 神经递质：指神经末梢释放的、作用于突触后膜受体、导致离子通道开放并形成兴奋性突触后电位或抑制性突触后电位的化学物质，其特点是传递信息快、作用强、选择性高。

2. 神经调质：由神经元释放，其本身不具有递质活性，大多与 G 蛋白偶联的受体结合后诱发缓慢的突触前或突触后电位，不直接引起突触后生物学效应，但能调制神经递质在突触前的释放及突触后细胞的兴奋性，调制突触后细胞对递质的反应。其特点是作用开始慢而持久，但范围较广。

三、填空题

1. 中枢兴奋药　中枢抑制药
2. 影响突触化学传递的某一环节　引起相应的功能变化
3. $GABA_A$　$GABA_B$　$GABA_C$
4. 5 – 羟色胺转运体
5. G 蛋白偶联　配体门控

四、简答题

中枢神经系统药的药理学特点是什么？

答（1）中枢神经系统功能虽然非常复杂，但作用于中枢神经系统的药物按其功能可分为两大类，即中枢兴奋药和中枢抑制药。

（2）绝大多数中枢药物的作用方式是影响突触化学传递的某一环节，引起相应的功能变化。少数药物只一般地影响神经细胞的能量代谢或膜稳定性，这类药物无竞争性拮抗药或特效解毒药。

五、论述题

试述中枢神经系统药物的作用方式。

答　①绝大多数中枢神经系统药物的作用方式是影响突触化学传递的某一环节，引起相应的功能变化。如影响递质的生成、储存、释放和灭活过程，激动或拮抗受体等。凡是使抑制性递质释放增多或激动抑制性受体，均可引起抑制性效应，反之则引起兴奋；凡是使兴奋性递质释放增多或激动兴奋性受体，引起兴奋效应，反之则导致抑制。②少数药物只一般地影响神经细胞的能量代谢或膜稳定性，药物的效应除随剂量增加外，还表现为作用范围的扩大，这类药物无竞争性拮抗药或特效解毒药。此类药物亦称非特异性作用的药物，例如全身麻醉药等。

（刘颖菊）

第13章　全身麻醉药

【应/试/考/题】

一、选择题

【A/型/题】

1. 下面是每个吸入麻醉药的血/气分布系数,根据这个系数,请指出哪一个麻醉药最早在肺泡与血压之间达到平衡,从而麻醉出现最快 （　　）
   A. 环丙烷0.2　　　B. 氧化亚氮0.47
   C. 氟烷2.3　　　　D. 氯仿3.8
   E. 乙醚12.1

2. 下列对乙醚的描述,正确的是 （　　）
   A. 作用迅速,诱导期短
   B. 有特异臭味,呼吸道刺激作用强
   C. 可引起肝坏死
   D. 能增加心肌对儿茶酚胺的敏感性
   E. 苏醒快

3. 氟烷的不良反应不包括 （　　）
   A. 升高颅内压
   B. 诱发心律失常
   C. 对呼吸道有刺激作用

   D. 可致肝坏死
   E. 使子宫平滑肌松弛致产后出血

4. 下列对氧化亚氮的说法,错误的是（　　）
   A. 不燃不爆,化学性质稳定
   B. 镇痛作用强
   C. 对呼吸和肝、肾功能无不良影响
   D. 诱导期长,麻醉效能较低
   E. 血/气分布系数低

5. 硫喷妥钠作用时间短是因为 （　　）
   A. 从肺呼出
   B. 体内重新分布
   C. 经肾从尿中排泄
   D. 首过效应大
   E. 以上都不是

6. 下列哪种情况适宜用氯胺酮麻醉 （　　）
   A. 麻醉前给药
   B. 低温麻醉
   C. 基础麻醉
   D. 短时的体表小手术
   E. 心脏病患者

【B/型/题】

（7～10题共用备选答案）

A. 氯胺酮　　　　B. 氟烷

C. 硫喷妥钠　　　D. 乙醚

E. 苯巴比妥

7. 可用于麻醉前给药的是 （　　）
8. 可引起喉头或支气管痉挛的是 （　　）
9. 麻醉作用最强的是 （　　）
10. 能引起呼吸道刺激症状的是 （　　）

【X/型/题】

11. 全身麻醉前注射阿托品的目的是（　　）

A. 防止呼吸道分泌物过多引起吸入性肺炎

B. 预防迷走神经张力过高导致心动过缓

C. 消除患者紧张情绪

D. 预防喉头或支气管痉挛

E. 松弛胃肠道平滑肌

12. 常用的静脉麻醉药是 （　　）

A. 硫喷妥钠　　　B. 氯胺酮

C. 氟烷　　　　　D. 恩氟烷

E. 依托咪酯

13. 氟烷与异氟烷、恩氟烷的不同之处是

（　　）

A. 氟烷的 MAC 比后两药大

B. 氟烷的肌肉松弛和镇痛作用较弱，而后两药的肌肉松弛良好

C. 氟烷可增加心肌对儿茶酚胺类的敏感性,诱发心律失常,而后两药无此特点

D. 氟烷麻醉作用较后两药弱

E. 氟烷麻醉作用较后两药强

14. 影响吸入性麻醉药吸收的因素是（　　）

A. 药物的脂溶性

B. 药物浓度

C. 器官的血流量

D. 肺通气量

E. 药物的极性

15. 下列关于氯胺酮的描述,错误的是（　　）

A. 镇痛显著

B. 起效快,麻醉时间长

C. 对呼吸系统影响较轻

D. 可降低颅内压

E. 可引起分离麻醉

二、名词解释

1. 最小肺泡浓度
2. 血/气分布系数
3. 基础麻醉
4. 诱导麻醉

三、填空题

1. 全身麻醉药分为_____和_____。
2. 常用_____和_____作静脉注射进行神经安定镇痛术。
3. 某药的最小肺泡浓度（MAC）值越小,说明该药的麻醉作用越_____。
4. 血/气分布系数小的药物,在血液中溶解度_____,其在血液中容量_____,肺泡、血中和脑内的药物分压_____,麻醉诱导时间_____。
5. 硫喷妥钠易诱发喉头和支气管痉挛,故禁用于_____。

四、简答题

1. 简述硫喷妥钠的优缺点,并说明临床如何应用。
2. 简述氯胺酮的作用特点。

五、论述题

试述复合麻醉的原理方法。

【参|考|答|案】

一、选择题

【A型题】

1. A　　2. B　　3. C　　4. D　　5. B

6. D

【B型题】

7. E　　8. C　　9. B　　10. D

【X型题】

11. ABD　　12. ABE　　13. BC

14. ABD　　15. BD

1. A【解析】血/气分布系数越小,说明该药在血液中溶解量越小,因而麻醉诱导时间越短。

5. B【解析】硫喷妥钠脂溶性高,进入脑组织后麻醉作用迅速,但又容易在体内迅速重新分布,从脑组织转运至肌肉和脂肪等组织,因而作用时间短。

6. D【解析】氯胺酮对体表镇痛作用明显,但对内脏镇痛作用差。

11. ABD【解析】阿托品可抑制腺体分泌,松弛平滑肌和加快心率。

二、名词解释

1. 最小肺泡浓度:在一个大气压下,能使50%患者痛觉消失的肺泡气体中全麻药的浓度。

2. 血/气分布系数:血中药物浓度与吸入气体中药物的浓度达到平衡时的比值。

3. 基础麻醉:进入手术室前给予大剂量催眠药,如巴比妥类,使患者达深睡状态,在此基础上麻醉,可使药量减少,麻醉平稳。

4. 诱导麻醉:应用诱导期短的硫喷妥钠或氧化亚氮,使患者迅速进入外科麻醉期,避免诱导期的不良反应,然后改用其他药维持麻醉。

三、填空题

1. 吸入性麻醉药　静脉麻醉药

2. 氟哌利多　芬太尼

3. 强

4. 小　小　高　短

5. 支气管哮喘

四、简答题

1. 简述硫喷妥钠的优缺点,并说明临床如何应用。

答 优点:硫喷妥钠脂溶性高,麻醉作用迅速,无兴奋期。

缺点:由于此药在体内迅速重新分布,从脑组织转运到肌肉和脂肪等组织,因而作用维持时间短,且镇痛效应差,肌肉松弛不完全。

临床为克服其缺点,主要将其用于诱导麻醉,可迅速进入外科麻醉期,避免诱导期的不良反应。还可用于基础麻醉,可使药量减少,麻醉平稳。另外脓肿切开引流、骨折、脱臼的闭合复位等短时手术均可应用。但本品对呼吸中枢有明显抑制作用,新生儿、婴幼儿禁用。还易诱发喉头和支气管痉挛,故支气管哮喘者禁用。

2. 简述氯胺酮的作用特点。

答 (1)对中枢神经系统既有抑制作用又有兴奋作用。

(2)选择性地阻断痛觉冲动向中枢的传

导,又兴奋脑干和大脑边缘系统而使意
识部分存在。

(3)麻醉起效快,持续时间短。

(4)对呼吸中枢抑制轻;有升压作用,但
对危重患者等又有使血压下降作用。

五、论述题

试述复合麻醉的原理方法。

答　复合麻醉是指同时或先后应用两种以
上麻醉药物或其他辅助药物,以达到完善
的手术中和术后镇痛及满意的外科手术
条件。主要有以下几种:

(1)麻醉前给药:手术前夜常用苯巴比妥
或地西泮使患者消除紧张情绪,次晨再服
地西泮使患者产生短暂记忆缺失。同时
注射镇痛药以增强麻醉效果,注射阿托品
以防止唾液及支气管分泌物所致的吸入
性肺炎,并防止反射性心律失常。

(2)基础麻醉:进入手术室前给予大剂量
催眠药,如巴比妥类,使患者达深睡状态,
在此基础上进行麻醉,可使药量减少,麻
醉平稳。

(3)诱导麻醉:应用诱导期短的硫喷妥钠
或氧化亚氮,使患者迅速进入外科麻醉
期,避免诱导期的不良反应,然后改用其
他药维持麻醉。

(4)合用肌松药:麻醉同时合用琥珀胆碱
等以满足手术时肌肉松弛的要求。

(5)低温麻醉:麻醉时合用氯丙嗪物理降
温,降低心、脑等生命器官的耗氧量。

(6)控制性降压:加用短时作用的血管扩
张药硝普钠或钙通道阻滞药使血压适度
适时下降,并抬高手术部位,以减少出血。

(7)神经安定镇痛术:常用氟哌利多和芬
太尼制成合剂做静脉注射,使患者达到意
识朦胧、自主动作停止、痛觉消失,适用于
外科小手术。

(刘颖菊)

第14章　局部麻醉药

【学/习/要/点】

一、掌握

1. 局部麻醉药(以下简称局麻药)的作用及机制。
2. 局麻药的临床应用、不良反应。

二、熟悉

各局麻药的特点及应用。

【应/试/考/题】

一、选择题

【A/型/题】

1. 普鲁卡因自血浆的消除,主要是通过
（　　）
   A. 以原形自尿排泄
   B. 在肝中氧化代谢
   C. 重新分布于脂肪组织
   D. 被酯酶水解
   E. 自肺呼吸排出

2. 局麻药作用与下列哪种因素无关 （　　）
   A. 神经组织的解剖特点
   B. 神经纤维的直径
   C. 药物的脂溶性
   D. 体液 pH 值
   E. 局部血流量

3. 普鲁卡因禁止与哪种药物合用 （　　）
   A. 肾上腺素　　　　B. 阿片类
   C. 肌松药　　　　　D. 磺胺类
   E. 地高辛

4. 下列关于局麻药的叙述,正确的是（　　）
   A. 普鲁卡因属酯类,亲脂性低,有时可引起过敏反应,但其作用强而持久
   B. 布比卡因属酰胺类,作用强而持久,但可产生严重的心脏毒性
   C. 罗哌卡因对运动神经阻断作用较强,且对子宫和胎盘血流几乎无影响,可用于产科手术
   D. 依替卡因阻断痛觉的作用较强,且有明显的收缩血管作用
   E. 丁卡因可用于各种形式的局部麻醉,故有全能麻醉药之称

5. 丁卡因不宜用于 （　　）
   A. 浸润麻醉　　　　B. 表面麻醉

C. 神经阻滞麻醉　　D. 硬膜外麻醉

E. 腰麻

6. 为了延长局麻药的作用时间,减少其吸收引起中毒,常在局麻药中加入适量(　　)

A. 肾上腺素　　　B. 去甲肾上腺素

C. 异丙肾上腺素　D. 多巴胺

E. 阿托品

7. 利多卡因和普萘洛尔两药都　(　　)

A. 属于 β 受体阻断药

B. 用于纠正心律失常

C. 易引起支气管痉挛

D. 忌用于高血压患者

E. 用于局部麻醉

8. 局麻药引起局麻作用的电生理学机制是　　　　　　　　　(　　)

A. 促进 Na^+ 内流

B. 阻止 Na^+ 内流

C. 促进 Ca^{2+} 内流

D. 阻止 Ca^{2+} 内流

E. 阻止 K^+ 外流

9. 毒性最大的局麻药是　　　(　　)

A. 普鲁卡因　　　B. 利多卡因

C. 丁卡因　　　　D. 布比卡因

E. 依替卡因

10. 普鲁卡因不宜用于哪种麻醉　(　　)

A. 表面麻醉

B. 浸润麻醉

C. 神经阻滞麻醉

D. 硬膜外麻醉

E. 蛛网膜下隙麻醉

11. 局麻作用起效快、作用强维持时间长且安全范围大的药物是　　(　　)

A. 普鲁卡因　　　B. 利多卡因

C. 丁卡因　　　　D. 布比卡因

E. 依替卡因

12. 下列有关局麻药的作用机制,说法不正确的是　　　　　　　(　　)

A. 提高产生神经冲动所需的阈电位

B. 延长动作电位的不应期

C. 抑制动作电位去极化上升的速度

D. 提高神经细胞传导性

E. 使神经细胞丧失兴奋性

13. 局麻药对混合神经产生作用时,首先消失的是　　　　　　　(　　)

A. 持续性钝痛　　B. 短暂性锐痛

C. 冷觉、温觉　　D. 触觉、压觉

E. 运动麻痹

【B 型题】

(14~19 题共用备选答案)

A. 利多卡因　　　B. 普鲁卡因

C. 丁卡因　　　　D. 布比卡因

E. 罗哌卡因

14. 表面麻醉作用最强的是　　(　　)

15. 有明显扩张局部血管作用,常加用肾上腺素的是　　　　　　(　　)

16. 属于酰胺类,且局麻作用最强的是(　　)

17. 相对毒性最大的是　　　　(　　)

18. 可用于抗室性心律失常的是　(　　)

19. 可用于产科手术麻醉的是　(　　)

【X 型题】

20. 局麻作用的产生是由于　　(　　)

A. 提高了产生神经冲动所需的阈电位

B. 抑制动作电位去极化上升的速度

C. 延长动作电位的不应期

D. 阻断 Na^+ 的快速内流

E. 阻断 K^+ 的快速内流

21. 下列说法正确的是　　　　(　　)

A. 神经末梢、神经节及中枢神经系统对局麻药最敏感

B. 有髓鞘的神经纤维较无髓鞘的神经纤维易于阻断

C. 自主神经较运动神经易于阻断

D. 局麻药的变态反应与用量成正比

E. 局麻药不会引起变态反应

22. 下列关于普鲁卡因的描述,正确的是　　　　　　　　　　　(　　)

A. 作用较利多卡因强而持久

B. 相对毒性较利多卡因小

C. 它与利多卡因均属酯类,故均可引起过敏反应

D. 利多卡因的穿透力较普鲁卡因强

E. 相对毒性较利多卡因大

23. 局麻药毒性反应的防治措施包括( )

A. 掌握药物浓度和一次允许的极量

B. 采用分次小剂量注射

C. 儿童、孕妇、肾功能不全者应适当减量

D. 肝功能不全者应禁用

E. 肾功能不全者应禁用

24. 下列关于局麻药过敏反应的描述,正确的是 ( )

A. 酯类较酰胺类易发生过敏反应

B. 应询问过敏史,麻醉前做皮试

C. 用药时先给予小剂量,无异常再给予适当剂量

D. 一旦发生立即停药,并适当用肾上腺素、糖皮质激素等治疗

E. 局麻药过敏反应不用处理

二、名词解释

1. 神经阻滞麻醉

2. 浸润麻醉

三、填空题

1. 局麻药是一类以适当的浓度应用于_____或_____的药物。

2. 局麻药的作用机制主要是_____,_____,_____。

3. _____一般不用于表面麻醉;_____不用于浸润麻醉。

4. 局麻药对心血管系统的作用是_____、_____和血压下降。

5. 局麻药对中枢神经系统的作用是_____。

四、简答题

1. 简述局麻药的作用机制。

2. 如何增强局麻药的作用?

五、论述题

试述局麻药的不良反应。

【参/考/答/案】

一、选择题

【A 型题】

1. D   2. E   3. D   4. B   5. A

6. A   7. B   8. B   9. C   10. A

11. B   12. D   13. A

【B 型题】

14. C   15. B   16. D   17. C   18. A

19. E

【X 型题】

20. ABCD   21. AC   22. BD

23. ABC   24. ABCD

3. D【解析】普鲁卡因的水解产物对氨苯甲酸可对抗磺胺类药物的抗菌作用。

5. A【解析】丁卡因毒性大,一般不用于浸润麻醉。

8. B【解析】神经动作电位的产生是由于神经受刺激时引起膜性通透性的改变,产生 Na^+ 内流和 K^+ 外流。局麻药的作用就是阻止这种通透性的改变,使 Na^+ 在其作用期间内不能进入细胞。

9. C【解析】丁卡因又称地卡因。属于酯类局麻药。其麻醉强度比普鲁卡因强 10 倍,毒性大 10～12 倍。本药对黏膜的穿透力强,常用于表面麻醉。因毒性

大,一般不用于浸润麻醉。而其他局麻药的毒性均小于丁卡因。

10. A【解析】普鲁卡因,又称奴佛卡因,毒性较小,是常用的局麻药物之一。属于短效酯类麻醉剂,对黏膜的穿透力弱。一般不用于表面麻醉。局部注射可用于浸润麻醉。

11. B【解析】利多卡因又称赛罗卡因,是目前应用最多的局麻药。相同浓度下与普鲁卡因相比,利多卡因具有起效快、作用强而持久、穿透力强及安全范围较大等特点,同时无扩张血管作用且对组织几乎没有刺激性。可用于多种形式的麻醉,有"全能麻醉药"之称。

12. D【解析】局麻药可作用于神经,提高产生神经冲动所需的阈电位,抑制动作电位去极化上升的速度,延长动作电位的不应期,甚至使神经细胞丧失兴奋性及传导性。

13. A【解析】局麻药对混合神经产生作用时,首先消失的是持续性钝痛(如压痛),其次是短暂性锐痛,继之依次为冷觉、温觉、触觉、压觉消失,最后发生运动麻痹。

二、名词解释

1. 神经阻滞麻醉:是将局麻药注射到外周神经干附近,阻断神经冲动传导,使该神经所分布的区域麻醉。

2. 浸润麻醉:是将局麻药溶液注入皮下或手术视野附近的组织,使局部神经末梢麻醉。

三、填空题

1. 局部神经末梢　神经干周围

2. 阻断神经细胞膜上的电压门控 Na^+ 通道使传导阻滞　产生局麻作用

3. 普鲁卡因　丁卡因

4. 心肌收缩力减弱　传导减慢　不应期延长

5. 先兴奋后抑制

四、简答题

1. 简述局麻药的作用机制。

答　神经动作电位的产生是由于神经受刺激时引起膜通透性的改变,产生 Na^+ 内流和 K^+ 外流。局麻药的作用是阻滞这种通透的改变。①局麻药主要是阻断电压门控钠离子通道,使传导阻滞,产生局麻作用。②局麻药还能与细胞膜蛋白结合阻断钾离子通道,产生局麻作用。

2. 如何增强局麻药的作用?

答　局麻药的作用与解离速率、解离常数及体液的 pH 值密切相关,因此可从以下两方面来增强局麻作用:①升高体液的 pH 值。因大多数局麻药的 pK_a 为 $7.5 \sim 9.0$,升高 pH,可使药物解离减少,更容易透过细胞膜。②加入血管收缩药如肾上腺素等,可延缓局麻药的吸收并减少其副反应。

五、论述题

试述局麻药的不良反应。

答　(1)毒性反应。①中枢神经系统:局麻药对中枢神经系统的作用是先兴奋后抑制。初期兴奋表现为眩晕、惊恐不安、多言、焦虑等,甚至神志错乱和阵挛性惊厥。随后过度兴奋可转为抑制,患者进入昏迷和呼吸衰竭状态。②心血管系统:其对心肌细胞膜具有膜稳定作用,吸收后可降低心肌兴奋性,减弱心肌收缩力,减慢传导,延长不应期。多数局麻药可使小动脉扩张,血压下降。血药浓度过高时可发生休克等,偶有突发心室纤颤导致死亡。
(2)变态反应:比较少见,在少量用药后立即发生类似过量中毒的症状,出现荨麻疹、支气管痉挛及喉头水肿等症状。一般认为酯类局麻药比酰胺类发生变态反应为多。

(刘颖菊)

第15章　镇静催眠药

【学/习/要/点】

一、掌握

1. 苯二氮䓬类的药理作用和作用机制。
2. 临床应用及不良反应。

二、熟悉

巴比妥类药的作用及不良反应。

【应/试/考/题】

一、选择题

【A/型/题】

1. 下列苯二氮䓬类药物中,作用时间最短的是　　　　　　　　　　（　　）
   - A. 氯氮䓬　　　　　B. 三唑仑
   - C. 地西泮　　　　　D. 氟西泮
   - E. 劳拉西泮

2. 治疗癫痫持续状态应选用下列哪一个药做静脉注射　　　　　　（　　）
   - A. 苯妥英钠　　　　B. 苯巴比妥
   - C. 卡马西平　　　　D. 地西泮
   - E. 丙戊酸钠

3. 下列可用于麻醉前给药,以缓解患者的紧张情绪,并减少麻醉药的用量的是
   　　　　　　　　　　　　　　　　（　　）
   - A. 硫喷妥钠　　　　B. 普鲁卡因

   - C. 氯胺酮　　　　　D. 阿托品
   - E. 地西泮

4. 苯二氮䓬类药物可促进 GABA 与其受体结合从而促进哪一种离子通道开放（　　）
   - A. Cl^-　　　　　　B. K^+
   - C. Ca^{2+}　　　　　D. Na^+
   - E. Mg^{2+}

5. 苯二氮䓬类与巴比妥类共同的中毒反应是　　　　　　　　　　（　　）
   - A. 头昏　　　　　　B. 嗜睡
   - C. 呼吸抑制　　　　D. 共济失调
   - E. 惊厥

6. 地西泮的作用机制是　　　　　（　　）
   - A. 不通过受体,直接抑制中枢
   - B. 诱导生成一种新蛋白质而起作用
   - C. 作用于 $GABA_A$ 受体,增强体内抑制性递质的作用
   - D. 作用于苯二氮䓬受体,增加 GABA 与 $GABA_A$ 受体的亲和力
   - E. 以上均不是

7.苯二氮䓬类受体的分布与何种中枢性抑
　制递质的分布一致　　　　　（　　）
　　A.多巴胺　　　　　B.脑啡肽
　　C.咪唑啉　　　　　D.γ-氨基丁酸
　　E.乙酰胆碱
8.下列关于地西泮的叙述,错误的是(　　)
　　A.有镇静催眠和抗焦虑作用
　　B.明显缩短快动眼睡眠时间
　　C.有中枢性肌肉松弛作用
　　D.是控制癫痫持续状态的首选药
　　E.用于控制破伤风等原因引起的惊厥
9.地西泮不具有下列哪项优点　（　　）
　　A.对快动眼睡眠时间无明显缩短
　　B.对肝药酶无明显诱导作用
　　C.后遗反应轻,成瘾性小
　　D.催眠作用较巴比妥类强
　　E.治疗指数较大,中毒致死的可能性
　　　较小
10.下列关于苯巴比妥的用途,错误的是
　　　　　　　　　　　　　　　（　　）
　　A.镇静　　　　　B.催眠
　　C.抗惊厥　　　　D.静脉麻醉
　　E.抗癫痫
11.下列巴比妥类药物中,显效最快的是
　　　　　　　　　　　　　　　（　　）
　　A.苯巴比妥　　　　B.戊巴比妥
　　C.司可巴比妥　　　D.巴比妥
　　E.硫喷妥钠
12.地西泮的抗焦虑作用是由于抑制了
　　　　　　　　　　　　　　　（　　）
　　A.大脑皮质
　　B.脑干网状结构上行激活系统
　　C.大脑边缘系统
　　D.延脑网状系统
　　E.以上都不对
13.苯巴比妥过量中毒时,采用的最好措
　　施是　　　　　　　　　　　（　　）
　　A.静脉注射呋塞米加乙酰唑胺
　　B.静脉注射乙酰唑胺

　　C.静脉注射碳酸氢钠加呋塞米
　　D.静脉注射葡萄糖
　　E.静脉注射右旋糖苷
14.口服对胃有刺激,溃疡患者应慎用的
　　药物是　　　　　　　　　　（　　）
　　A.水合氯醛　　　　B.苯巴比妥
　　C.硫喷妥钠　　　　D.司可巴比妥
　　E.地西泮
15.氟马西尼是下列哪类药物中毒的特异
　　性解救药　　　　　　　　　（　　）
　　A.苯二氮䓬类　　　B.巴比妥类
　　C.水合氯醛　　　　D.苯妥英钠
　　E.硫酸镁
16.兼有镇静催眠、抗惊厥、抗癫痫作用的
　　药物是　　　　　　　　　　（　　）
　　A.苯妥英钠　　　　B.地西泮
　　C.水合氯醛　　　　D.扑米酮
　　E.司可巴比妥
17.下列关于地西泮的叙述,错误的是
　　　　　　　　　　　　　　　（　　）
　　A.肌内注射吸收慢而不规则
　　B.口服治疗量对呼吸和循环影响小
　　C.较大剂量易引起全身麻醉
　　D.可用于治疗癫痫持续状态
　　E.其代谢产物也有生物活性
18.下列关于苯二氮䓬类药物的叙述,错误
　　的是　　　　　　　　　　　（　　）
　　A.是最常用的镇静催眠药
　　B.治疗焦虑症有效
　　C.可用于小儿高热惊厥
　　D.可用于心脏电复律前给药
　　E.长期用药不产生耐受性和依赖性
19.不属于苯二氮䓬类药物作用特点的是
　　　　　　　　　　　　　　　（　　）
　　A.具有抗焦虑作用
　　B.具有外周性肌松作用
　　C.具有镇静作用
　　D.具有催眠作用
　　E.具有抗癫痫持续状态作用

20. 下列关于苯二氮䓬类药物的描述,正确的是 （ ）
   A. 作用部位主要在脑干网状结构
   B. 对大脑损伤引起的肌肉僵直无作用
   C. 小剂量无抗焦虑作用
   D. 停药后的代偿性反跳较明显
   E. 对快动眼睡眠时相影响小

【B/型/题】

(21～25 题共用备选答案)
   A. 硫喷妥钠   B. 地西泮
   C. 三唑仑   D. 苯巴比妥
   E. 乙琥胺

21. 诱导麻醉可用 （ ）
22. 长效巴比妥类可用 （ ）
23. 癫痫失神发作可用 （ ）
24. 短效苯二氮䓬类可用 （ ）
25. 静脉注射治疗癫痫持续状态可用（ ）

【X/型/题】

26. 下列可进行再分布的药物是 （ ）
   A. 硫喷妥钠   B. 地西泮
   C. 三唑仑   D. 巴比妥
   E. 苯巴比妥
27. 下列关于地西泮的描述,不正确的是
   （ ）
   A. 地西泮对快动眼睡眠时相的影响较巴比妥类小
   B. 地西泮的血浆蛋白结合率较高,但其代谢较快
   C. 地西泮若与中枢抑制药合用可加速其代谢
   D. 地西泮连续用药后可出现惊厥、剥脱性皮炎等
   E. 地西泮安全范围比较大

28. 苯二氮䓬类药物的药理作用包括（ ）
   A. 镇静   B. 催眠
   C. 抗惊厥   D. 麻醉
   E. 抗焦虑
29. 苯二氮䓬类药物的作用机制是（ ）
   A. 促进 GABA 与 $GABA_A$ 受体结合
   B. 促进氯离子内流
   C. 促进氯离子通道开放的频率
   D. 延长氯通道开放时间
   E. 开放细胞膜的 Na^+ 通道
30. 有关苯二氮䓬类药物正确的是（ ）
   A. 久服可发生依赖性和成瘾性
   B. 中毒可用氟马西尼解救
   C. 促进氯离子通道开放的频率
   D. 安全范围大,较少因剂量大引起死亡
   E. 有麻醉作用

二、名词解释
镇静催眠药（sedative-hypnotics）

三、填空题
1. 常用的镇静催眠药可分为 4 类：_____
   _____、_____、_____、
   其他镇静催眠药。
2. 地西泮属于_____类药。
3. 巴比妥类是_____的衍生物。
4. 静脉注射_____是目前治疗癫痫持续状态的首选药物。

四、简答题
简述苯二氮䓬类药物的药理作用和临床应用。

五、论述题
试比较苯二氮䓬类与巴比妥类药理作用的不同点。

【参/考/答/案】

一、选择题

【A 型题】

1. B　2. D　3. E　4. A　5. C
6. D　7. D　8. B　9. D　10. D
11. E　12. C　13. C　14. A　15. A
16. B　17. C　18. E　19. B　20. E

【B 型题】

21. A　22. D　23. E　24. C　25. B

【X 型题】

26. AB　　27. BCD　　28. ABCE
29. ABC　　30. ABCD

5. C【解析】均属于中枢抑制药,剂量大时对呼吸中枢均有一定抑制作用。

8. B【解析】地西泮对快动眼睡眠时相影响较小,主要延长非快动眼睡眠第 2 期。

9. D【解析】巴比妥类药物对中枢神经系统有普遍性抑制作用,镇静催眠作用很强,故 D 项错误。但巴比妥类镇静催眠时安全性差,易产生依赖性,应用已日趋减少。

10. D【解析】静脉麻醉是硫喷妥钠的主要用途。

13. C【解析】苯巴比妥是巴比妥酸的衍生物,具有弱酸性。碳酸氢钠可以碱化血液和尿液,减少其重吸收,呋塞米可促进其排泄。

14. A【解析】水合氯醛有强烈的胃黏膜刺激性,易引起恶心、呕吐及上腹部不适等,不宜用于胃炎及溃疡患者。

15. A【解析】氟马西尼是苯二氮䓬结合位点的拮抗剂,特异地竞争性拮抗苯二氮䓬类衍生物与 $GABA_A$ 受体上特异性结合位点,但对巴比妥类及其他中枢抑制药引起的中毒无效。

16. B【解析】地西泮为苯二氮䓬类药物,具有抗焦虑、镇静催眠、抗惊厥、抗癫痫及中枢性肌肉松弛作用。

17. C【解析】地西泮(苯二氮䓬类)较大剂量可致暂时性记忆缺失,并可轻度抑制肺泡换气功能;对心血管系统较大剂量可降低血压、减慢心率。常用作心脏电击复律及各种内镜检查前用药。

18. E【解析】苯二氮䓬类具有镇静催眠、抗焦虑、肌肉松弛、抗惊厥作用,可用于小儿高热惊厥。长期用药可发生耐药性、依赖性和成瘾。

19. B【解析】苯二氮䓬类药物作用特点:①抗焦虑作用;②镇静催眠作用;③抗惊厥、抗癫痫作用;④中枢性肌肉松弛作用;⑤其他。

26. AB【解析】硫喷妥钠、地西泮的脂溶性均较高,长期应用可贮存于脂肪组织中,然后从脂肪中缓慢再释放,进行再分布。

27. BCD【解析】地西泮的血浆蛋白结合率高达 95% 以上,其代谢较慢,若与中枢抑制药合用可显著增强毒性。地西泮连续用药可发生依赖性和成瘾。

30. ABCD【解析】苯二氮䓬类促进 GABA 与 $GABA_A$ 受体结合,促进氯离子通道开放的频率,使氯离子内流增加。久服可发生依赖性和成瘾性。氟马西尼是特异的拮抗剂,有效解救中毒患者。安全范围大,较少因剂量大引起死亡。

二、名词解释

镇静催眠药:是一类抑制中枢神经系统功

能、具有镇静催眠作用的药物。小剂量时可引起安静或嗜睡的镇静作用;较大剂量时引起类似生理性睡眠的催眠作用。

三、填空题

1. 苯二氮䓬类　巴比妥类　新型非苯二氮䓬类
2. 苯二氮䓬
3. 巴比妥酸
4. 地西泮

四、简答题

简述苯二氮䓬类药物的药理作用和临床应用。

答 苯二氮䓬类药物的药理作用和临床应用如下表:

药理作用		临床应用
抗焦虑作用		治疗焦虑症
镇静催眠作用	延长——非快动眼睡眠(NREMS)第2期睡眠 缩短——非快动眼睡眠(NREMS)第3、4期睡眠	治疗非快动眼睡眠(NREMS)第3、4期的惊醒、梦游症
抗惊厥、抗癫痫作用		辅助治疗——破伤风、子痫、小儿高热惊厥、药物中毒性惊厥 癫痫持续状态首选药物——地西泮
中枢性肌肉松弛作用		缓解大脑损伤所致的肌肉僵直
大剂量	暂时性记忆缺失 轻度抑制肺泡换气功能	心脏电击复律及各种内窥镜检查前用药
	降低血压、减慢心率	

五、论述题

试比较苯二氮䓬类与巴比妥类药理作用的不同点。

答 不同点:(1)苯二氮䓬类对快动眼睡眠时相影响较小,其催眠作用近似生理性睡眠。此外,苯二氮䓬类使非快动眼睡眠时相的第2期延长,第3期和第4期缩短,可减少发生于此期的夜惊或夜游症;巴比妥类可缩短快动眼睡眠时相,改变正常的睡眠时相。故久用停药后,巴比妥类较易出现快动眼睡眠时相反跳性延长,出现多梦、失眠等。且巴比妥于非快动眼睡眠时相无作用。

(2)巴比妥类有较强的抗惊厥、抗癫痫作用。临床对多种原因引起的惊厥均有较好的疗效。

(3)苯二氮䓬类还有抗焦虑作用、肌肉松弛作用,巴比妥类无此作用。巴比妥类中硫喷妥钠可用于麻醉,苯二氮䓬类无此作用。

(4)苯二氮䓬类毒性相对较小,安全范围大。

(刘颖菊)

第16章　抗癫痫药和抗惊厥药

【学/习/要/点】

一、掌握

1. 苯妥英钠的药理作用、临床应用及不良反应。
2. 不同类型癫痫的首选用药。

二、熟悉

卡马西平、苯巴比妥、扑米酮、乙琥胺、丙戊酸钠、硫酸镁等药的药理作用、临床应用、不良反应。

【应/试/考/题】

一、选择题

【A/型/题】

1. 下列药物中,治疗癫痫大发作和局限性发作的首选药是　　　　　　(　　)
   A. 苯巴比妥　　　　B. 卡马西平
   C. 苯妥英钠　　　　D. 丙戊酸钠
   E. 扑米酮

2. 卡马西平的临床应用不包括　(　　)
   A. 癫痫大发作　　　B. 失神性发作
   C. 三叉神经痛　　　D. 尿崩症
   E. 失眠

3. 乙琥胺主要用于　　　　　(　　)
   A. 失神性发作　　　B. 癫痫大发作
   C. 局限性发作　　　D. 肌阵挛性发作
   E. 癫痫持续状态

4. 下列药物中能提高苯妥英钠、苯巴比妥血药浓度的是　　　　　　(　　)
   A. 乙琥胺　　　　　B. 扑米酮
   C. 卡马西平　　　　D. 丙戊酸钠
   E. 氯硝西泮

5. 肌阵挛性发作应首选　　　(　　)
   A. 氯硝西泮　　　　B. 苯妥英钠
   C. 扑米酮　　　　　D. 乙琥胺
   E. 卡马西平

6. 子痫所致的惊厥宜用　　　(　　)
   A. 氯硝西泮　　　　B. 地西泮
   C. 硫酸镁　　　　　D. 氯丙嗪
   E. 硝西泮

7. 硫酸镁的作用不包括　　　(　　)
   A. 导泻　　　　　　B. 利胆
   C. 降压　　　　　　D. 兴奋骨骼肌
   E. 抗惊厥

8. 下列关于苯妥英钠的叙述,错误的是
( )
- A. 当其血药浓度低于 $10\mu g/ml$ 时,按一级动力学消除;高于 $10\mu g/ml$ 时,按零级动力学方式消除
- B. 在治疗剂量下,不能抑制癫痫病灶的高频放电,但可阻止高频放电向周围脑组织的扩散
- C. 是治疗癫痫大发作与失神性发作(小发作)的首选药物
- D. 是治疗强心苷中毒所致的快速型室性心律失常的首选药物之一
- E. 长期应用可致低钙血症

9. 下列药物中易致青少年齿龈增生的是
( )
- A. 地西泮
- B. 丙戊酸钠
- C. 苯妥英钠
- D. 乙琥胺
- E. 苯巴比妥

10. 癫痫单纯性局限性发作的首选药是
( )
- A. 乙琥胺
- B. 苯巴比妥
- C. 卡马西平
- D. 硝西泮
- E. 戊巴比妥

11. 用于癫痫持续状态的首选药是 ( )
- A. 硫喷妥钠
- B. 苯妥英钠
- C. 地西泮
- D. 戊巴比妥钠
- E. 水合氯醛

12. 某男童吃饭时突然僵立不动,呼吸停止,在去医院途中颠簸苏醒,经诊断为失神小发作。治疗应该首选的药物是
( )
- A. 扑米酮
- B. 卡马西平
- C. 地西泮
- D. 苯妥英钠
- E. 乙琥胺

13. 一9岁女童因癫痫大发作入院,其母叙述曾服苯巴比妥10个月,疗效不佳,2日前改服苯妥英钠,结果反而病情加重。发生这种情况的原因是 ( )
- A. 苯妥英钠剂量过大而中毒
- B. 苯妥英钠对大发作无效
- C. 苯妥英钠剂量太小
- D. 苯妥英钠诱导了肝药酶,加速自身代谢
- E. 苯妥英钠的血药浓度尚未达到有效血药浓度

14. 硫酸镁的肌松作用是因为 ( )
- A. 抑制脊髓
- B. 抑制网状结构
- C. 抑制大脑运动区
- D. 与 Ca^{2+} 竞争,抑制神经化学传递
- E. 以上都不是

【B/型/题】

(15～19题共用备选答案)
- A. 抗痫灵
- B. 苯巴比妥
- C. 卡马西平
- D. 乙琥胺
- E. 丙戊酸钠

15. 既能使 GABA 生成增多,又可使 GABA 代谢减少的药物是 ( )

16. 可升高脑内 5-HT 含量,用于治疗大发作的药物是 ( )

17. 可阻断 Na^+、Ca^{2+} 内流,增加 Cl^- 内流的药物是 ( )

18. 可抑制 T 型 Ca^{2+} 通道的药物是
( )

19. 既能增强 GABA 在突触后的作用,又能阻断 Na^+ 内流的药物是 ( )

(20～26题共用备选答案)
- A. 地西泮
- B. 丙戊酸钠
- C. 苯妥英钠
- D. 哌替啶
- E. 水合氯醛

20. 具有广谱抗癫痫作用的药物是（　　）
21. 强心苷中毒所致的室性心律失常可选用的药物是（　　）
22. 具有中枢性肌松作用的药物是（　　）
23. 心源性哮喘应首选的药物是（　　）
24. 治疗焦虑症可选用的药物是（　　）
25. 能治疗中枢疼痛综合征的药物是（　　）
26. 溃疡病患者禁用的药物是（　　）

【X/型/题】

27. 下列抗癫痫药中,具有阻断 Na⁺内流作用的药物有（　　）
    A. 卡马西平　　　B. 拉莫三嗪
    C. 苯妥英钠　　　D. 氟桂利嗪
    E. 地西泮
28. 长期应用苯妥英钠应注意补充（　　）
    A. 叶酸　　　　　B. 维生素 B₁
    C. 维生素 A　　　D. 维生素 D
    E. 维生素 C
29. 下列可用于治疗癫痫持续状态的药物有（　　）
    A. 地西泮　　　　B. 劳拉西泮
    C. 苯妥英钠　　　D. 苯巴比妥
    E. 卡马西平
30. 苯妥英钠的不良反应包括（　　）
    A. 齿龈增生
    B. 女性多毛症
    C. 巨幼细胞贫血
    D. 眼球震颤
    E. 系统性红斑狼疮
31. 下列可以治疗失神性发作的药物有（　　）
    A. 乙琥胺　　　　B. 丙戊酸钠
    C. 拉莫三嗪　　　D. 氯硝西泮
    E. 卡马西平

32. 抗癫痫药的用药原则是（　　）
    A. 正确合理选药
    B. 剂量由小渐增
    C. 不能突然停药或更换药物
    D. 服药期间定期检查血象、肝功等
    E. 可以间歇性给药
33. 下列可用于治疗癫痫大发作的药物有（　　）
    A. 苯巴比妥　　　B. 卡马西平
    C. 丙戊酸钠　　　D. 地西泮
    E. 乙琥胺

二、名词解释
强直后增强（posttetanic potentiation）

三、填空题
1. 苯妥英钠的药理作用基础是_____。
2. 对于久服苯妥英钠所致的叶酸吸收及代谢障碍,应补充_____来治疗。
3. 卡马西平最初用于_____治疗。
4. 停用抗癫痫药时须待症状消失_____ _____逐渐进行。
5. 硫酸镁注射时,血镁过高时可引起____ _____、_____、_____。

四、简答题
1. 试比较苯巴比妥与苯妥英钠药理作用的异同。
2. 简述抗癫痫药物的作用机制。

五、论述题
1. 试述苯妥英钠的不良反应及其防治。
2. 试述不同类型癫痫的治疗药物。

【参|考|答|案】

一、选择题

【A 型题】

1. C　2. E　3. A　4. D　5. A
6. C　7. D　8. C　9. C　10. C
11. C　12. E　13. E　14. D

【B 型题】

15. E　16. A　17. B　18. D　19. C
20. B　21. C　22. A　23. D　24. A
25. C　26. E

【X 型题】

27. ABCD　28. AD　29. ABCD
30. ABCD　31. ABCD　32. ABCD
33. ABC

4. D【解析】丙戊酸钠可抑制肝药酶,使苯妥英钠、苯巴比妥经肝代谢减少,血药浓度增加。

8. C【解析】苯妥英钠是治疗大发作和局限性发作的首选药物,但对小发作无效,甚至会使病情恶化。

9. C【解析】长期应用苯妥英钠出现齿龈增生。常见于青少年和小儿,发生率约20%。因药物由唾液腺排出,刺激胶原组织增生所致。

12. E【解析】乙琥胺可抑制丘脑细胞低阈值 T 型 Ca^{2+} 电流,从而抑制小发作出现的 3Hz 异常放电的发生,临床作为治疗小发作的首选药,对其他类型癫痫无效。

13. E【解析】苯妥英钠吸收缓慢,需要连续用药 6~10 天才能达到有效血药浓度。在达到有效浓度之前,苯巴比妥不能撤销。

14. D【解析】Mg^{2+} 和 Ca^{2+} 化学性质相似,可以特异性竞争 Ca^{2+} 结合位点,拮抗 Ca^{2+} 的作用。运动神经末梢 ACh 的释放过程需要 Ca^{2+} 参与,而 Mg^{2+} 竞争拮抗 Ca^{2+} 的作用,干扰 ACh 的释放,使神经肌肉接头处 ACh 减少,导致骨骼肌松弛。

15. E【解析】丙戊酸钠的抗癫痫作用机制与 GABA 有关,是 GABA 转氨酶和琥珀酸半醛脱氢酶抑制剂,能减少 GABA 代谢,增加脑内 GABA 含量;还能提高谷氨酸脱羧酶活性,使 GABA 生成增多。

16. A【解析】抗痫灵为广谱抗癫痫药,对大发作效果明显。其作用机制可能与升高脑内 5-HT 含量有关。

17. B【解析】苯巴比妥的抗癫痫作用机制可能与以下作用有关:①与突触后膜上的 $GABA_A$ 受体结合,使 Cl^- 通道开放时间延长,导致神经细胞膜超极化,降低其兴奋性;②阻断突触前膜 Ca^{2+} 的摄取,减少 Ca^{2+} 依赖性的神经递质(NA,ACh 和谷氨酸等)的释放。较高浓度时也可阻断 Na^+ 和 Ca^{2+} 通道。

18. D【解析】乙琥胺的作用与抑制 T 型 Ca^{2+} 通道有关。

19. C【解析】卡马西平治疗浓度时能阻滞 Na^+ 通道,同时还能增强 GABA 在突触后的作用。

27. ABCD【解析】氟桂利嗪的抗癫痫作用机制除与阻断 Ca^{2+} 有关外,还能选择性阻断电压依赖性 Na^+ 通道。

28. AD【解析】苯妥英钠可加速维生素 D 代谢,出现低钙血症等,且久服可致叶酸吸收及代谢障碍,因此应予补叶酸和维生素 D。

二、名词解释

强直后增强:是指反复高频电刺激(强直刺激)突触前神经纤维,引起突触传递的易化,再以单个刺激作用于突触前神经元,使突触后纤维的反应较未经强直刺激前增强的现象。

三、填空题

1. 膜稳定作用
2. 甲酰四氢叶酸
3. 三叉神经痛
4. 2~3 年后
5. 呼吸抑制　血压骤降　心搏骤停

四、简答题

1. 试比较苯巴比妥与苯妥英钠药理作用的异同。

答　二者药均可用于抗癫痫(除小发作外)。①苯妥英钠主要用于治疗大发作和局限性发作,但对小发作无效,有时甚至使病情恶化;苯巴比妥可用于多种癫痫。②苯妥英钠还可用于治疗中枢疼痛综合征和抗心律失常;苯巴比妥具有镇静催眠作用。

2. 简述抗癫痫药物的作用机制。

答　①抑制病灶神经元过度放电。②遏制异常放电向正常组织扩散。③上述作用与抑制 Na^+、Ca^{2+} 内流,抑制 K^+ 外流,增强脑内 GABA 介导的抑制作用有关。

五、论述题

1. 试述苯妥英钠的不良反应及其防治。

答　(1)与剂量有关的毒性反应:静脉注射过快可引起心律失常,血压下降。口服过量引起急性中毒时主要影响小脑－前庭系统功能,表现为眩晕、共济失调和眼球震颤等,严重者出现语言障碍、精神错乱或昏迷等。

(2)慢性毒性反应:①齿龈增生,与部分药物从唾液排出刺激胶原组织增生有关。应注意口腔卫生,防止牙龈炎,经常按摩牙龈可减轻齿龈增生。②偶见男性乳房增大、女性多毛症、淋巴结肿大等。③本品可加速维生素 D 代谢,出现低钙血症、佝偻样改变和软骨症等,可应用维生素 D 预防。④久服可致叶酸吸收及代谢障碍,发生巨幼细胞贫血,可补充甲酰四氢叶酸来治疗。

(3)过敏反应:可见皮肤瘙痒、皮疹、粒细胞缺乏、血小板减少、再生障碍性贫血等。偶见肝脏损害。用药期间应定期检查血常规和肝功能。

(4)致畸反应:妊娠早期服用苯妥英钠可致畸胎,故孕妇慎用。久用骤停可使癫痫发作加剧,甚至诱发癫痫持续状态。注意更换其他药物时,须交叉用药一段时间。

2. 试述不同类型癫痫的治疗药物。

答　(1)局限性发作。①单纯性局限性发作:卡马西平、苯妥英钠、苯巴比妥;②复合性局限性发作:卡马西平、扑米酮、丙戊酸钠。

(2)全身性发作。①失神性发作(小发作):乙琥胺、氯硝西泮、丙戊酸钠、拉莫三嗪;②肌阵挛性发作:首选糖皮质激素、丙戊酸钠、氯硝西泮;③强直－阵挛性发作(大发作):卡马西平、苯巴比妥、苯妥英钠、扑米酮、丙戊酸钠;④癫痫持续状态:地西泮、劳拉西泮、苯妥英钠、苯巴比妥。

(蒋青松)

第17章 治疗中枢神经系统退行性疾病药

【学/习/要/点】

一、掌握

1. 左旋多巴的体内过程及药理作用。
2. 左旋多巴的临床应用及不良反应。

二、熟悉

卡比多巴和苯海索的药理作用及临床应用。

【应/试/考/题】

一、选择题

【A/型/题】

1. 下列不属于左旋多巴早期反应的是（　　）
   A. 恶心、呕吐　　B. 直立性低血压
   C. 心律失常　　D. 运动过多症
   E. 厌食

2. 针对左旋多巴所致的"开－关反应"，下列哪项措施不妥（　　）
   A. 加大左旋多巴的用量和给药次数
   B. 加用司来吉兰
   C. 改用美多巴或心宁美
   D. 改用溴隐亭
   E. 改用静脉滴注

3. 能同时抑制外周和中枢 COMT，适用于伴有症状波动的 PD 患者的药物是（　　）
   A. 硝替卡朋　　B. 托卡朋

C. 恩他卡朋　　D. 司来吉兰
E. 卡比多巴

4. 既能选择性抑制中枢 MAO－B，又能抑制黑质－纹状体的超氧阴离子和羟自由基的药物是（　　）
   A. 溴隐亭　　B. 金刚烷胺
   C. 司来吉兰　　D. 卡比多巴
   E. 普拉克索

5. 多巴胺受体激动剂不包括（　　）
   A. 溴隐亭　　B. 司来吉兰
   C. 普拉克索　　D. 利舒脲
   E. 罗匹尼罗

6. 下列药物中对轻、中度 AD 患者的疗效较为肯定，但肝毒性严重的是（　　）
   A. 多奈哌齐　　B. 加兰他敏
   C. 石杉碱甲　　D. 美曲磷酯
   E. 他克林

7. 左旋多巴治疗帕金森病的机制是（　　）
　　A. 增强脑内 DA 的含量
　　B. 直接激动中枢的多巴胺受体
　　C. 阻滞胆碱能受体
　　D. 增强多巴胺受体的敏感性
　　E. 抑制外周脱羧酶的活性

8. 治疗氯丙嗪引起的帕金森综合征应选用（　　）
　　A. 左旋多巴　　　B. 地西泮
　　C. 苯海索　　　　D. 麻黄碱
　　E. 多巴胺

9. 下列关于左旋多巴治疗帕金森病的特点描述，不正确的是（　　）
　　A. 作用较慢，要 2~3 周才开始改善体征
　　B. 要 1~6 个月以上才获得最大疗效
　　C. 对肌肉震颤症状疗效好
　　D. 对肌肉僵直及运动困难疗效好
　　E. 以上说法都不对

10. 与左旋多巴合用，维生素 B_6 可以（　　）
　　A. 增强左旋多巴的作用
　　B. 减弱左旋多巴的作用
　　C. 增加左旋多巴的外周副反应
　　D. 减少左旋多巴的外周副反应
　　E. 减少左旋多巴的有效剂量

【B/型/题】

（11~15 题共用备选答案）
　　A. 左旋多巴　　　B. 溴隐亭
　　C. 司来吉兰　　　D. 金刚烷胺
　　E. 苯海索

11. 可补充黑质 – 纹状体系统 DA 不足的是（　　）
12. 抑制中枢神经系统的 MAO – B，从而降低脑内 DA 的代谢的是（　　）
13. 阻断中枢胆碱受体的是（　　）

14. 激动多巴胺受体的是（　　）
15. 促进多巴胺的释放的是（　　）
（16~18 题共用备选答案）
　　A. 利凡斯的明　　　B. 他克林
　　C. 多奈哌齐　　　　D. 加兰他敏
　　E. 美金刚

16. 治疗 AD，但对心血管系统既能产生高血压又能导致低血压等不良反应的药物是（　　）
17. 治疗轻、中度 AD 的首选药物是（　　）
18. NMDA 受体非竞争性拮抗药是（　　）

【X/型/题】

19. 属于治疗 AD 的胆碱酯酶抑制药是（　　）
　　A. 加兰他敏　　　B. 咕诺美林
　　C. 石杉碱甲　　　D. 沙可美林
　　E. 阿托品

20. 左旋多巴的长期不良反应包括（　　）
　　A. 幻想、幻视　　　B. 开 – 关反应
　　C. 运动过多症　　　D. 恶心、呕吐
　　E. 食欲缺乏

21. 影响左旋多巴进入中枢神经系统的因素有（　　）
　　A. 同时食用高蛋白质饮食
　　B. 同时服用维生素 B_6
　　C. 同时服用抗精神病药
　　D. 与抗抑郁药合用
　　E. 同时服用维生素 C

22. 治疗 PD 的药物包括（　　）
　　A. 多巴胺前体药
　　B. 多巴胺受体激动药
　　C. 抗胆碱酯酶药
　　D. 促多巴胺释放药
　　E. 维生素 B_{12}

二、名词解释

1. 运动过多症（hyperkinesia）

2. 开-关反应（on-off response）

三、填空题

1. 经典的治疗帕金森病药主要包括_____、_____和_____两类。

2. 对于左旋多巴所引起的胃肠道反应可用_____治疗；对运动过多症可用_____治疗；对于精神症状可用_____治疗。

3. 苯海索的作用机制是_____。

4. 他克林最常见的不良反应是_____。

四、简答题

1. 简述吩噻嗪类抗精神病药所致的帕金森综合征为什么不能用左旋多巴进行治疗。

2. 简述左旋多巴与卡比多巴合用的药理学依据。

五、论述题

试述左旋多巴的不良反应及其治疗。

【参|考|答|案】

一、选择题

【A型题】

1. D　　2. A　　3. B　　4. C　　5. B
6. E　　7. A　　8. C　　9. C　　10. C

【B型题】

11. A　　12. C　　13. E　　14. B　　15. D
16. C　　17. D　　18. E

【X型题】

19. AC　　　20. ABC　　　21. ABCD
22. ABD

1. D【解析】左旋多巴的早期反应包括胃肠道反应如恶心、呕吐、厌食和心血管反应如直立性低血压、心律失常等。运动过多症属左旋多巴的长期不良反应。

2. A【解析】左旋多巴所致的"开-关反应"多发生在长期大量用药后，故出现此现象后加大左旋多巴用药剂量会加重此现象。

7. A【解析】左旋多巴为DA的前体物质，吸收入血后可透过血脑屏障进入脑内，补充黑质DA的不足。

8. C【解析】左旋多巴对氯丙嗪等抗精神病药所引起的帕金森综合征无效。原因是这种患者脑内并不缺少多巴胺，只是DA受体被阻断而已，并且由于精神患者脑内的多巴胺-β-羟化酶的活性很低，应用左旋多巴后形成的DA易在边缘系统内蓄积而加剧精神病症状。

9. C【解析】左旋多巴作用缓慢、持久，用药2～3周才开始改善症状，用药1～6个月后才能获得最好疗效；对肌肉强直及运动困难疗效好，对肌肉震颤症状疗效较差。

10. C【解析】维生素B_6是多巴脱羧酶的辅基，能加速左旋多巴在外周组织转化成多巴胺，可增强左旋多巴的外周副反应，降低疗效。

二、名词解释

1. 运动过多症：是异常动作舞蹈症的总

称,也称运动障碍,是由于服用大量左旋多巴后,多巴胺受体过度兴奋,出现手足、躯体和舌的不自主运动。

2. 开-关反应:长期服用左旋多巴后临床症状会出现波动,"开"时活动正常或几近正常,而"关"时突然出现严重的 PD 症状。

三、填空题

1. 拟多巴胺类药　抗胆碱药
2. 多潘立酮　左旋千金藤啶碱　氯氮平
3. 通过拮抗胆碱受体而减弱黑质-纹状体通路中的乙酰胆碱的作用
4. 肝毒性

四、简答题

1. 简述吩噻嗪类抗精神病药所致的帕金森综合征为什么不能用左旋多巴进行治疗。

答　正常情况下,黑质-纹状体内含有适量的 ACh 和多巴胺等神经递质,ACh 产生兴奋性效应,多巴胺产生抑制性效应,两者互相制约,维持锥体外系的正常功能。长期应用吩噻嗪类抗精神病药后,由于阻断了黑质-纹状体内的多巴胺受体,使 ACh 的作用相对增强,而出现锥体外系症状。此时可用具有中枢性抗胆碱作用的苯海索对抗,而不能用左旋多巴。因左旋多巴虽可透过血脑屏障进入中枢,但由于多巴胺受体被吩噻嗪类抗精神病药所阻断,故而失去治疗效应。

2. 简述左旋多巴与卡比多巴合用的药理学依据。

答　左旋多巴吸收后约绝大部分在外周多巴脱羧酶的作用下转变为 DA,DA 不易通过血脑屏障,只有极少量可通过血脑屏障进入中枢而发挥作用,同时外周

DA 增多能引起较多不良反应。卡比多巴是多巴脱羧酶抑制剂,且不可透过血脑屏障,可减少左旋多巴在外周转化为 DA,使左旋多巴进入中枢的量增加,既可提高疗效又可减少外周不良反应。

五、论述题

试述左旋多巴的不良反应及其治疗。

答　左旋多巴的不良反应分为早期和长期两大类。

(1) 早期反应。①胃肠道反应:厌食、恶心、呕吐,应用氨基酸脱羧酶抑制药后可缓解。是因左旋多巴在外周和中枢脱羧成 DA,分别直接刺激胃肠道和兴奋延髓催吐化学感受区 D_2 受体。D_2 受体阻断药多潘立酮是消除恶心、呕吐的有效药。②心血管反应:可发生直立性低血压,其原因可能是外周形成的 DA 一方面作用于交感神经末梢,反馈性抑制交感神经末梢释放 NA;另一方面作用于血管壁的 DA 受体,舒张血管。还可出现心律不齐,主要是由于新生的多巴胺作用于心脏 β 受体,可用 β 受体阻断药加以治疗。

(2) 长期反应。①运动过多症:是异常动作舞蹈症的总称,是由于服用大量左旋多巴后,多巴胺受体过度兴奋,出现手足、躯体和舌的不自主运动。可用左旋千金藤啶碱减轻不自主运动。②症状波动:可用心宁美、美多巴或用多巴胺受体激动药或加用 MAO 抑制药如司来吉兰等,也可调整给药方案,即改用静脉注射、增加服药次数而不增加或减少药物剂量等。③精神症状:有逼真的梦幻、幻想、幻视等,也有抑郁症等,只能用非经典安定剂如氯氮平治疗,它不引起或加重 PD 患者锥体外系运动功能失调,或迟发性运动失调。

(蒋青松)

第18章 抗精神失常药

【学/习/要/点】

一、掌握

1. 氯丙嗪的药理作用、临床应用和不良反应。
2. 丙咪嗪的药理作用和临床应用。

二、熟悉

1. 抗精神病药的分类及作用机制。
2. 碳酸锂的药理特点及应用。
3. 氯氮平的药理作用及临床应用。

【应/试/考/题】

一、选择题

【A/型/题】

1. 抗精神病药的作用机制是 （ ）
   A. 阻断中枢 DA 受体
   B. 阻断中枢胆碱能受体
   C. 阻断中枢 NA 受体
   D. 阻断中枢 GABA 受体
   E. 阻断中枢 NMDA 受体

2. 下列作用中不属于氯丙嗪的中枢作用的是 （ ）
   A. 神经安定作用
   B. 调节体温
   C. 镇吐
   D. 血管扩张
   E. 帕金森综合征

3. 下列关于氯丙嗪与解热镇痛药调节体温的作用的描述,正确的是 （ ）
   A. 均作用于下丘脑体温调节中枢
   B. 前者不仅能降低发热机体的体温,还能降低正常体温;后者只能降低发热机体的体温
   C. 两者降体温均随周围环境而变化
   D. 在炎热天气,两者均可使体温下降
   E. 两者均可用于低温麻醉

4. 氯丙嗪所引起的口干、便秘、视物模糊是由于 （ ）
   A. 阻断 α 受体　　B. 阻断 M 受体
   C. 兴奋 M 受体　　D. 兴奋 α 受体
   E. 阻断 DA 受体

5. 氯丙嗪的药理作用不包括 （ ）
   A. 神经安定和镇吐、止呃逆

B. 增加催乳素的分泌

C. 促进促性腺激素分泌

D. 抑制糖皮质激素的分泌

E. 在炎热天气里可使体温升高

6. 氯丙嗪的不良反应不包括　　（　　）

　A. 锥体外系反应　　B. 恶心、呕吐

　C. 血栓性静脉炎　　D. 再生障碍性贫血

　E. 性功能障碍

7. 下列药物中可用于治疗躁狂症的是（　　）

　A. 碳酸锂　　　　B. 丙米嗪

　C. 奋乃静　　　　D. 氯普噻吨

　E. 舒必利

8. 下列关于丙米嗪的说法,错误的是（　　）

　A. 本品通过抑制 NA 和 5 - HT 的再摄取来增加突触间隙的神经递质

　B. 正常人服用本品后可出现抗胆碱反应,而抑郁患者服用 2～3 周后,可使情绪高涨,抑郁症状减轻

　C. 服用本品可出现直立性低血压,是由于其阻断 α_1 受体的作用

　D. 本品可用于治疗儿童遗尿症

　E. 本品与单胺氧化酶抑制剂合用可引起血压升高、高热和惊厥

9. 氯丙嗪不宜用于　　　　　　（　　）

　A. 精神分裂症

　B. 人工冬眠

　C. 低温麻醉

　D. 抗惊厥

　E. 洋地黄所致呕吐

10. 与氯丙嗪的作用无关的受体是（　　）

　A. M 胆碱受体

　B. N 胆碱受体

　C. 多巴胺受体

　D. α 受体

　E. 以上选项都不对

11. 防治晕车晕船所引起的呕吐无效的是

　　　　　　　　　　　　　（　　）

　A. 氯丙嗪　　　　B. 茶苯海明

C. 东莨菪碱　　　　D. 异丙嗪

E. 布克力嗪

12. 氯丙嗪使肾上腺素的升压作用翻转的机制是阻断了　　　　　（　　）

　A. α 受体　　　　B. M 受体

　C. β 受体　　　　D. DA 受体

　E. N 受体

【B/型/题】

(13～15 题共用备选答案)

　A. 硫利达嗪　　　B. 三氟拉嗪

　C. 氯普噻吨　　　D. 氟哌啶醇

　E. 氟哌利多

13. 兼有较强的抗焦虑与抗抑郁作用的是

　　　　　　　　　　　　　（　　）

14. 可增强镇痛药的作用,适用于神经阻滞镇痛术的是　　　　　（　　）

15. 抗精神病作用很强,常见锥体外系症状的是　　　　　　　　（　　）

(16～20 题共用备选答案)

　A. 氯丙嗪　　　　B. 丙米嗪

　C. 碳酸锂　　　　D. 利培酮

　E. 氟西汀

16. 可抑制 NA 和 5 - HT 的再摄取的是

　　　　　　　　　　　　　（　　）

17. 可抑制 NA 和 DA 的释放的是（　　）

18. 可阻断中枢 DA 受体的是　　（　　）

19. 可阻断 5 - HT 受体的是　　（　　）

20. 可抑制 5 - HT 再摄取的是　（　　）

【X/型/题】

21. 主要通过阻断中枢 DA 受体而发挥治疗精神病的药物有　　　　（　　）

　A. 奋乃静　　　　B. 利培酮

　C. 氟哌啶醇　　　D. 丙米嗪

　E. 氯丙嗪

22. 下列关于氯丙嗪的说法,正确的是( )
    A. 氯丙嗪进入体内后可进行再分布于脂肪组织
    B. 老年患者须减量服用
    C. 与溴隐亭合用可减弱其作用
    D. 苯妥英钠可加速本药的代谢
    E. 氯丙嗪可以根治精神病

23. 氯丙嗪的锥体外系反应包括 ( )
    A. 迟发性运动障碍
    B. 帕金森综合征
    C. 静坐不能
    D. 急性肌张力障碍
    E. 下肢运动障碍

24. 下列情况中可使用氯丙嗪的有( )
    A. Ⅰ型精神分裂症
    B. 小儿遗尿症
    C. 有兴奋、幻觉和妄想等症状的器质性精神病
    D. 高热惊厥
    E. 抑郁症

25. 下列药物中属于三环类抗抑郁药的是
    ( )
    A. 丙米嗪　　　B. 阿米替林
    C. 氟西汀　　　D. 舍曲林
    E. 氟哌啶醇

26. 下列关于碳酸锂的说法,正确的是( )
    A. 本品对急性躁狂和轻度躁狂疗效显著,尚有轻微的抗抑郁作用
    B. 本品吸收快,起效快
    C. 本品还可用于躁狂抑郁症
    D. 本品可引起锥体外系反应
    E. 本药不容易产生中毒

27. 氯丙嗪对体温调节影响的特点为( )
    A. 抑制下丘脑体温调节中枢,使其调节失灵
    B. 可用于高热惊厥
    C. 能使正常及发热体温均降低到正常以下
    D. 在高温环境中可使体温升高
    E. 作用部位在外周

28. 关于氯丙嗪的镇吐作用正确的是( )
    A. 小剂量可能与阻断CTZ的D_2受体有关
    B. 对刺激前庭引起的呕吐有效
    C. 大剂量直接抑制呕吐中枢
    D. 对顽固性呃逆无效
    E. 对各种晕动病有效

二、名词解释
1. 锥体外系反应
2. 迟发性运动障碍
3. 人工冬眠

三、填空题
1. 抗精神病药大多是_____受体拮抗药。
2. 抗精神病药的作用机制是阻断_____受体和阻断_____受体。
3. 冬眠合剂包括_____、_____和_____。
4. 氯丙嗪的禁忌证包括_____、_____、_____。
5. 碳酸锂的最适浓度是_____,超过_____即出现中毒症状。
6. 丙米嗪临床用于_____、_____、_____和_____。

四、简答题
1. 简述氯丙嗪的临床应用。
2. 简述碳酸锂的药理学特点。
3. 简述丙米嗪的药理作用。

五、论述题
试述氯丙嗪的不良反应。

【参/考/答/案】

一、选择题

【A 型题】

1. A　　2. D　　3. B　　4. B　　5. C
6. B　　7. A　　8. C　　9. D　　10. B
11. A　　12. A

【B 型题】

13. C　　14. E　　15. D　　16. B　　17. C
18. A　　19. D　　20. E

【X 型题】

21. ACE　　22. ABCD　　23. ABCD
24. ACD　　25. AB　　26. AC
27. ABCD　　28. AC

1. A【解析】抗精神病药的作用机制有阻断中脑–边缘系统和中脑–皮层系统 DA 受体；阻断 5 – HT 受体。

2. D【解析】氯丙嗪扩张血管作用是由于阻断外周交感神经所支配的血管上的 α_1 受体而产生。

3. B【解析】氯丙嗪阻断体温调节中枢的 DA 受体，使人的体温随外界环境温度的变化而变化，故对正常人的体温在外界温度低时可降低；解热镇痛药是通过抑制前列腺素的生成而降低发热者体温，只有发热患者有前列腺素的异常增多，而正常体温者没有。

4. B【解析】氯丙嗪能拮抗 α 受体和 M 受体。对 M 受体的阻断作用，可引起口干、便秘、视物模糊等症状。

5. C【解析】氯丙嗪可增加催乳素的分泌，抑制促性腺激素和糖皮质激素的分泌。

6. B【解析】氯丙嗪通过阻断呕吐中枢的 DA 受体而具有中枢性镇吐作用。

8. C【解析】丙咪嗪出现的体位性低血压是其抑制多种心血管反射的原因，不是由于 α_1 受体阻断的结果。

9. D【解析】在使用氯丙嗪过程中少数患者会出现部分或全身抽搐，脑电有癫痫样放电，有惊厥或癫痫史者更易发生，应慎用。

10. B【解析】氯丙嗪是多受体阻断药，可以阻断 M 胆碱受体、肾上腺素 α 受体和多巴胺受体。

11. A【解析】氯丙嗪不能对抗前庭刺激引起的呕吐，因此对晕车、晕船引起的呕吐无效。

22. E【解析】溴隐亭为多巴胺受体激动药，而氯丙嗪是阻断中枢 DA 受体来发挥疗效，故两药合用可减弱氯丙嗪的作用。苯妥英钠为肝药酶诱导剂，可加速氯丙嗪的代谢。

二、名词解释

1. 锥体外系反应：是指长期大量应用氯丙嗪治疗精神分裂症引起的副反应，表现为帕金森综合征、静坐不能、急性肌张力障碍和迟发性运动障碍。

2. 迟发性运动障碍：是指长期应用氯丙嗪治疗精神病引起的副反应，表现为口–面部不自主的刻板运动，广泛性舞蹈样手足徐动症。

3. 人工冬眠：氯丙嗪与其他中枢抑制药合用，可使患者深睡，体温、基础代谢及组织耗氧量均降低，增强患者对缺氧的耐受力，减轻机体对伤害性刺激的反应，并可使自主神经传导阻滞及中枢神经系统反应性降低的状态。

三、填空题

1. 多巴胺
2. 中脑-边缘系统和中脑-皮质系统多巴胺 5-HT
3. 氯丙嗪 哌替啶 异丙嗪
4. 有癫痫和惊厥史者 青光眼患者 乳腺增生症和乳腺癌患者
5. 0.8~1.5mmol/L 2mmol/L
6. 抑郁症 遗尿症 焦虑 恐惧症

四、简答题

1. 简述氯丙嗪的临床应用。

答 (1)精神分裂症:主要用于Ⅰ型精神分裂症(精神运动性兴奋和幻觉妄想为主)的治疗,尤其对急性患者效果显著,对慢性精神分裂症疗效较差。对Ⅱ型精神分裂症无效甚至加重病情。氯丙嗪对其他精神病伴有的兴奋、躁动、紧张、幻觉和妄想等症状也有显著疗效,但剂量要小,症状控制后需立即停药。

(2)呕吐和顽固性呃逆。

(3)低温麻醉与人工冬眠。

2. 简述碳酸锂的药理学特点。

答 (1)对躁狂症患者有显著疗效,特别是对急性躁狂和轻度躁狂疗效显著。还可用于治疗躁狂抑郁症。

(2)口服吸收快,但显效较慢。

(3)该药不良反应较多,安全范围窄,最适浓度为0.8~1.5mmol/L,轻度的毒性反应包括恶心、呕吐、腹痛、腹泻和细微震颤;较严重的毒性反应包括精神紊乱、反射亢进、明显震颤、发音困难、惊厥直至昏迷与死亡。

3. 简述丙米嗪的药理作用。

答 (1)对中枢神经系统的作用:抑郁患者服药后,出现精神振奋。

(2)对自主神经系统的作用:有明显阻断M胆碱受体作用,表现为视物模糊、口干等。

(3)对心血管系统的作用:可降低血压,致心律失常,心电图可出现T波倒置或低平。对心肌有奎尼丁样直接抑制效应,故心血管病患者慎用。

五、论述题

试述氯丙嗪的不良反应。

答 (1)常见不良反应:中枢抑制症状(嗜睡、淡漠、无力等)、M受体阻断症状(视物模糊、口干、无汗、便秘、眼压升高等)和α受体阻断症状(鼻塞、直立性低血压及反射性心动过速等)。静脉注射可致血栓性静脉炎,应以生理盐水或葡萄糖溶液稀释后缓慢注射。

(2)锥体外系反应:①帕金森综合征;②静坐不能;③急性肌张力障碍,这是由于氯丙嗪阻断了黑质-纹状体通路的D_2样受体,使纹状体中的DA功能减弱、ACh的功能相对增强所致;④迟发性运动障碍,抗DA药可使此反应减轻。

(3)精神异常。

(4)惊厥与癫痫。

(5)过敏反应:常见症状有皮疹、接触性皮炎。

(6)心血管和内分泌系统反应:直立性低血压、持续性低血压休克,多见于年老伴动脉硬化、高血压患者。内分泌紊乱可见乳腺增大、泌乳、停经、抑制儿童生长等。

(7)急性中毒:出现昏睡、血压下降至休克水平,并出现心肌损害,如心动过速、心电图异常。

(蒋青松)

第19章 镇 痛 药

【应/试/考/题】

一、选择题

【A/型/题】

1. 下列镇痛药可使心率加快、血压升高的是　　　（　　）
   A. 吗啡　　　　　B. 哌替啶
   C. 美沙酮　　　　D. 喷他佐辛
   E. 纳布啡

2. 吗啡的不良反应不包括　　　（　　）
   A. 腹痛、腹泻
   B. 直立性低血压
   C. 耐受性和成瘾性
   D. 恶心、呕吐
   E. 呼吸麻痹

3. 作用较吗啡弱，但成瘾性、便秘、尿潴留及直立性低血压等副反应也弱于吗啡，临床上主要用于治疗剧烈干咳的药物是　　　（　　）
   A. 可待因　　　　B. 哌替啶
   C. 美沙酮　　　　D. 喷他佐辛
   E. 曲马多

4. 下列药物中最适用于分娩止痛的是（　　）
   A. 吗啡　　　　　B. 哌替啶
   C. 美沙酮　　　　D. 喷他佐辛
   E. 罗通定

5. 喷他佐辛可用于治疗多种疼痛，但不适用于　　　（　　）
   A. 癌性疼痛
   B. 胆绞痛
   C. 心肌梗死时的疼痛

D. 外伤性疼痛

E. 手术后疼痛

6. 吗啡最有效的镇痛部位是 （　　）

  A. 导水管周围灰质

  B. 蓝斑核

  C. 延脑的孤束核

  D. 中脑盖前核

  E. 边缘系统

7. 治疗胆绞痛时,吗啡需合用阿托品的原因是因为后者可 （　　）

  A. 减弱吗啡的成瘾性

  B. 对抗吗啡的呼吸抑制作用

  C. 解除吗啡所致的胆道括约肌痉挛

  D. 对抗吗啡引起的瞳孔缩小

  E. 对抗吗啡引起嗜睡的副反应

8. 吗啡缩瞳的原因是 （　　）

  A. 作用于中脑盖前核的阿片受体

  B. 作用于导水管周围灰质

  C. 作用于延脑的孤束核的阿片受体

  D. 作用于蓝斑核

  E. 作用于边缘系统

9. 吗啡镇咳的部位是 （　　）

  A. 迷走神经背核

  B. 延脑的孤束核

  C. 中脑盖前核

  D. 导水管周围灰质

  E. 蓝斑核

10. 吗啡抑制呼吸的主要原因是 （　　）

  A. 作用于导水管周围灰质

  B. 作用于蓝斑核

  C. 降低呼吸中枢对血液 CO_2 的敏感性

  D. 作用于脑干极后区

  E. 作用于迷走神经背核

11. 下列关于哌替啶的叙述,错误的是 （　　）

  A. 可参与组成冬眠合剂

B. 无依赖性(成瘾性)

C. 能缓解剧痛

D. 可缓解心源性哮喘

E. 可用于麻醉前给药

12. 吗啡可用于 （　　）

  A. 分娩止痛

  B. 哺乳期妇女的止痛

  C. 诊断未明的急腹症疼痛

  D. 颅脑损伤致颅内压增高的疼痛

  E. 其他镇痛药无效的急性锐痛

13. 慢性钝痛不宜用吗啡的主要理由是 （　　）

  A. 对钝痛效果差

  B. 治疗量即抑制呼吸

  C. 可致便秘

  D. 易产生依赖性

  E. 易引起体位性低血压

14. 与吗啡镇痛作用和成瘾性有关的阿片受体亚型是 （　　）

  A. κ 型　　　　　　B. δ 型

  C. μ 型　　　　　　D. σ 型

  E. 以上均不是

15. 吗啡禁用于分娩止痛是由于 （　　）

  A. 抑制新生儿呼吸作用明显

  B. 用药后易产生成瘾性

  C. 新生儿代谢功能低易蓄积

  D. 镇痛效果不佳

  E. 以上均不是

16. 解救吗啡类镇痛药物急性中毒呼吸抑制的药物是 （　　）

  A. 哌替啶　　　　　B. 喷他佐辛

  C. 曲马多　　　　　D. 芬太尼

  E. 纳洛酮

17. 与氟哌利多合用可使人产生不入睡而痛觉消失的特殊麻醉状态的药物是 （　　）

  A. 氯丙嗪　　　　　B. 芬太尼

C. 苯海索　　　　D. 金刚烷胺

E. 丙米嗪

18. 喷他佐辛最突出的优点是　　　（　　）

A. 适用于各种慢性钝痛

B. 可口服给药

C. 无呼吸抑制作用

D. 成瘾性很小,已列入非麻醉药品

E. 可用于剧痛

19. 对吗啡成瘾者可迅速诱发戒断症状的药物是　　　　　　　　　（　　）

A. 哌替啶　　　　B. 曲马多

C. 纳洛酮　　　　D. 美沙酮

E. 以上都不是

20. 与脑内阿片受体无关的镇痛药是（　　）

A. 哌替啶　　　　B. 罗通定

C. 美沙酮　　　　D. 喷他佐辛

E. 二氢埃托啡

【B/型/题】

(21 ~ 25 题共用备选答案)

A. 哌替啶　　　　B. 美沙酮

C. 芬太尼　　　　D. 纳洛酮

E. 喷他佐辛

21. 镇痛效力为吗啡的 100 倍,且起效快,可用于神经阻滞镇痛术的药物是

（　　）

22. 属阿片受体拮抗药的药物是　（　　）

23. 镇痛作用为吗啡的 1/3,但呼吸抑制程度轻且不随剂量增加而加重的药物是

（　　）

24. 镇痛作用弱于吗啡,但成瘾性较吗啡轻,产生也较慢,现已取代吗啡用于创伤、手术后及晚期癌症所致剧痛,用于内脏绞痛须加用阿托品的药物是

（　　）

25. 镇痛作用与吗啡相当,但镇静作用、耐受性及成瘾性均较轻,可使吗啡的成瘾性减弱的药物是　　　（　　）

(26 ~ 30 题共用备选答案)

A. 神经阻滞镇痛

B. 心肌梗死所引起的绞痛

C. 胆绞痛

D. 慢性钝痛

E. 急性锐痛

26. 纳布啡可用于　　　　　　（　　）

27. 布托啡诺可用于　　　　　（　　）

28. 哌替啶 + 阿托品可用于　　（　　）

29. 喷他佐辛可用于　　　　　（　　）

30. 氟哌利多 + 芬太尼可用于　（　　）

【X/型/题】

31. 吗啡治疗心源性哮喘的作用机制是

（　　）

A. 扩张血管,降低外周阻力,减轻心脏前、后负荷

B. 镇静作用可消除患者的焦虑、紧张情绪

C. 降低呼吸中枢对 CO_2 的敏感性,减弱过度的反射性呼吸兴奋

D. 可增加心肌收缩力

E. 兴奋呼吸中枢

32. 吗啡与哌替啶的共性有　　（　　）

A. 激动中枢阿片受体

B. 用于人工冬眠

C. 提高胃肠平滑肌及括约肌张力

D. 可产生依赖性

E. 胆绞痛和肾绞痛时均可单独使用

33. 属于非麻醉性镇痛药的是　　（　　）

A. 芬太尼　　　　B. 喷他佐辛

C. 罗通定　　　　D. 曲马多

E. 哌替啶

二、填空题

1. 吗啡急性中毒的特征是_____，致死的主要原因是_____。
2. 吗啡临床用于_____、_____和_____。
3. 阿片受体部分激动药在小剂量时可_____受体，当剂量加大或与激动药合用时又可_____受体。
4. 喷他佐辛又称_____，临床用于_____。
5. 冬眠合剂的成分是_____、_____、异丙嗪。

三、简答题

1. 试比较吗啡与哌替啶的药理作用。
2. 简述吗啡的不良反应。

四、论述题

试述吗啡的药理作用及临床应用。

【参 | 考 | 答 | 案】

一、选择题

【A 型题】

1. D   2. A   3. A   4. E   5. C
6. A   7. C   8. A   9. B   10. C
11. B   12. E   13. D   14. C   15. A
16. E   17. B   18. D   19. C   20. B

【B 型题】

21. C   22. D   23. E   24. A   25. B
26. B   27. E   28. C   29. D   30. A

【X 型题】

31. ABC   32. ACD   33. BCD

1. D【解析】喷他佐辛大剂量可加快心率、升高血压，这与其升高血中儿茶酚胺浓度有关。
4. E【解析】阿片类镇痛药对呼吸中枢的抑制作用强，故分娩时应用对胎儿、新生儿均有呼吸抑制作用。罗通定对呼吸中枢无影响，故对产程和胎儿均无不良影响。
6. A【解析】吗啡的镇痛作用是通过激动脊髓胶质区、丘脑内侧、脑室及导水管周围灰质等部位的阿片受体，模拟内源性阿片肽对痛觉的调制功能而产生。
7. C【解析】治疗量吗啡可引起 Oddi 括约肌痉挛性收缩，胆内压明显提高，可致上腹不适甚至胆绞痛加重，阿托品可部分缓解。
10. C【解析】吗啡抑制呼吸的作用与其降低脑干呼吸中枢对血液 CO_2 的敏感性，以及抑制脑桥呼吸调节中枢有关。
18. D【解析】喷他佐辛是阿片受体的部分激动药，对与成瘾性有密切关系的 μ 受体有拮抗作用，成瘾性很小，在药政管理上已列入非麻醉品。
19. C【解析】纳洛酮和纳曲酮对阿片受体有竞争性拮抗作用，对阿片类药物依赖者，肌内注射本品可诱发严重戒断症状。结合用药史和尿检结果，可确认为阿片类药物成瘾，可用于阿片类药物成瘾者的鉴别诊断。
20. B【解析】哌替啶、美沙酮和二氢埃托啡都是阿片受体激动药，喷他佐辛是阿片受体的部分激动药，只有罗通定镇痛作用与脑内阿片受体无关。

二、填空题

1. 针尖样瞳孔 呼吸麻痹

2. 镇痛　心源性哮喘　腹泻
3. 激动　拮抗
4. 镇痛新　各种慢性疼痛
5. 哌替啶　氯丙嗪

三、简答题

1. 试比较吗啡与哌替啶的药理作用。

答 相同点:两药均有镇痛、镇静、抑制呼吸、兴奋平滑肌、扩血管等作用。

不同点:

(1)哌替啶的镇痛作用弱于吗啡,其效价强度为吗啡的 1/10～1/7,作用持续时间短。

(2)吗啡有镇咳作用,哌替啶则无。

(3)吗啡有缩瞳作用,哌替啶则无。

(4)吗啡可使胃肠道平滑肌和括约肌张力提高,哌替啶则弱,作用时间短,较少引起便秘和尿潴留。

(5)吗啡降低子宫张力可延长产妇分娩时程,哌替啶对妊娠末期子宫正常收缩无影响,也不对抗缩宫素的作用,故不延缓产程。

(6)哌替啶可用于麻醉前给药,并与异丙嗪、氯丙嗪组成冬眠合剂,吗啡则无。

2. 简述吗啡的不良反应。

答 (1)一般反应:眩晕、恶心、呕吐、便秘、呼吸抑制、尿少、排尿困难、胆道压力升高甚至有胆绞痛、直立性低血压等。

(2)耐受性及依赖性:一旦停药,易出现戒断症状。

(3)急性中毒:主要表现为昏迷、深度呼吸抑制及瞳孔极度缩小(针尖样瞳孔)。常伴有血压下降、严重缺氧及尿潴留,最后导致呼吸麻痹。

四、论述题

试述吗啡的药理作用及临床应用。

答 药理作用:

(1)中枢神经系统。①镇痛作用。镇痛作用强大,对持续性慢性钝痛作用大于间断性锐痛,对神经性疼痛的效果较差。系通过激动中枢神经系统脊髓胶质区、丘脑内侧、脑室及导水管周围灰质等部位的阿片受体,模拟内源性阿片肽对痛觉的调制功能而产生镇痛作用。②镇静、致欣快作用。可能与其激活中脑边缘系统和蓝斑核的阿片受体而影响多巴胺能神经功能有关。③抑制呼吸。与降低呼吸中枢对血液 CO_2 的敏感性及抑制脑桥呼吸调节中枢有关。④镇咳。直接抑制咳嗽中枢,使咳嗽反射减轻或消失,产生镇咳作用。⑤缩瞳。针尖样瞳孔是其中毒特征。⑥其他中枢作用。

(2)平滑肌。升高胃肠道平滑肌、输尿管平滑肌、胆道括约肌、膀胱括约肌、肛门括约肌的张力。

(3)心血管系统。能扩张血管,降低外周阻力,引起直立性低血压。因抑制呼吸使体内 CO_2 蓄积,引起脑血管扩张和阻力降低,导致脑血流增加和颅内压增高。

(4)免疫系统。对免疫系统有抑制作用。

临床应用:

(1)疼痛。吗啡对多种疼痛均有效,可缓解或消除严重创伤、烧伤、手术等引起的剧痛和晚期癌症疼痛;对内脏平滑肌痉挛引起的绞痛,如胆绞痛和肾绞痛加用解痉药如阿托品可有效缓解;对心肌梗死引起的剧痛,除能缓解疼痛和减轻焦虑外,其扩血管作用可减轻患者心脏负担。

(2)心源性哮喘。对于左心衰竭突发急性肺水肿所致呼吸困难,除应用强心苷、氨茶碱及吸入氧气外,静脉注射吗啡可迅速缓解患者气促和窒息感,促进肺水肿液的吸收。

(3)腹泻。适用于减轻急、慢性消耗性腹泻症状。

(蒋青松)

第 20 章　解热镇痛抗炎药

【学/习/要/点】

一、掌握

1. 解热镇痛抗炎药的共同作用机制及作用。
2. 阿司匹林的药理作用、临床应用、不良反应。
3. 对乙酰氨基酚的药理作用、临床应用、不良反应。
4. 布洛芬的药理作用、临床应用。

二、熟悉

1. 吲哚美辛、双氯芬酸的特点、临床应用、不良反应。
2. 塞来昔布、罗非昔布、尼美舒利的药理特点、临床应用、不良反应。

【应/试/考/题】

一、选择题

【A/型/题】

1. 下列与水杨酸类的抗炎作用有关的机制是　　　　　　（　　）
   A. 抑制免疫反应,缓解炎症表现
   B. 抑制血小板聚集和白细胞游走
   C. 抑制细菌毒素与细胞结合,减轻细胞损害
   D. 抑制前列腺素合成
   E. 促进环氧合酶的合成,使周围血管收缩

2. 阿司匹林最常见的不良反应是（　　）
   A. 胃肠道反应
   B. 阿司匹林哮喘
   C. 凝血障碍
   D. 水杨酸反应
   E. 肾病综合征

3. 下列药物中具有很强的抗炎抗风湿作用,但解热作用较弱的是　　　（　　）
   A. 对乙酰氨基酚
   B. 吲哚美辛
   C. 双氯芬酸
   D. 吡罗昔康
   E. 保泰松

4. 具有选择性抑制 COX-2 作用的药物是　　　　　　　（　　）
   A. 吡罗昔康　　　B. 双氯芬酸
   C. 塞来昔布　　　D. 布洛芬
   E. 舒林酸

5. 下列药物属于芳基乙酸类的是（　　）
   A. 水杨酸钠　　　B. 吲哚美辛
   C. 阿司匹林　　　D. 双氯芬酸
   E. 舒林酸

6. 能促进尿酸排泄的药物是（　　）
   A. 秋水仙碱　　　B. 别嘌醇
   C. 丙磺舒　　　　D. 阿司匹林
   E. 吲哚美辛

7. 下列疾病中禁用阿司匹林的是（　　）
   A. 急性风湿热　　B. 缺血性心脏病
   C. 感冒发热　　　D. 牙痛
   E. 血友病

8. 解热镇痛药的解热作用机制是（　　）
   A. 抑制中枢 PG 合成
   B. 抑制外周 PG 合成
   C. 抑制中枢 PG 降解
   D. 抑制外周 PG 降解
   E. 增加中枢 PG 释放

9. 解热镇痛药镇痛的主要作用部位在（　　）
   A. 导水管周围灰质
   B. 脊髓
   C. 丘脑
   D. 脑干
   E. 外周

10. 阿司匹林防止血栓形成的机制是（　　）
   A. 激活环氧化酶，增加血栓素生成，抗血小板聚集及抗血栓形成
   B. 抑制环氧化酶，减少前列环素生成，抗血小板聚集及抗血栓形成
   C. 抑制环氧化酶，减少血栓素生成，抗血小板聚集及抗血栓形成
   D. 抑制环氧化酶，增加前列环素生成，抗血小板聚集及抗血栓形成
   E. 激活环氧化酶，减少血栓素生成，抗血小板聚集及抗血栓形成

11. 下列关于阿司匹林的叙述，正确的是（　　）
   A. 大剂量按零级动力学消除

B. 与血浆蛋白结合率低
C. 碱性尿液中排泄少
D. 酸性尿液中排泄多
E. 大部分在胃内吸收

12. 胃溃疡患者宜选用的解热镇痛药是（　　）
   A. 吲哚美辛　　　B. 对乙酰氨基酚
   C. 吡罗昔康　　　D. 保泰松
   E. 阿司匹林

【B/型/题】

(13～17 题共用备选答案)
   A. 阿司匹林
   B. 吲哚美辛
   C. 保泰松
   D. 对乙酰氨基酚
   E. 塞来昔布

13. 属于吡唑酮类的药物是（　　）
14. 小剂量抑制凝血，有出血倾向的药物是（　　）
15. 可引起中枢神经系统症状，头痛、眩晕、精神失常的是（　　）
16. 不良反应较轻，过量中毒可引起肝损害的是（　　）
17. 有血栓形成倾向的患者慎用的是（　　）

【X/型/题】

18. 阿司匹林可用于（　　）
   A. 颅内高压引起的头痛
   B. 急性风湿热
   C. 小儿病毒感染
   D. 脑缺血
   E. 溶解血管大血栓

19. 阿司匹林的不良反应包括（　　）
   A. 胃肠道反应

B. 瑞夷综合征

C. 间质性肾炎

D. 阿司匹林哮喘

E. 红斑狼疮

20. 与阿司匹林合用可提高游离血药浓度
的是 （　　）

A. 肾上腺皮质激素

B. 青霉素

C. 甲氨蝶呤

D. 呋塞米

E. 吗啡

21. 下列关于吲哚美辛的叙述,正确的是
（　　）

A. 抗炎作用强于阿司匹林,同时具有
显著的解热、镇痛作用

B. 不良反应多,仅用于其他药物不能
耐受或疗效不显著的病例

C. 可用于癌性发热

D. 也可诱发哮喘

E. 不良反应少

22. 下列关于塞来昔布的叙述,正确的是
（　　）

A. 仅对 COX −2 有抑制作用

B. 对 COX −2 的抑制作用较 COX −1 高
数百倍,故其胃肠道反应发生率较低

C. 抑制 PGI_2 的合成,促进血栓的形
成,故有血栓形成倾向的患者慎用

D. 磺胺类过敏者禁用

E. 青霉素过敏者禁用

23. 下列关于解热镇痛抗炎药的叙述,正
确的是 （　　）

A. 对正常人体温无影响

B. 又称甾体抗炎药

C. 均能抑制体内 PG 生物合成

D. 化学结构相似

E. 是临床用得最多的药物之一

24. 下列关于解热镇痛抗炎药的叙述,正
确的是 （　　）

A. 对内脏平滑肌绞痛有效

B. 大多数均有抗炎作用

C. 临床常见的慢性钝痛疗效较好

D. 对一过性刺痛无效

E. 胃肠道不良反应少见

二、名词解释

1. 水杨酸反应

2. 阿司匹林哮喘

三、填空题

1. NSAIDs 主要的共同作用机制是抑制体内
COX 活性而减少局部组织_____。

2. NSAIDs 是通过抑制_____而发
挥解热作用。

3. 阿司匹林的药理作用是_____、
_____和_____。

4. 对于阿司匹林所引起的出血倾向,可用
_____预防;对于水杨酸反应,
可用_____加速其排泄。

5. 小儿发热宜用_____来退热。

6. 急性痛风可用_____;慢性痛风
可用_____、_____等。

四、简答题

1. 比较阿司匹林与氯丙嗪对体温影响的
特点。

2. 比较阿司匹林与吗啡镇痛作用的不同。

五、论述题

试述阿司匹林的不良反应及防治措施。

【参/考/答/案】

一、选择题

【A 型题】

1. D　2. A　3. E　4. C　5. D
6. C　7. E　8. A　9. E　10. C
11. A　12. B

【B 型题】

13. C　14. A　15. B　16. D　17. E

【X 型题】

18. BD　19. ABCD　20. ABCD
21. ABCD　22. BCD　23. ACE
24. BCD

6. C【解析】丙磺舒竞争性抑制肾小管对有机酸的转运，抑制肾小管尿酸的再吸收，增加尿酸排泄。

7. E【解析】阿司匹林可抑制TXA_2和凝血酶原形成，加重出血倾向，故血友病禁用。

11. A【解析】阿司匹林口服后，小部分在胃，大部分在小肠中吸收。水解后以水杨酸盐的形式存在，水杨酸盐与血浆蛋白结合率高达80%~90%。小剂量阿司匹林水解产生的水杨酸量较少，按一级动力学消除；剂量较大时，水杨酸生成量增多，其代谢从一级动力学消除转变为零级动力学消除。水杨酸盐在碱性尿中排泄多，酸性尿中排泄少。

20. ABCD【解析】阿司匹林进入体内迅速转化为水杨酸，后者血浆蛋白结合率高达80%~90%，且亲和力大，和其他血浆蛋白结合率高的药物合用，可置换其他药物，使后者游离血药浓度提高。

二、名词解释

1. 水杨酸反应：阿司匹林剂量过大(5 g/d)时，可出现头痛、眩晕、恶心、呕吐、耳鸣、视力下降、听力减退，总称为水杨酸反应，是水杨酸类药物中毒的表现。严重者可出现过度呼吸、高热、脱水、酸碱平衡失调，甚至精神错乱。

2. 阿司匹林哮喘：某些哮喘患者服用阿司匹林或其他解热镇痛药后可诱发哮喘，称为"阿司匹林哮喘"。解热镇痛药抑制COX后，前列腺素(PG)合成受阻，而由花生四烯酸经脂氧酶代谢产物，如白三烯等生成增多，导致支气管痉挛，诱发哮喘。

三、填空题

1. 前列腺素的生物合成
2. 下丘脑前列腺素的生成
3. 解热镇痛　抗风湿　影响血小板的功能
4. 维生素K　碳酸氢钠溶液
5. 对乙酰氨基酚
6. 秋水仙碱　别嘌醇　丙磺舒

四、简答题

1. 比较阿司匹林与氯丙嗪对体温影响的特点。

答 阿司匹林与氯丙嗪对体温的影响有所不同。

(1)氯丙嗪对正常人体与发热患者均可使体温下降，体温下降与环境温度关系密切；阿司匹林仅能使发热患者体温降至正常水平。

(2)氯丙嗪抑制下丘脑体温调节中枢，

使体温调节机能失灵,因而体温升降随环境温度改变;阿司匹林抑制下丘脑的 PG 合成而发挥解热作用。

(3)氯丙嗪用于低温麻醉、人工冬眠、中毒性高热;阿司匹林用于感冒、关节炎症时发热。

2. 比较阿司匹林与吗啡镇痛作用的不同。

答 (1)吗啡的镇痛作用部位在中枢,阿司匹林的镇痛部位在外周。

(2)吗啡镇痛机制是激动阿片受体,模拟内源性阿片肽的作用,阿司匹林镇痛机制是抑制环氧合酶,减少 PG 的合成。

(3)吗啡对钝痛和锐痛都有效,临床多用于剧痛,如创伤性疼痛、内脏绞痛、心绞痛、晚期癌痛。阿司匹林只对钝痛有效,临床上用于神经痛、牙痛、肌肉痛、月经痛等。

五、论述题

试述阿司匹林的不良反应及防治措施。

答 阿司匹林用于解热镇痛时所用剂量较小,短期应用时不良反应较轻,抗风湿剂量大,长期应用不良反应多且严重。

(1)胃肠道反应最为常见:口服可直接刺激胃黏膜,引起上腹不适、恶心、呕吐,较大剂量可引起胃溃疡及无痛性胃出血。餐后服药或同服制酸药可减轻胃肠道反应,合用 PGE_1 的衍生物米索前列醇可减少溃疡的发生率。

(2)加重出血倾向:维生素 K 可以预防。严重肝病、有出血倾向的疾病,如血友病患者、产妇和孕妇禁用。如需手术患者,术前 1 周应停用阿司匹林。

(3)水杨酸反应:阿司匹林剂量过大时可出现头痛、眩晕、恶心、呕吐、耳鸣、视力、听力减退,总称为水杨酸反应,是水杨酸中毒的表现,严重者可出现过度呼吸、高热、脱水、酸碱平衡失调,甚至精神错乱。严重中毒者应立即停药,静脉滴入碳酸氢钠溶液以碱化尿液,加速水杨酸盐自尿排泄。

(4)过敏反应:可致荨麻疹、血管神经性水肿、过敏性休克、阿司匹林哮喘等。可用抗组胺药和糖皮质激素治疗。哮喘、鼻息肉及慢性荨麻疹患者禁用阿司匹林。

(5)瑞夷综合征:在儿童感染病毒性疾病如流感、水痘、流行性腮腺炎等使用阿司匹林退热时,偶可引起急性肝脂肪变性 - 脑病综合征(瑞夷综合征),以肝功能衰竭合并脑病为突出表现。病毒感染小儿不宜用阿司匹林,可用对乙酰氨基酚代替。

(6)对肾脏的影响:对少数人,尤其是老年人,伴有心、肝、肾功能损害的患者,可引起水肿、多尿等肾功能受损症状,偶见间质性肾炎、肾病综合征,甚至肾衰竭。

(蒋青松)

第 21 章　离子通道概论及钙通道阻滞药

【学/习/要/点】

一、掌握

1. 离子通道特性、分类及生理功能。
2. 钙通道阻滞药概念、分类、药理作用及临床应用。

二、熟悉

钙通道阻滞药的作用机制。

【应/试/考/题】

一、选择题

【A/型/题】

1. 能抑制血栓素 A_2（TXA_2）的产生而抗血小板聚集的钙拮抗药是　（　）
   A. 硝苯地平　　　B. 地尔硫䓬
   C. 维拉帕米　　　D. 普尼拉明
   E. 尼卡地平

2. 下列属于苯烷胺类钙通道阻滞药的是
   （　）
   A. 硝苯地平　　　B. 维拉帕米
   C. 桂利嗪　　　　D. 地尔硫䓬
   E. 尼莫地平

3. 硝苯地平对哪种心绞痛疗效最好　（　）
   A. 稳定型心绞痛
   B. 变异型心绞痛

C. 初发型心绞痛
   D. 恶化型心绞痛
   E. 自发型心绞痛

4. 维拉帕米对下列哪种心律失常效果最好　（　）
   A. 房室传导阻滞
   B. 阵发性室上性心动过速
   C. 室性心动过速
   D. 室性期前收缩
   E. 强心苷中毒所致心律失常

5. 与维拉帕米相比，下述特征为硝苯地平特有的是　（　）
   A. 抑制窦房结自律性
   B. 整体条件下可反射性使心率加快
   C. 减慢房室结传导性
   D. 适用于治疗阵发性室上性心动过速
   E. 可防治心绞痛

6. 维拉帕米和地尔硫䓬的严重不良反应是
( )
   A. 眩晕
   B. 头痛
   C. 低血压
   D. 药疹
   E. 肝功损害

7. 下列哪组药物属于非选择性钙通道阻滞药 ( )
   A. 维拉帕米和加洛帕米
   B. 尼莫地平和氨氯地平
   C. 普尼拉明和氟桂利嗪
   D. 尼群地平和硝苯地平
   E. 地尔硫䓬和尼卡地平

8. 钙通道阻滞药不具有下列哪项作用
( )
   A. 负性肌力作用
   B. 负性频率作用
   C. 扩张血管作用
   D. 改善组织血流量
   E. 加快传导作用

9. 预防由蛛网膜下隙出血引起的脑血管痉挛及栓塞最好选用下列哪种药物
( )
   A. 维拉帕米
   B. 氨氯地平
   C. 硝苯地平
   D. 尼莫地平
   E. 哌克昔林

10. 硝苯地平不宜用于 ( )
   A. 高血压
   B. 变异型心绞痛
   C. 心律失常
   D. 雷诺病
   E. 外周血管痉挛性疾病

11. 下列关于钙通道阻滞药的叙述,错误的是 ( )
   A. 分为选择性和非选择性钙通道阻滞药
   B. 钙通道阻滞药的结合位点有的在细胞膜内侧,有的在细胞膜外侧
   C. 分别作用于钙通道的不同状态

   D. 各类药物的作用均呈频率依赖性
   E. 目前临床应用的钙通道阻滞药主要是选择性作用于电压依赖性离子通道 L 亚型的药物

12. 和其他钙通道阻滞药相比,硝苯地平在抗动脉粥样硬化和防治血栓形成方面所特有的作用是 ( )
   A. 减少钙内流,减轻钙离子超载所造成的动脉壁损害
   B. 抑制平滑肌增殖和动脉基质蛋白质合成,增加血管壁顺应性
   C. 抑制脂质过氧化,保护内皮细胞
   D. 增加细胞内 cAMP 含量,提高溶酶体酶及胆固醇脂的水解活性,有助于动脉壁脂蛋白的代谢,从而降低细胞内胆固醇水平
   E. 抑制 TXA_2 的产生和由 ADP、Adr 及 5 – HT 等所引起的血小板聚集

13. 钙通道阻滞药的主要临床用途是( )
   A. 高血压、心绞痛、心律失常
   B. 高血压、脑血管痉挛、外周血管痉挛性疾病
   C. 心绞痛、动脉粥样硬化、支气管哮喘
   D. 心绞痛、肿瘤化疗、心功能不全
   E. 心律失常、外周血管痉挛性疾病、支气管哮喘

【B/型/题】

(14~15 题共用备选答案)
   A. 维拉帕米
   B. 氨氯地平
   C. 硝苯地平
   D. 地尔硫䓬
   E. 尼莫地平

14. 易引起反射性交感神经兴奋的钙通道阻滞药是 ( )

15. 用于治疗脑血管疾病的药物是( )

(16~19 题共用备选答案)
   A. 无负性肌力作用

B. 负性频率强

C. 增高胆固醇水平

D. 增加脑血流量

E. 增加肾血流量

16. 尼莫地平的药理作用是　　　(　　)

17. 尼卡地平的药理作用是　　　(　　)

18. 维拉帕米的药理作用是　　　(　　)

19. 硝苯地平的药理作用是　　　(　　)

【X/型/题】

20. 钙通道的几种功能状态是　　(　　)

　　A. 启动态　　　　B. 静息态

　　C. 开放态　　　　D. 关闭态

　　E. 失活态

21. 电压依赖性钙通道可分为　　(　　)

　　A. L 型　　　　　B. T 型

　　C. N 型　　　　　D. P 型

　　E. Q 型

22. 下列药物属于二氢吡啶类的钙通道阻
滞药是　　　　　　　　　(　　)

　　A. 硝苯地平　　　B. 氨氯地平

　　C. 地尔硫䓬　　　D. 尼莫地平

　　E. 尼群地平

23. 钙通道阻滞药可用于哪些心血管疾病

　　　　　　　　　　　　　(　　)

　　A. 高血压　　　　B. 心绞痛

　　C. 心律失常　　　D. 肥厚型心肌病

　　E. 慢性心功能不全

24. 下列药物可用于稳定型心绞痛的是

　　　　　　　　　　　　　(　　)

　　A. 维拉帕米　　　B. 硝苯地平

　　C. 地尔硫䓬　　　D. 硝酸甘油

　　E. 普萘洛尔

25. 钙通道阻滞药对心血管的作用是(　　)

　　A. 负性频率作用

　　B. 负性传导作用

C. 负性肌力作用

D. 保护缺血心肌作用

E. 舒张冠状血管作用

26. 硝苯地平的不良反应有　　　(　　)

　　A. 低血压

　　B. 心率加快

　　C. 踝部水肿

　　D. 头痛、面红

　　E. 房室传导阻滞

27. 维拉帕米和地尔硫䓬禁用于　(　　)

　　A. 严重心力衰竭

　　B. 病窦综合征

　　C. 支气管哮喘

　　D. 窦性心动过缓

　　E. 二、三度房室传导阻滞

28. 钙通道阻滞药的心血管外作用包括

　　　　　　　　　　　　　(　　)

　　A. 舒张支气管平滑肌

　　B. 抑制血小板的聚集

　　C. 增加红细胞的变形能力

　　D. 增加脑血流量

　　E. 促进内分泌腺的分泌

二、名词解释

1. 钙通道阻滞药(calcium channel blockers)

2. 电压门控离子通道(voltage gated channels)

3. 配体门控离子通道(ligand gated channels)

4. 机械门控离子通道(mechanically gated channels)

三、填空题

1. 离子通道按激活方式可分为_____离子通道、_____离子通道和_____离子通道。

2. 常用的钙通道阻滞药(calcium channel blockers)主要作用于_____性钙通道_____亚型。

3. 选择性钙通道阻滞药可分为_____类、_____类和_____类。

4. 硝苯地平应用后可使心率_____，维拉帕米应用后可使心率_____。

5. 维拉帕米和地尔硫草的结合位点在细胞膜_____；硝苯地平的结合位点在细胞膜_____。

6. 舒血管作用最强的钙通道阻滞药是_____，对心脏抑制作用最明显的钙通道阻滞药是_____。

7. 常用于抗心律失常的钙通道阻滞药为_____和_____。

四、简答题

1. 简述钙通道阻滞药的分类，各举一个代表药。

2. 简述钙通道阻滞药在心血管疾病治疗中的用途。

五、论述题

1. 试比较维拉帕米、硝苯地平、地尔硫草的心血管效应。

2. 试述钙通道阻滞药的临床用途。

3. 试述钙通道阻滞药的抗动脉粥样硬化作用的机制。

4. 试述钙拮抗药对红细胞和血小板结构和功能的影响。

5. 试述地尔硫草对不稳定型心绞痛治疗的优势。

【参/考/答/案】

一、选择题

【A型题】

1. B	2. B	3. B	4. B	5. B
6. C	7. C	8. E	9. D	10. C
11. D	12. D	13. A		

【B型题】

14. C	15. E	16. D	17. E	18. B
19. A				

【X型题】

20. BCE	21. ABCDE	22. ABDE
23. ABCD	24. ABCDE	25. ABCDE
26. ABCD	27. ABDE	28. ABCD

2. B【解析】苯烷胺类的钙通道阻滞药包括维拉帕米、加洛帕米和噻帕米等。

3. B【解析】变异型心绞痛由冠脉痉挛所引起，硝苯地平扩张冠脉效果好，所以对变异型心绞痛效果好。

4. B【解析】窦房结和房室结等慢反应细胞的0相除极和4相缓慢除极均是由钙离子内流所致，其传导速度和自律性也由钙离子内流决定。因而钙通道阻滞药能减慢房室结的传导速度，降低窦房结的自律性而减慢心率，此作用是钙通道阻滞药治疗室上性心动过速的理论基础，负性频率和负性传导作用以维拉帕米和地尔硫草作用最强。

5. B【解析】钙通道阻滞药阻遏窦房结和房室结的慢钙通道，抑制兴奋-收缩偶联，产生负性频率、负性传导和负性肌力作用，以维拉帕米和地尔硫草的作用最强，而二氢吡啶类钙通道阻滞药，特别是硝苯地平具有明显的扩张血管和降压的作用,可导致反射性兴奋交感神经,使心率加快,对窦房结和房室结的作用弱。

7. C【解析】非选择性钙通道阻滞药主要有氟桂嗪、苄普地尔和普尼拉明等。

12. D【解析】硝苯地平增加细胞内cAMP含量,提高溶酶体酶及胆固醇脂的水解活性,有助于动脉壁脂蛋白的代谢,从而降低细胞内胆固醇水平。

20. BCE【解析】钙通道有3种功能状态:静息态、开放态和失活态。

22. ABDE【解析】二氢吡啶类的钙通道阻滞药包括:硝苯地平、非洛地平、氨氯地平、尼莫地平、尼群地平、尼卡地平、尼索地平、伊拉地平等。

二、名词解释

1. 钙通道阻滞药:选择性阻断钙通道,抑制细胞外钙离子的内流,降低细胞内钙离子浓度的药物。

2. 电压门控离子通道:离子通道的开启或关闭受膜电位变化的影响。

3. 配体门控离子通道:是指某一特定的神经递质与通道蛋白分子上的特异位点相结合后,使通道开放或关闭。

4. 机械门控离子通道:是指对机械牵拉敏感进而被激活的离子通道。

三、填空题

1. 电压门控 配体门控 机械门控
2. 电压依赖 L
3. 二氢吡啶 苯并噻氮䓬 苯烷胺
4. 加快 减慢
5. 内侧 外侧
6. 硝苯地平 维拉帕米
7. 维拉帕米 地尔硫䓬

四、简答题

1. 简述钙通道阻滞药的分类,各举一个代表药。

答 钙通道阻滞药可分为两大类:

(1)一类是选择性钙通道阻滞药。①苯烷胺类,如维拉帕米(verapamil)等;②二氢吡啶类,如硝苯地平(nifedipine)等;③苯并噻氮䓬类,如地尔硫䓬(diltiazem)等。

(2)二类是非选择性钙通道阻滞药。如桂利嗪(cinnarizine)等。

2. 简述钙通道阻滞药在心血管疾病治疗中的用途。

答 (1)高血压,包括轻、中、重度高血压及高血压危象。

(2)心绞痛,包括稳定型心绞痛、不稳定型心绞痛、变异型心绞痛。

(3)心律失常,主要用于室上性心动过速。

五、论述题

1. 试比较维拉帕米、硝苯地平、地尔硫䓬的心血管效应。

答 (1)负性肌力作用:维拉帕米、地尔硫䓬有负性肌力作用;硝苯地平无负性肌力作用。

(2)负性频率作用:维拉帕米最强,地尔硫䓬次之,硝苯地平无。

(3)扩张冠脉作用:3药都可扩张冠脉,程度相当。

(4)扩张外周血管:硝苯地平最强,维拉帕米次之,地尔硫䓬最弱。

2. 试述钙通道阻滞药的临床用途。

答 (1)心血管系统疾病:①高血压,包括轻、中、重度高血压及高血压危象;②心绞痛,包括稳定型心绞痛、不稳定型心绞痛、变异型心绞痛;③心律失常,主要用于室上性心动过速。

(2)脑血管疾病:脑栓塞,脑血管痉挛等。

(3)其他:外周血管痉挛性疾病,支气管哮喘,偏头痛,肿瘤耐药逆转(维拉帕米),动脉粥样硬化等。

3. 试述钙通道阻滞药的抗动脉粥样硬化作用的机制。

答 (1)减少钙离子内流,减轻钙离子超载所造成的动脉壁损害。
(2)抑制平滑肌增殖和动脉基质蛋白质合成,增加血管壁顺应性。
(3)抑制脂质过氧化,保护内皮细胞。
(4)硝苯地平增加细胞内 cAMP 含量,提高溶酶体酶及胆固醇酯的水解活性,有助于动脉壁脂蛋白的代谢,从而降低细胞内胆固醇水平。

4. 试述钙拮抗药对红细胞和血小板结构和功能的影响。

答 (1)对红细胞:减轻钙离子超载,减轻对红细胞膜的损伤。
(2)对血小板:地尔硫䓬抑制血栓素 A_2(TXA_2)的产生和由 ADP、Adr 及 5-HT等所引起的血小板聚集。

5. 试述地尔硫䓬对不稳定型心绞痛治疗的优势。

答 (1)不稳定型心绞痛是由于动脉粥样硬化斑块形成或破裂及冠状动脉张力增高所引起。
(2)地尔硫䓬可舒张冠状动脉、减慢心率、降低血压及心肌收缩力而降低心肌氧耗。
(3)具有防治动脉粥样硬化作用。
(4)抑制血小板活化,特别是地尔硫䓬能抑制血栓素 A_2(TXA_2)的产生和由 ADP、肾上腺素以及 5-HT 等所引起的血小板聚集而防止血栓的形成。

(孙文娟)

第 22 章　抗心律失常药

【学/习/要/点】

一、掌握

1. 心律失常发生的电生理学机制。
2. 抗心律失常药的基本电生理作用。
3. 各类抗心律失常药的临床应用特点。

二、熟悉

1. 各类抗心律失常药作用机制及不良反应。
2. 抗心律失常药的致心律失常作用。

【应/试/考/题】

一、选择题

【A/型/题】

1. 治疗窦性心动过速首选　　　　（　　）
   A. 奎尼丁　　　　　　B. 苯妥英钠
   C. 普萘洛尔　　　　　D. 利多卡因
   E. 胺碘酮

2. 治疗强心苷中毒所致的快速型心律失常的最佳药物是　　（　　）
   A. 奎尼丁　　　　　　B. 胺碘酮
   C. 普罗帕酮　　　　　D. 苯妥英钠
   E. 普萘洛尔

3. 治疗阵发性室上性心动过速首选
   　　　　　　　　　　　　（　　）
   A. 奎尼丁　　　　　　B. 维拉帕米

C. 普罗帕酮　　　　　D. 利多卡因
E. 胺碘酮

4. 治疗急性心肌梗死引发的室性心动过速首选　　　　　　　（　　）
   A. 奎尼丁　　　　　　B. 维拉帕米
   C. 普罗帕酮　　　　　D. 利多卡因
   E. 普萘洛尔

5. 下列只适合用于室性心动过速治疗的药物是　　　　　　　（　　）
   A. 胺碘酮　　　　　　B. 维拉帕米
   C. 利多卡因　　　　　D. 普萘洛尔
   E. 奎尼丁

6. 长期应用引起角膜褐色微粒沉着的抗心律失常药是　　　（　　）
   A. 利多卡因　　　　　B. 胺碘酮
   C. 奎尼丁　　　　　　D. 普萘洛尔
   E. 维拉帕米

7. 下列关于奎尼丁抗心律失常作用的叙述,错误的是　　　　　（　　）

　　A. 降低浦肯野纤维自律性

　　B. 减慢心房、心室和浦肯野纤维传导性

　　C. 延长心房、心室和浦肯野纤维的动作电位时程和有效不应期

　　D. 阻滞钠通道,不影响钾通道

　　E. 对钠通道、钾通道都有抑制作用

8. 奎尼丁治疗心房颤动合用强心苷的目的是　　　　　　　　　（　　）

　　A. 增强奎尼丁的钠通道阻滞作用

　　B. 抑制房室传导,减慢心室率

　　C. 提高奎尼丁的血药浓度

　　D. 避免奎尼丁过度延长动作电位时程

　　E. 增强奎尼丁延长动作电位时程的作用

9. 下列不宜口服治疗心律失常的药物是
　　　　　　　　　　　　　　　　（　　）

　　A. 普萘洛尔　　　　B. 胺碘酮

　　C. 利多卡因　　　　D. 普鲁卡因胺

　　E. 奎尼丁

10. 钠通道阻滞药分为Ⅰa、Ⅰb、Ⅰc三个亚类的依据是　　　　　（　　）

　　A. 药物对通道产生阻滞作用的强度及阻滞作用解除的时间长短

　　B. 钠通道阻滞药对钾通道的抑制强度

　　C. 对动作电位时程的影响

　　D. 对有效不应期的影响

　　E. 根据化学结构特点

11. 下列药物中缩短动作电位时程的药物是　　　　　　　　　　（　　）

　　A. 奎尼丁　　　　B. 普鲁卡因胺

　　C. 普罗帕酮　　　D. 利多卡因

　　E. 胺碘酮

12. 以奎尼丁为代表的Ⅰa类药的电生理是
　　　　　　　　　　　　　　　　（　　）

　　A. 明显抑制 0 相上升最大速率,明显抑制传导,APD 延长

　　B. 适度抑制 0 相上升最大速率,适度抑制传导,APD 延长

　　C. 轻度抑制 0 相上升最大速率,轻度抑制传导,APD 不变

　　D. 适度抑制 0 相上升最大速率,严重抑制传导,APD 缩短

　　E. 轻度抑制 0 相上升最大速率,轻度抑制传导,APD 缩短

13. 下列属于适度阻滞钠通道药（Ⅰa类）的是　　　　　　　　　（　　）

　　A. 利多卡因　　　　B. 维拉帕米

　　C. 胺碘酮　　　　　D. 氟卡尼

　　E. 普鲁卡因胺

14. 下列延长动作电位时程（APD）及有效不应期（ERP）的药物是　　（　　）

　　A. 普鲁卡因胺　　　B. 胺碘酮

　　C. 利多卡因　　　　D. 普萘洛尔

　　E. 普罗帕酮

15. 下列可引起尖端扭转型室性心动过速的药物是　　　　　　　　（　　）

　　A. 利多卡因　　　　B. 奎尼丁

　　C. 苯妥英钠　　　　D. 普萘洛尔

　　E. 维拉帕米

【B型题】

(16~18 题共用备选答案)

　　A. 利多卡因

　　B. 胺碘酮

　　C. 普鲁卡因胺

　　D. 奎尼丁

　　E. 苯妥英钠

16. 在角膜发生微粒沉积的药物是（　　）

17. 能加快房室传导的药物是　　（　　）

18. 能引起金鸡纳反应的药物是　（　　）

(19~21 题共用备选答案)

　　A. 奎尼丁　　　　B. 利多卡因

　　C. 苯妥英钠　　　D. 胺碘酮

　　E. 维拉帕米

19. 治疗阵发性室上性心动过速宜选用的
药物是　　　　　　　　（　　　）
20. 治疗心肌梗死并发室性心动过速宜选
用的药物是　　　　　　　（　　　）
21. 治疗心房纤颤宜选用的药物是（　　　）

【X 型题】

22. 普萘洛尔抗心律失常作用机制包括（　　　）
A. 阻断心脏 β 受体
B. 降低窦房结、浦肯野纤维自律性
C. 减少儿茶酚胺所致的迟后除极
D. 减慢房室结传导，延长其有效不应期
E. 增强肾上腺素对心脏 β 受体的激动
作用
23. Ⅰa 类钠通道阻滞药的特点是 （　　　）
A. 复活时间常数（$\tau_{recovery}$）在 1～10 秒
之间
B. 延长复极过程
C. 降低动作电位 0 相上升速率
D. 缩短或不影响动作电位时程
E. 只能静脉给药
24. 快反应细胞与慢反应细胞的主要区别
在于　　　　　　　　　（　　　）
A. 快反应细胞 0 相除极由钠电流介
导，慢反应细胞 0 相除极由 L 型钙
电流介导
B. 快反应细胞 4 相自发除极源于内向起
搏电流；慢反应细胞 4 相自发除极是
钠钙交换电流、延迟钾电流及 L 型和
T 型钙电流共同作用的结果
C. 快反应细胞无自律性，慢反应细胞
有自律性
D. 快反应细胞与慢反应细胞的复极电
流不完全相同
E. 快反应细胞与慢反应细胞的静息膜
电位水平不同

25. 降低心肌异常自律性的方式有（　　　）
A. 增加最大舒张电位
B. 延长动作电位时程
C. 提高阈电位水平
D. 减慢动作电位 4 相自动除极速率
E. 增加动作电位 4 相自动除极速率
26. 快反应细胞的传导速度取决于（　　　）
A. 动作电位 0 相钠电流
B. 动作电位 0 相上升速率
C. 动作电位时程长短
D. 有效不应期长短
E. 动作电位复极过程快慢
27. 奎尼丁的药理作用包括　　　（　　　）
A. 减少 Ca^{2+} 内流，具有负性肌力作用
B. 减慢传导
C. 抑制 K^+ 外流，延长动作电位时程和
有效不应期
D. 抗胆碱，阻断外周 α 受体
E. 仅对心室肌细胞钠通道有抑制作用

二、名词解释
1. 有效不应期（ERP）
2. 折返（reentry）
3. 动作电位时程（APD）
4. 早后除极（EAD）

三、填空题
1. 后除极有　　　　　　　和　　　　　　
两种类型。
2. 降低自律性的 4 种方式是　　　　　　、
　　　　　　、　　　　　和　　　　　。
3. 奎尼丁延长心房、心室和浦肯野细胞的
动作电位时程是由于抑制　　　　　。
4. 腺苷抗心律失常的作用包括激活乙酰胆
碱敏感的　　　　　　通道、　　　　　
动作电位时程，主要用于终止折返性
　　　　　　性心律失常，还可抑制
　　　　　　内流。

5. 奎尼丁和普鲁卡因胺的共同作用是_____、_____、_____和_____。

四、简答题

简述抗心律失常药通过哪些环节降低自律性,并各列举一类药物。

五、论述题

1. 常用的抗心律失常药物如何分类? 请每类列举一个药名。

2. 试比较奎尼丁与利多卡因在心脏电生理和应用方面的区别。

3. 试比较普萘洛尔与维拉帕米对心肌电生理的影响和抗心律失常应用的异同。

4. 试述苯妥英钠对心脏的作用特点及在心律失常治疗中的用途。

5. 试述胺碘酮的抗心律失常作用。

【参/考/答/案】

一、选择题

【A 型题】

1. C	2. D	3. B	4. D	5. C
6. B	7. D	8. B	9. C	10. A
11. D	12. B	13. E	14. B	15. B

【B 型题】

16. B	17. D	18. D	19. E	20. B
21. A				

【X 型题】

22. ABCD	23. ABC	24. ABDE
25. ABCD	26. AB	27. ABCD

2. D【解析】苯妥英钠轻度抑制 Na^+ 内流。①降低自律性:抑制 4 相 Na^+ 内流;②改善病区传导;③相对延长 ERP,促进 K^+ 外流,抑制 2 相的少量 Na^+ 内流→缩短 APD > ERP→ERP 相对延长;④能与强心苷竞争 $Na^+ - K^+ - $ ATP 酶,抑制强心苷中毒所致的迟后除极,治疗强心苷中毒所致的心律失常效果好(室性、房性均可,室性首选)。

3. B【解析】维拉帕米阻滞 L 型钙通道,降低窦房结的自律性,减慢房室结传导速度,从而减慢心率,用于治疗室上性心动过速。

4. D【解析】利多卡因主要治疗室性心律失常,如心脏手术、急性心肌梗死所致的室性心动过速或心室纤颤。

6. B【解析】胺碘酮的不良反应包括:心律失常(房室传导阻滞及 Q - T 间期延长禁用)、角膜褐色微粒沉着、间质性肺炎、肺纤维化、甲状腺功能亢进或减退和肝坏死。不良反应与剂量大小及用药作用时间长短有关。

8. B【解析】奎尼丁治疗心房颤动合用强心苷的目的是抑制房室传导,减慢心室率。因为奎尼丁具有抗胆碱作用,会加快房室传导,减慢心室率。

14. B【解析】胺碘酮:阻滞钾通道,明显抑制心肌复极过程,延长 APD 和 ERP。

22. ABCD【解析】抗心律失常药可通过降低动作电位 4 相斜率、提高动作电位的发生阈值、增加静息膜电位绝对值、延长动作电位时程等方式降低异常自律性。

23. ABC【解析】I a 类钠通道阻滞药的特

点：复活时间常数 1 ~ 10 秒，适度阻滞钠通道，降低动作电位 0 期除极速率，延长复极过程，延长 ERP 更明显。

二、名词解释

1. 有效不应期（ERP）：心肌去极后，必需复极到 -60mV，受到刺激后，才能发生传导性兴奋，自除极到能引起传播性兴奋，此段时间间隔称为有效不应期（effective refractory period，ERP）。

2. 折返（reentry）：指一个冲动沿着曲折的环形通路返回到其起源的部位，并可再次激动而继续向前传播的现象，是引起心律失常的重要机制。

3. 动作电位时程（APD）：是除极开始到复极结束的时间；是动作电位 0 相至 3 相的时程合称为 APD。

4. 早后除极（EAD）：是一种发生在完全复极之前的后除极，常发生在 2、3 相复极中，动作电位时程（APD）过度延长时易发生。

三、填空题

1. 早后除极　迟后除极

2. 降低动作电位 4 相斜率　提高动作电位的发生阈值　增加静息膜电位绝对值　延长动作电位时程

3. I_{Kr}

4. 钾离子　缩短　室上　钙离子

5. 降低自律性　减慢传导速度　延长有效不应期

四、简答题

简述抗心律失常药通过哪些环节降低自律性，并各列举一类药物。

答 （1）增加静息膜电位绝对值：腺苷激活乙酰胆碱敏感的钾通道。

（2）降低动作电位 4 相斜率：β 肾上腺素受体拮抗药阻滞 Adr 激活的 I_f。

（3）提高动作电位的发生阈值：钠、钙通道阻滞药。

（4）延长动作电位时程（APD）：钾通道阻滞药。

五、论述题

1. 常用的抗心律失常药物如何分类？请每类列举一个药名。

答 根据药物的主要作用通道和电生理特点，分 4 类。

（1）Ⅰ类：钠通道阻滞药。

Ⅰa 类：奎尼丁、普鲁卡因酰胺。

Ⅰb 类：利多卡因、苯妥英钠、美西律。

Ⅰc 类：普罗帕酮。

（2）Ⅱ类：β 受体阻滞药（美托洛尔、阿替洛尔）。

（3）Ⅲ类：延长动作电位时程药（胺碘酮、索他洛尔）。

（4）Ⅳ类：钙通道阻滞药（维拉帕米）。

2. 试比较奎尼丁与利多卡因在心脏电生理和应用方面的区别。

答 奎尼丁与利多卡因在心脏电生理和应用方面的区别见下表。

奎尼丁与利多卡因在心脏电生理和应用方面的区别

	奎尼丁	利多卡因
自律性机制	降低 抑制 4 相钠离子内流，降低浦氏纤维、心房肌、心室肌自律性	降低 促进 4 相钾离子外流和抑制钠离子内流
传导性机制	减慢 抑制 0 相钠离子内流	减慢 治疗量：高血钾抑制传导；低血钾促进传导 高浓度抑制传导

(续表)

	奎尼丁	利多卡因
APD 和 ERP 机制	绝对延长阻滞钾离子外流	缩短,相对延长 ERP 促进 3 相钾离子外流
临床应用	广谱:室上性和室性心律失常,心房颤动,心房扑动	室性心律失常

3. 试比较普萘洛尔与维拉帕米对心肌电生理的影响和抗心律失常应用的异同。

答 普萘洛尔与维拉帕米对心肌电生理的影响和抗心律失常应用的异同见下表。

普萘洛尔与维拉帕米对心肌电生理的影响和抗心律失常应用的异同

	普萘洛尔	维拉帕米
作用	阻断 β_1 受体	抑制激活状态和失活状态的 L 型钙通道
对心肌电生理的影响	降低窦房结、心房和浦氏纤维的自律性,在运动和情绪激动时明显 降低儿茶酚胺所致的迟后除极 减慢房室结传导,延长 ERP	抑制慢反应细胞 4 相舒张期除极速率→自律性↓ 抑制动作电位 0 相最大上升速率和振幅,减慢房室结的传导速度 延长慢反应动作电位的 ERP

(续表)

	普萘洛尔	维拉帕米
临床应用	治疗室上性心律失常,对窦性心动过速,尤其与交感神经过度兴奋过高、嗜铬细胞瘤、甲亢引起的效果更好;运动和情绪激动所引起的室性心律失常亦有效	治疗室上性和房室结折返性心律失常效果好,阵发性室上性心动过速的首选药

4. 试述苯妥英钠对心脏的作用特点及在心律失常治疗中的用途。

答 (1)抑制失活态的钠通道,作用于希 - 浦系统,降低浦氏纤维自律性。

(2)与强心苷竞争 $Na^+ - K^+ - ATP$ 酶,抑制强心苷中毒所致的迟后除极,故特别适用于强心苷中毒所致的室性心律失常。

(3)对心肌梗死、心脏手术、麻醉、电复律等引起的室性心律失常亦有效。

5. 试述胺碘酮的抗心律失常作用和应用。

答 (1)对离子通道作用:阻滞 Na^+ 通道、K^+ 通道、Ca^{2+} 通道,抑制后除极,治疗触发性心律失常。

(2)抑制 α、β 受体。

(3)心脏电生理作用:①降低自律性;②减慢传导;③延长不应期。广谱抗心律失常药,适用于各种室上性和室性心律失常的治疗。

(孙文娟)

第23章　作用于肾素 – 血管紧张素系统的药物

【学/习/要/点】

一、掌握

血管紧张素转化酶（ACE）抑制药的药理作用、临床应用及不良反应。

二、熟悉

1. 常用血管紧张素转化酶（ACE）抑制药和血管紧张素 II 受体（AT$_1$ 受体）阻断药的特点。
2. AT$_1$ 受体阻断药与 ACE 抑制药比较及合用问题。

【应/试/考/题】

一、选择题

【A/型/题】

1. 下列关于氯沙坦不良反应的叙述,不正确的是　　　　　（　　）
   - A. 对血脂及葡萄糖含量均无影响
   - B. 应避免与补钾或保钾利尿药合用
   - C. 少数患者用药后可出现眩晕
   - D. 常引起直立性低血压
   - E. 禁用于孕妇、哺乳期妇女及肾动脉狭窄者

2. 高血压伴有肾功能不全者宜选用（　　）
   - A. 胍乙啶
   - B. 卡托普利
   - C. 普萘洛尔
   - D. 美卡拉明
   - E. 利血平

3. AT$_1$ 受体阻断药的作用特点不包括（　　）
   - A. 选择性低,影响激肽系统
   - B. 阻断由 ACE 生成的 Ang II
   - C. 阻断由糜蛋白酶生成的 Ang II
   - D. 对 Ang II 作用拮抗更完全
   - E. 引起咳嗽等不良反应少

4. 血管紧张素转化酶抑制药的主要不良反应不包括（　　）
   - A. 低血钾
   - B. 低血糖
   - C. 高血钾
   - D. 无痰干咳
   - E. 血管神经性水肿

5. 下列关于 AT$_1$ 受体阻断药的叙述,正确的是（　　）
   - A. 反馈性地增加血浆肾素 2～3 倍,导致血浆 Ang II 浓度升高

B. 与 ACE 抑制药比较,作用更广泛

C. 无不良反应

D. AT_1 受体被阻滞后醛固酮产生增加

E. 具有促进 AngⅡ的促心血管细胞增殖肥大作用

6. AT_1 受体阻断药与 ACE 抑制药合用时不会产生 （　　）

A. 取长补短,增强疗效

B. 双向阻断,不良反应明显增加

C. 降低血压有良好的相加作用

D. 作用比 ACEI 更完全且较专一

E. 对降低血浆醛固酮与去甲肾上腺素水平有良好的相加作用

7. 血管紧张素转化酶抑制药不适用于（　　）

A. 肾动脉阻塞或肾动脉硬化造成的双侧肾血管病

B. 伴有心力衰竭或糖尿病的高血压患者

C. 糖尿病患者并发肾脏病变

D. 肾血管性高血压

E. 充血性心力衰竭与心肌梗死

8. 下列关于血管紧张素转化酶的叙述,正确的是 （　　）

A. ACE 有细胞型、血浆型和组织型 3 类

B. 只能降解 AngⅠ为 AngⅡ

C. 不能降解缓激肽、P 物质与内啡肽

D. 血中内源性 AngⅠ与缓激肽主要在肺血管内皮细胞经 ACE 转化

E. ACE 与激肽酶Ⅱ是两种不同的酶

9. 下列与 ACE 抑制药长期降压效应有关的是 （　　）

A. 抑制局部组织中的 RAAS

B. 抑制循环血中 RAAS

C. 抑制缓激肽的降解

D. 促进缓激肽的降解

E. 降低前列腺素的合成

10. 下列关于卡托普利降压作用的叙述,不正确的是 （　　）

A. 对自由基引起的心血管损伤有防治作用

B. 毒性小,耐受性良好

C. 口服后 30 分钟开始降压

D. 适用于高肾素型高血压,但对合并有糖尿病的高血压患者不适用

E. 药效持续时间长,8～12 小时

11. 下列关于 AT_1 受体兴奋并导致升压的机制叙述,正确的不包括 （　　）

A. 兴奋交感神经末梢突触前膜 AT_1 受体,促进去甲肾上腺素释放

B. 兴奋心肌细胞膜上的 AT_1 受体,直接抑制心肌收缩力,降低收缩压

C. 兴奋肾上腺髓质的 AT_1 受体,促进儿茶酚胺的释放

D. 激活肾上腺皮质的 AT_1 受体促进醛固酮的释放,增加水钠潴留与血容量

E. 兴奋血管平滑肌的 AT_1 受体,直接收缩血管

12. 血管紧张素转化酶抑制药与其他降压药相比,特点中不包括 （　　）

A. 长期应用不易引起脂质代谢紊乱

B. 能防止或逆转心肌肥大和血管增生

C. 适用于各型高血压

D. 改善高血压患者的生活质量

E. 降压作用强大,可伴有明显的反射性心率加快

13. AT_1 受体阻断药与 ACE 抑制药比较,不正确的是 （　　）

A. 不能耐受 ACE 抑制药的咳嗽患者,可改用 AT_1 受体阻断药

B. AT_1 受体阻断药可抑制 ACE 产生缓激肽等引起的咳嗽

C. AT_1 受体阻断药是阻断 AngⅡ,因此作用比 ACE 抑制药更完全

D. AT_1 受体阻断药缺乏 ACE 抑制药的缓激肽 - NO 途径的心血管保护作用

E. 抗高血压和心力衰竭治疗时疗效相似

14. 卡托普利可引起下列何种离子缺乏（　　）

　　A. K^+　　　　　　B. Fe^{2+}

　　C. Ca^{2+}　　　　　D. Zn^{2+}

　　E. Mg^{2+}

15. 卡托普利的降压机制是　　　　（　　）

　　A. 抑制血管紧张素转化酶的活性和降低缓激肽的降解

　　B. 抑制血管紧张素转化酶的活性和促进缓激肽的降解

　　C. 促进循环和组织中的肾素－血管紧张素系统，使 Ang Ⅱ 增加

　　D. 直接扩张血管平滑肌

　　E. 促进缓激肽的降解，减少 BK 量

【B/型/题】

（16～17 题共用备选答案）

　　A. 氯沙坦　　　　　B. 卡托普利

　　C. 依那普利　　　　D. 福辛普利

　　E. 卡维地洛

16. 属 AT_1 受体阻断药的是　　　　（　　）

17. 用于治疗糖尿病肾病的是　　　　（　　）

（18～19 题共用备选答案）

　　A. 依拉普利　　　　B. 卡托普利

　　C. 福辛普利　　　　D. 雷米普利

　　E. 赖诺普利

18. 口服吸收易受食物影响的是　　　（　　）

19. 与 ACE 锌配基结合的部位是磷酸基（POO－）的是　　　　　　　　（　　）

（20～21 题共用备选答案）

　　A. 氯沙坦　　　　　B. 缬沙坦

　　C. 坎地沙坦　　　　D. 厄贝沙坦

　　E. 替米沙坦

20. 属体内活性代谢产物的是　　　（　　）

21. 其代谢产物比自身作用强 10～40 倍的是　　　　　　　　　　　（　　）

（22～23 题共用备选答案）

　　A. 肝炎

　　B. 低血钾

　　C. 粒细胞缺乏症

　　D. 刺激性干咳

　　E. 增加肾素分泌

22. 血管紧张素转化酶抑制药不良反应发生率较高的是　　　　　　　　（　　）

23. 血管紧张素 Ⅱ 受体阻断药会导致（　　）

（24～25 题共用备选答案）

　　A. 氯沙坦　　　　　B. 缬沙坦

　　C. 依那普利　　　　D. 坎地沙坦

　　E. 替米沙坦

24. 保存缓激肽的活性的是　　　　（　　）

25. 与 AT_1 受体亲和力强的是　　　（　　）

【X/型/题】

26. 肾素－血管紧张素系统的功能包括

　　　　　　　　　　　　　　　（　　）

　　A. 升高血压

　　B. 促进血管平滑肌细胞肥大和增生

　　C. 促进心肌肥厚与重构

　　D. 促进肾小球血管间质细胞增生，增加肾小球毛细胞血管压力

　　E. 促进醛固酮分泌，增加水钠潴留

27. ACE 抑制药对糖尿病肾病患者肾脏的保护作用是指　　　　　　　（　　）

　　A. 降低肾小球毛细胞血管压力

　　B. 扩张肾脏出球小动脉

　　C. 抑制肾小球血管间质细胞增生

　　D. 延缓肾功能衰竭进展

　　E. 抑制肾小球细胞外基质蛋白积聚

28. ACE 抑制药对血流动力学的影响包括

　　　　　　　　　　　　　　　（　　）

　　A. 扩张动静脉，降低血压

　　B. 抑制醛固酮释放，减少水钠潴留，降低血容量

　　C. 对心功能正常者或心衰患者均可增加心输出量

D. 收缩冠状动脉和脑血管,增加心脑血流量

E. 扩张肾脏出球小动脉,增加肾血流量,降低肾小球滤过率

29. ACEI 的不良反应有　　　　(　　)

　　A. 反射性心跳加快

　　B. 咳嗽

　　C. 低血钾

　　D. 胰岛素抵抗

　　E. 致畸

30. 激动 AT_1 受体的效应包括　(　　)

　　A. 增加外周交感神经张力

　　B. 促进醛固酮分泌

　　C. 收缩血管、升高血压

　　D. 促进组织增生

　　E. 增加肾血流量

31. 应避免与补钾或保钾利尿药合用的是
　　　　　　　　　　　　　(　　)

　　A. 卡托普利　　　B. 依那普利

　　C. 地高辛　　　　D. 氯沙坦

　　E. 氢氯噻嗪

32. 关于氯沙坦的描述正确的是　(　　)

　　A. 肝内 5 - 羧酸代谢产物 EXP3174 比氯沙坦活性强

　　B. 竞争性拮抗血管紧张素Ⅱ

　　C. 不引起直立性低血压

　　D. 对血中脂质和葡萄糖含量无影响

　　E. 降压时不引起反射性心率加快

33. 卡托普利的临床用途有　　(　　)

　　A. 高血压　　　　B. 心肌梗死

　　C. 心律失常　　　D. 充血性心力衰竭

　　E. 糖尿病性肾病

二、名词解释

1. 肾素(renin)

2. 血管紧张素转化酶(angiotensin - converting enzyme,ACE)

三、填空题

1. 用于治疗糖尿病肾病的 ACEI 药物是
　　　　　　　, 　　　　　　　对心脑 ACE 抑制作用强而持久,对肾脏 ACE 抑制作用弱而短暂。

2. ACEI 药物中,首剂低血压发生率低的药物是　　　　　　　;咳嗽发生率低的是　　　　　　　。

3. ACEI 对血钾的影响是　　　　　　　。

4. 对肾动脉阻塞或肾动脉硬化造成的双侧肾血管病患者,ACEI 对其肾功能的影响是　　　　　　　。

5. 卡托普利的临床用途包括:　　　　、
　　　　　、　　　　　和　　　　　。

6. 对伴有　　　　　　　、　　　　　　　或　　　　　　　的高血压患者,ACEI 为首选药。

7. ACEI 对心血管的作用有　　　　　、
　　　　　、　　　　　和　　　　　。

8. ACEI 应避免与　　　　　　　利尿药合用,妊娠高血压　　　　　　　应用 ACEI。

9. 氯沙坦拮抗　　　　　　　受体,反馈增加　　　　　　　分泌,导致血浆　　　　　　　升高。

四、简答题

1. 简述 ACEI 的特殊应用指征和绝对禁忌证。

2. 简述血管紧张素转化酶抑制药的基本药理作用。

五、论述题

1. AT_1 受体阻断药与血管紧张素转化酶抑制药比较有何不同。

2. 试述 ACEI 的不良反应。

3. 试述 ACEI 的临床适应证。

4. 试述 AT_1 受体阻断药的药理作用。

5. 试述卡托普利的药理作用及临床应用。

一、选择题

【A 型题】

1. D　　2. B　　3. A　　4. A　　5. A
6. B　　7. A　　8. D　　9. A　　10. D
11. B　　12. E　　13. B　　14. D　　15. A

【B 型题】

16. A　　17. B　　18. B　　19. C　　20. C
21. A　　22. D　　23. E　　24. C　　25. D

【X 型题】

26. ABCDE　　27. ABCDE　　28. AB
29. ABDE　　30. ABCD　　31. ABD
32. ABCDE　　33. ABDE

2. B【解析】ACEI 对肾脏的保护作用：①扩张肾出球小动脉，使肾小球毛细血管压力降低。②抑制肾小球间质细胞增生及基质蛋白积聚，防止或减轻肾小球硬化病变。

3. A【解析】AT₁ 受体阻断药既可阻断由 ACE 生成的 Ang Ⅱ，也可阻断糜蛋白酶生成的 Ang Ⅱ 所产生的作用；对 Ang Ⅱ 作用拮抗更完全。选择性高，不影响激肽系统，引起咳嗽等不良反应少。

4. A【解析】ACE 抑制药能减少 Ang Ⅱ 生成，依赖 Ang Ⅱ 排钾的醛固酮减少，因此血钾升高。

5. A【解析】AT₁ 受体被阻滞后，反馈性地增加血浆肾素 2～3 倍，导致血浆 Ang Ⅱ 浓度升高。但由于 AT₁ 受体已被阻滞，这些反馈性作用难以表现。

6. B【解析】AT₁ 受体阻断药与 ACE 抑制药合用的优点。二者合用可以取长补

短，增强疗效，对减轻心脏重构，降低血压，降低血浆醛固酮与去甲肾上腺素水平有良好的相加作用，而不良反应未见增加。

8. D【解析】ACE 有细胞型和血浆型 2 种类型，细胞型存在于细胞膜表面，血浆型为可溶性，存在于体液中。血中内源性 Ang Ⅰ 与缓激肽主要在肺血管内皮细胞经 ACE 转化，故对血压调节主要取决于细胞型 ACE 活性。

14. D【解析】ACE 的活性部位有 2 个结合位点，其中含 Zn²⁺ 的结合位点是 ACE 抑制药的有效基团必需结合的位点。

26. ABCDE【解析】肾素－血管紧张素系统的功能包括：①对血管、血压的影响。Ang Ⅱ 能增加外周血管阻力，升高血压。Ang Ⅱ 经 AT₁ 受体介导，激活多种信号转导通路，促进血管平滑肌细胞的肥大与增生。②对心脏的影响。正性肌力和正性频率作用，致心肌肥厚与重构。③对肾脏的作用。使肾小球入球、出球小动脉收缩，降低肾血流量；低浓度时，可增加近曲小管对钠离子的重吸收；高浓度则抑制，引起肾小球血管增生重构。④对肾上腺皮质的影响。醛固酮分泌增加。

28. AB【解析】ACE 抑制药对血流动力学的影响包括：①扩张动静脉，降低外周阻力。②减少醛固酮分泌，减少血容量，降低血压。特点：对正常人，不影响心排出量；对慢性心功能不全者，可降低心前后负荷，改善心功能；可增加心、脑、肾血流量。

二、名词解释

1. 肾素（renin）：酸性蛋白水解酶，产生于

肾脏,水解血管紧张素原,生成血管紧张素Ⅰ。

2. 血管紧张素转化酶(angiotensin - converting enzyme,ACE):又称激肽酶Ⅱ,为肽基二肽水解酶,水解血管紧张素Ⅰ转化为血管紧张素Ⅱ,也能降解缓激肽、P物质与内啡肽,使之失活。

三、填空题

1. 卡托普利　福辛普利
2. 赖诺普利　福辛普利
3. 升高血钾
4. 加重肾功能损伤
5. 高血压　充血性心力衰竭　心肌梗死　糖尿病肾病
6. 心力衰竭　糖尿病　肾病
7. 阻止 Ang Ⅱ 的生成　保存缓激肽的活性　保护血管内皮细胞　抗心肌缺血与心肌保护
8. 保钾　禁止
9. AT₁　肾素　Ang Ⅱ

四、简答题

1. 简述 ACEI 的特殊应用指征和绝对禁忌证。

答　(1)特殊应用指征:高血压合并糖尿病、心力衰竭、左心肥厚、心肌梗死、肾功能不全并蛋白尿等。

(2)ACEI 的绝对禁忌证:血管神经性水肿、ACEI 过敏、妊娠和双侧肾动脉狭窄。

2. 简述血管紧张素转化酶抑制药的基本药理作用。

答　(1)阻止 Ang Ⅱ 的生成。

(2)保存缓激肽的活性。

(3)保护血管内皮细胞。

(4)抗心肌缺血与心肌保护。

(5)增敏胰岛素受体。

五、论述题

1. AT₁ 受体阻断药与血管紧张素转化酶抑制药比较有何不同。

答　(1)临床应用相似:治疗高血压、心力衰竭疗效相似。

(2)AT₁ 受体阻断药不抑制 ACE:不产生缓激肽等引起的咳嗽。

(3)不增强机体对胰岛素的敏感性,不降低血脂。

(4)AT₁ 受体阻断药,抑制心血管增殖与重构作用比 ACEI 弱;AT₁ 受体阻断药不抑制 ACE,不减少缓激肽的水解灭活。①PGE₂ 和 PGI₂ 的形成增加,扩张血管作用增强。②一氧化氮(NO)与扩血管性前列腺素,参与促进细胞凋亡,对抗 AT₁ 受体的促心血管增殖与作用重构。

(5)AT₁ 受体阻断药,阻断 Ang Ⅱ 作用比 ACEI 强。①因 Ang Ⅱ 也可通过糜酶旁路产生,故 ACEI 不能完全阻断 Ang Ⅱ 的产生;②AT₁ 受体阻断药是阻断 Ang Ⅱ 与 AT₁ 受体结合,在受体水平阻断 RAS;与 ACEI 相比较,具有比 ACEI 更完全,作用专一的特点。

2. 试述 ACEI 的不良反应。

答　(1)一般反应:消化道反应和中枢反应。

(2)首剂低血压:多见。

(3)咳嗽:ACEI→缓激肽等炎性介质灭活↓→则相对性的活性↑→引起支气管痉挛→患者干咳无痰。

(4)低血糖:ACEI 增强机体对胰岛素的敏感性,降低血糖。

(5)高钾血症:ACEI 可减少血管紧张素Ⅱ的产生,使依赖其的醛固酮减少,排钾↓。

(6)肾功能损害:在肾动脉阻塞、肾动脉硬化患者,由于双侧肾血管有病变,肾血液灌注减少；ACEI 扩张肾出球小动脉，进一步降低了肾灌注压，加重肾缺血，肾功能下降。

（7）血管神经性水肿：与缓激肽等有关，停药后可恢复。

（8）育龄妇女慎用：①因可使胎儿畸形、发育不良甚至死胎，妊娠高血压绝对禁用。②可从乳汁分泌，哺乳妇女忌用（多见于亲脂性强的药物雷米普利与福辛普利）。

（9）味觉障碍：见于含—SH 的 ACEI，与缺锌有关，补锌即可。

3. 试述 ACEI 的临床适应证。

答 （1）治疗高血压：①适用于各种类型高血压，原发性及肾性高血压。②对轻、中度患者 ACEI 可单独作为一线药物，也可以与其他药物合用，与利尿药合用对 95% 以上的患者有效。③是伴有糖尿病、肾病及胰岛素抵抗、左心室肥厚、左心功能障碍及 AMI 的高血压患者的首选药物。④与利尿药及 β 受体阻断药合用，治疗重型或顽固性高血压效果好。

（2）治疗顽固性心力衰竭与 AMI：①ACEI 能降低心力衰竭患者的死亡率，改善预后，延长寿命。②ACEI 能降低心肌梗死并发心力衰竭的病死率，能改善血流动力学和器官灌流。机制：血管扩张，使心脏前、后负荷减轻；抗心肌缺血与保护心肌；逆转心室和血管肥厚，明显减轻高血压患者常伴有的左心室肥厚。

（3）治疗糖尿病性肾病和其他肾病：①防止糖尿病患者的肾功能恶化，对 1 型和 2 型糖尿病均有此作用。②对高血压肾病、肾小球肾病和间质性肾炎等有一定疗效。可保护肾脏，减轻蛋白尿。机制：ACEI 扩张肾出球小动脉，保存缓激肽，保护肾小球；对双侧肾血管病变无效，对多囊肾无效。

4. 试述 AT_1 受体阻断药的药理作用。

答 （1）AT_1 受体被阻滞使 Ang Ⅱ 对血管的收缩作用及醛固酮的释放的作用受到抑制，使血管扩张血压下降、血容量减少。

（2）阻滞 AngⅡ引起的左心室肥厚：AT_1 受体被阻滞后，反馈性的使血浆肾素增加，Ang Ⅱ血浓度增加，AT_2 受体被激活增加；AT_2 受体被激活时，能激活缓激肽 B_2 受体与一氧化氮（NO）合成酶，促进 NO 的合成，舒张血管，降低血压；参与促进细胞凋亡，对抗 AT_1 受体的促心血管增殖与重构作用。

5. 简述卡托普利的药理作用及临床应用。

答 药理作用：抑制 ACE。①阻止 Ang Ⅱ 的生成；②保存缓激肽的活性；③保护血管内皮细胞；④抗心肌缺血与心肌保护；⑤增敏胰岛素受体。

临床应用：①高血压；②充血性心力衰竭；③心肌梗死；④糖尿病肾病。

（孙文娟）

第24章 利 尿 药

【学/习/要/点】

一、掌握

1. 袢利尿药和噻嗪类利尿药的药理作用、作用机制、临床应用及应用原则。
2. 袢利尿药和噻嗪类利尿药的主要不良反应及用药注意事项。

二、熟悉

保钾利尿药和碳酸酐酶抑制药的药理作用、作用机制、临床应用、应用原则、主要不良反应及用药注意事项。

【应/试/考/题】

一、选择题

【A/型/题】

1. 伴有糖尿病的水肿患者,不宜选用下列哪种利尿药 （   ）
   A. 山梨醇　　　　　B. 氢氯噻嗪
   C. 氨苯蝶啶　　　　D. 螺内酯
   E. 甘露醇

2. 呋塞米的不良反应不包括 （   ）
   A. 高尿酸血症　　　B. 高镁血症
   C. 低钾血症　　　　D. 低氯性碱血症
   E. 耳毒性

3. 呋塞米与强心苷合用易出现室性期前收缩主要是因为 （   ）
   A. 高尿酸血症　　　B. 低镁血症
   C. 氯性碱血症　　　D. 低钾血症
   E. 低钙血症

4. 呋塞米不宜和下列哪类抗生素合用 （   ）
   A. 青霉素类　　　　B. 头孢菌素类
   C. 四环素类　　　　D. 大环内酯类
   E. 氨基苷类

5. 下列关于噻嗪类利尿药的叙述,错误的是 （   ）
   A. 痛风患者慎用
   B. 糖尿病患者慎用
   C. 可引起低钙血症
   D. 肾功能不良者慎用
   E. 可引起高血脂

6. 下列关于呋塞米的叙述,错误的是 （   ）
   A. 与链霉素合用可增强耳毒性
   B. 与氨苯蝶啶合用减少不良反应
   C. 与华法林合用可引起出血

D. 与多黏菌素合用可减轻耳毒性

E. 有痛风史者可诱发痛风发作

7. 下列关于噻嗪类利尿药的叙述,错误的是 （　）

A. 具有降压作用

B. 可升高血脂

C. 使尿酸排出增加

D. 可升高血糖

E. 可促进远曲小管对钙离子的重吸收

8. 对于肝性水肿的治疗,应首选的利尿药是 （　）

A. 氢氯噻嗪　　　B. 乙酰唑胺

C. 呋塞米　　　　D. 布美他尼

E. 螺内酯

9. 下列哪种利尿药的作用强度与肾上腺皮质功能有关 （　）

A. 呋塞米　　　　B. 螺内酯

C. 氨苯蝶啶　　　D. 阿米洛利

E. 氢氯噻嗪

10. 下列不属于呋塞米适应证的是（　）

A. 肾性水肿　　　B. 急性左心衰竭

C. 低钙血症　　　D. 肝性水肿

E. 水杨酸中毒

11. 慢性心功能不全应禁用 （　）

A. 呋塞米　　　　B. 氢氯噻嗪

C. 螺内酯　　　　D. 氨苯蝶啶

E. 甘露醇

12. 可用于治疗尿崩症的药物是 （　）

A. 氢氯噻嗪　　　B. 乙酰唑胺

C. 呋塞米　　　　D. 布美他尼

E. 螺内酯

13. 治疗特发性高尿钙症伴尿结石可选用下列何药 （　）

A. 呋塞米　　　　B. 氢氯噻嗪

C. 螺内酯　　　　D. 甘露醇

E. 氨苯蝶啶

14. 长期应用氢氯噻嗪,其降压机制为（　）

A. 抑制 ACE

B. 抑制 $Na^+ - Ca^{2+}$ 交换,血管张力降低

C. 抑制中枢咪唑林受体

D. 降低血容量减轻心脏前负荷

E. 抑制肾素分泌

15. 通过竞争醛固酮受体而发挥利尿作用的药物是 （　）

A. 氨苯蝶啶　　　B. 乙酰唑胺

C. 阿米洛利　　　D. 布美他尼

E. 螺内酯

【B 型题】

(16～19 题共用备选答案)

A. 抑制髓袢升支粗段稀释和浓缩功能

B. 抑制远曲小管近端稀释功能

C. 抑制远曲小管、集合管 Na^+ 重吸收

D. 对抗醛固酮的作用

E. 增加心输出量利尿

16. 螺内酯的利尿作用机制是 （　）

17. 呋塞米的利尿作用机制是 （　）

18. 氢氯噻嗪的利尿作用机制是 （　）

19. 氨苯蝶啶的利尿作用机制是 （　）

(20～22 题共用备选答案)

A. 乙酰唑胺　　　B. 氢氯噻嗪

C. 氨苯蝶啶　　　D. 螺内酯

E. 布美他尼

20. 轻度尿崩症选用 （　）

21. 醛固酮增多性水肿选用 （　）

22. 肾小管 Na^+ 通道阻滞药是 （　）

(23～25 题共用备选答案)

A. 氢氯噻嗪　　　B. 乙酰唑胺

C. 呋塞米　　　　D. 布美他尼

E. 甘露醇

23. 抑制碳酸酐酶的是 （　）

24. 各种原因引起的脑水肿首选 （　）

25. 在袢利尿剂中耳毒性最轻的是（　）

【X型题】

26. 高效利尿药的不良反应有 （ ）
    - A. 水及电解质紊乱
    - B. 胃肠道反应
    - C. 高尿酸、高氮质血症
    - D. 耳毒性
    - E. 肾功能衰竭
27. 噻嗪类利尿药的临床应用有 （ ）
    - A. 水肿
    - B. 高血压
    - C. 心力衰竭
    - D. 肾性尿崩症
    - E. 痛风
28. 噻嗪类利尿药的主要不良反应是（ ）
    - A. 电解质紊乱
    - B. 高尿酸血症
    - C. 高脂血症
    - D. 耳毒性
    - E. 溶血性贫血
29. 螺内酯的不良反应是 （ ）
    - A. 高血钾
    - B. 导致心肌纤维化
    - C. 高血钙
    - D. 妇女多毛症
    - E. 精神紊乱
30. 渗透性利尿药应具备下列哪些特点 （ ）
    - A. 易经肾小球滤过
    - B. 不易被肾小管再吸收
    - C. 在体内不被代谢
    - D. 在组织中降解
    - E. 不易从血管渗入组织
31. 呋塞米的临床应用是 （ ）
    - A. 水肿
    - B. 加速毒物排出
    - C. 预防结石
    - D. 治疗尿崩症
    - E. 高钙血症
32. 作用于远曲小管和集合管的利尿药是 （ ）
    - A. 乙酰唑胺
    - B. 阿米洛利
    - C. 螺内酯
    - D. 氢氯噻嗪
    - E. 氨苯蝶啶
33. 久用可引起低血钾的利尿药是（ ）
    - A. 呋塞米
    - B. 氢氯噻嗪
    - C. 氯噻酮
    - D. 螺内酯
    - E. 氨苯蝶啶

二、名词解释

1. 利尿药（diuretics）
2. 渗透性利尿药（osmotic diuretics）
3. 保钾利尿药（potassium-retaining diuretics）

三、填空题

1. 高效能利尿药所致的电解质紊乱表现为_____、_____、_____，长期应用还可引起_____。
2. 高效能利尿药中_____最易引起耳毒性，_____耳毒性最小。
3. 噻嗪类利尿药的药理作用是_____、_____和_____。
4. 噻嗪类利尿药对代谢的影响是_____血糖和_____血脂。
5. 碳酸酐酶抑制药主要是造成尿中_____、_____和_____排出增多。
6. 甘露醇临床常用_____浓度静脉用药，是治疗_____的首选药。

四、简答题

1. 螺内酯与氨苯蝶啶作用的异同点是什么？
2. 噻嗪类利尿药的作用特点及其临床应用。

五、论述题

1. 试述常用利尿药的分类、主要作用部位及作用机制。
2. 试述呋塞米的药理作用及不良反应。
3. 试述氢氯噻嗪的药理作用、不良反应及临床应用。
4. 试述乙酰唑胺的临床用途。
5. 从利尿作用、对水及电解质的影响、作用特点及临床应用方面对呋塞米、氢氯噻嗪、螺内酯和氨苯蝶啶进行比较。

【参/考/答/案】

一、选择题

【A 型题】

1. B	2. B	3. D	4. E	5. C
6. D	7. C	8. E	9. B	10. C
11. E	12. A	13. B	14. B	15. E

【B 型题】

16. D	17. A	18. B	19. C	20. B
21. D	22. C	23. B	24. E	25. D

【X 型题】

26. ABCD	27. ABCD	28. ABCE
29. ADE	30. ABCE	31. ABE
32. BCE	33. ABC	

2. B【解析】呋塞米作用于髓袢升支粗段,能特异性地与 Cl^- 竞争 $Na^+ - K^+ - 2Cl^-$ 共转运子,抑制 NaCl 再吸收而发挥强大的利尿作用。同时,由于 K^+ 重吸收减少,降低 K^+ 的再循环导致管腔正电位,减少了 Ca^{2+}、Mg^{2+} 重吸收的驱动力,使它们重吸收减少,排出量增加,长期应用可引起低镁血症。

3. D【解析】呋塞米可由于过度利尿引起低血容量、低血钾、低血钠、低氯碱血症,如果和强心苷合用,低钾血症易导致强心苷中毒而导致室性期前收缩。

4. E【解析】呋塞米具有耳毒性,导致听力下降或暂时性耳聋,应避免与耳毒性氨基苷类抗生素合用。

5. C【解析】噻嗪类利尿药抑制远曲小管近端 NaCl 的再吸收使尿中 Na^+、Cl^-、K^+ 增多,HCO_3^- 也轻度增加,但尿中 Ca^{2+} 减少。因为噻嗪类利尿药促进远曲小管由 PTH 调节的 Ca^{2+} 吸收过程,而减少尿 Ca^{2+} 含量,因此是抑制 Ca^{2+} 的排泄的。

6. D【解析】呋塞米具有耳毒性,并呈剂量依赖性。呋塞米主要通过肾脏近曲小管有机酸分泌机制排泌或肾小球滤过。而多黏菌素突出的毒性反应是肾毒性,主要损伤肾小管上皮细胞,如果和呋塞米合用会导致呋塞米的排泄减少而加重耳毒性。

8. E【解析】螺内酯的作用机制是与醛固酮竞争醛固酮受体,从而抑制 $Na^+ - K^+$ 交换,表现为排 Na^+ 保 K^+ 作用。由于肝硬化对醛固酮灭活障碍,醛固酮是增加的,另外肝硬化如果低血钾会诱发肝昏迷。因此肝硬化首选螺内酯。

14. B【解析】氢氯噻嗪的降压机制:早期应用,血容量降低而降压;长期应用抑制 $Na^+ - Ca^{2+}$ 交换,血管张力降低。

26. ABCD【解析】高效利尿药可增加尿量和 K^+ 的排出,冲洗肾小管,减少肾小管的萎缩和坏死,可治疗肾功能衰竭。

28. ABCE【解析】噻嗪类利尿药的主要不良反应包括:①电解质紊乱,低血钾、低血钠、低氯碱血症等。②潴留现象,高尿酸血症、高钙血症。③代谢的影响,高血糖、高脂血症等。④过敏反应。

二、名词解释

1. 利尿药(diuretics):作用于肾脏,增加 Na^+、Cl^- 等电解质和水的排出,产生利尿作用的药物。

2. 渗透性利尿药(osmotic diuretics):也称为脱水药,主要作用于髓袢及肾小管其他部位,产生渗透性利尿作用。

3. 保钾利尿药(potassium-retaining diuretics):主要作用于远曲小管和集合管,减少钾离子的排出,产生弱的利尿作用。

三、填空题

1. 低血钾 低血钠 低氯性碱血症 低血镁
2. 依他尼酸 布美他尼
3. 利尿作用 抗利尿作用 降压作用
4. 升高 升高
5. HCO_3^- K^+ 水
6. 20% 脑水肿

四、简答题

1. 螺内酯与氨苯蝶啶作用的异同点是什么?

答 (1)相同点:均作用于远曲小管及集合管,抑制 Na^+ 再吸收的 2%~5% 而发挥较弱的利尿作用;均可引起高血钾。为保钾排钠利尿药。

(2)不同点:螺内酯竞争性拮抗醛固酮而抑制 K^+-Na^+ 交换,而氨苯蝶啶为直接抑制 K^+-Na^+ 交换;螺内酯有性激素样副反应,氨苯蝶啶可抑制二氢叶酸还原酶,致叶酸缺乏而引起巨幼细胞贫血。

2. 噻嗪类利尿药的作用特点及其临床应用。

答 (1)作用特点:主要抑制远曲小管近端 Cl^- 的主动再吸收;只干扰肾脏对尿液的稀释功能;尿中排出 Na^+、Cl^-、K^+。

(2)临床用于各种水肿、高血压、尿崩症。

五、论述题

1. 试述常用利尿药的分类、主要作用部位及作用机制。

答 按其效能和作用部位分为 5 类:

(1)高效利尿药(袢利尿药)。主要作用于髓袢升支粗段髓质部和皮质部,如呋塞米、布美他尼、依他尼酸等。作用机制:抑制 $Na^+-K^+-2Cl^-$ 共同转运系统。

(2)中效利尿药。主要作用于髓袢升支粗段皮质部(远曲小管开始部位),如噻嗪类、氯噻酮等。作用机制:抑制 Na^+-Cl^- 共同转运系统。

(3)低效利尿药(保钾利尿药)。主要作用于远曲小管和集合管,如螺内酯、氨苯蝶啶、阿米洛利等。作用机制:螺内酯竞争性拮抗醛固酮受体;氨苯蝶啶、阿米洛利阻滞 Na^+ 通道,抑制 NaCl 再吸收。

(4)碳酸酐酶抑制药。作用于近曲小管的利尿药,如乙酰唑胺等。作用机制:影响胞内 H^+ 的形成,从而影响 H^+-Na^+ 交换。

(5)渗透性利尿药。也称脱水药,主要作用于髓袢及肾小管其他部位,如甘露醇。作用机制:不易被肾小管重吸收,近曲小管、髓袢降支处水的重吸收减少,肾排水增加,产生渗透性利尿作用。

2. 试述呋塞米的药理作用及不良反应。

答 (1)药理作用:①利尿作用。呋塞米作用于于髓袢升支粗段的髓质部和皮质部,特异性的与 $Na^+-K^+-2Cl^-$ 共同转运系统结合,抑制其功能,影响了肾脏的稀释和浓缩功能,排出大量接近等渗的尿液,产生强大的利尿作用。②对血管的作用。该药可能促进前列腺素的合成,扩张肾血管,增加肾血流量,降低左室充盈压,减轻肺淤血。

(2)不良反应:①水、电解质紊乱,表现为低血容量、低血钾、低血钠、低氯性碱血症、低血镁等;②耳毒性,呈剂量依赖型,表现为暂时性耳聋、耳鸣、听力减退等;③高尿酸血症,因此痛风的患者慎用;④少数患者出现恶心、呕吐、腹泻和过敏反应等。

3. 试述氢氯噻嗪的药理作用、不良反应及临床应用。

答 （1）药理作用：①利尿作用。抑制远曲小管近端 Na^+ - Cl^- 共转运子，影响肾脏的稀释功能，减少水、电解质的吸收，产生温和而持久的利尿作用。②抗尿崩症作用。本药提高远曲小管对水的通透性，同时造成负盐平衡，导致血浆渗透压降低，减轻口渴感和减少饮水量，导致尿量减少。③降压作用。

（2）不良反应：①电解质紊乱，低血钾、低血钠、低血镁、低血氯、代谢性碱血症、高尿酸血症。②代谢的影响，高血糖、高血脂。③过敏，与磺胺类有交叉过敏，皮疹、溶血性贫血等。

（3）临床应用：各种水肿；高血压；尿崩症；特发性高尿钙血症。

4. 试述乙酰唑胺的临床用途。

答 （1）治疗青光眼：减少房水的生成，降低眼内压，对多种类型的青光眼有效。

（2）急性高山病：减少脑脊液的生成和降低脑脊液及脑组织的 pH，减轻症状，改善机体功能。

（3）碱化尿液：通过碱化尿液可促进尿酸、胱氨酸和弱酸性物质（如阿司匹林）的排泄。

（4）纠正代谢性碱中毒：心力衰竭患者在造成代谢性碱中毒时，补盐可增加心脏充盈压，乙酰唑胺纠正代谢性碱中毒而不增加心脏充盈压。

（5）其他：癫痫的辅助治疗、伴有低钾血症的周期性麻痹，以及严重高磷酸盐血症，以增加磷酸盐的排泄。

5. 从利尿作用、对水及电解质的影响、作用特点及临床应用方面对呋塞米、氢氯噻嗪、螺内酯和氨苯蝶啶进行比较。

答 见下表。

呋塞米、氢氯噻嗪、螺内酯和氨苯蝶啶进行比较

	呋塞米	氢氯噻嗪	螺内酯	氨苯蝶啶
利尿作用	抑制髓袢升支管腔膜侧的 Na^+ - K^+ - $2Cl^-$ 共转运子，抑制 NaCl 的重吸收，降低肾的稀释与浓缩功能	抑制远曲小管近端的 Na^+ - Cl^- 共转运子，抑制 NaCl 的重吸收	作用于远曲小管远端和集合管，竞争性拮抗醛固酮，排 Na^+ 保 K^+	作用于远曲小管远端和集合管，抑制管腔膜的 Na^+ 通道
对水及电解质的影响	低血容量、低血钾、低血钠、低氯性碱血症、低血镁、高尿酸血症	低血钾、低血钠、低血镁、低氯血症、代谢性碱血症、高尿酸血症	排钠保钾	排钠保钾
作用特点	快，维持 6～8h	中效	起效慢，弱	弱效
临床应用	严重水肿 急性脑水肿 急性肺水肿 急、慢性肾衰竭 高钙血症 某些毒物中毒	水肿 高血压 尿崩症 高尿钙伴肾结石	与醛固酮有关的顽固性水肿 充血性心力衰竭	常与排钾利尿药合用治疗顽固性水肿

（孙文娟）

第25章 抗高血压药

【学/习/要/点】

一、掌握

1. 抗高血压药的分类和各类代表药。
2. 一线抗高血压药的降压作用特点、作用机制、主要不良反应。

二、熟悉

高血压药物治疗的新概念。

【应/试/考/题】

一、选择题

【A/型/题】

1. 肾性高血压宜选用　　　　　（　）
   - A. 氢氯噻嗪
   - B. 硝苯地平
   - C. 美托洛尔
   - D. 硝普钠
   - E. 卡托普利

2. 下列药物可加重糖尿病患者由胰岛素引起的低血糖反应的是　　　（　）
   - A. 氢氯噻嗪
   - B. 氨氯地平
   - C. 普萘洛尔
   - D. 硝苯地平
   - E. 米诺地尔

3. 高血压伴有糖尿病的患者不宜用（　）
   - A. 氢氯噻嗪
   - B. 硝苯地平
   - C. 美托洛尔
   - D. 氨氯地平
   - E. 硝普钠

4. 降压不引起重要器官血流量减少,不影响脂代谢和糖代谢的药物是　（　）
   - A. 拉贝洛尔
   - B. 可乐定
   - C. 依那普利
   - D. 普萘洛尔
   - E. 米诺地尔

5. 下列药物可抑制血管紧张素转化酶的是　　　　　　　　　　（　）
   - A. 卡托普利
   - B. 二氮嗪
   - C. 利血平
   - D. 甲基多巴
   - E. 可乐定

6. 使用卡托普利不会产生的不良反应是
   　　　　　　　　　　　　　（　）
   - A. 皮疹
   - B. 低血钾
   - C. 干咳
   - D. 低血压
   - E. 味觉丧失

7. 卡托普利的主要作用机制为　　（　）
   - A. 使血管紧张素Ⅱ生成减少
   - B. 抑制神经末梢释放去甲肾上腺素

C. 竞争性对抗血管紧张素

D. 抑制肾素的生成

E. 直接扩张血管

8. 长期使用利尿药的降压机制主要是(　　)

A. 增加血浆肾素活性

B. 排 Na^+ 利尿,降低血容量

C. 减少小动脉壁细胞内 Na^+

D. 抑制醛固酮分泌

E. 降低血浆肾素活性

9. 下列药物可推迟或防止糖尿病性肾病发展的是 (　　)

A. 米诺地尔　　　B. 利血平

C. 二氮嗪　　　D. 卡托普利

E. 肼屈嗪

10. AT_1 受体阻断药与血管紧张素转换化抑制药比较治疗高血压的优点是 (　　)

A. 血管神经性水肿、咳嗽等不良反应轻

B. 降低外周阻力

C. 抑制醛固酮释放

D. 增加肾血流量

E. 抑制心血管重构

11. 可用于高血压急症的治疗和手术麻醉时的控制性低血压的药物是 (　　)

A. 普萘洛尔　　　B. 米诺地尔

C. 拉贝洛尔　　　D. 氨氯地平

E. 硝普钠

12. 伴有窦房结功能低下的患者慎用(　　)

A. 氢氯噻嗪　　　B. 米诺地尔

C. 硝苯地平　　　D. 卡托普利

E. 普萘洛尔

13. 高血压合并窦性心动过速的患者,应选择下列哪种药物治疗高血压 (　　)

A. 硝苯地平　　　B. 氢氯噻嗪

C. 米诺地尔　　　D. 普萘洛尔

E. 哌唑嗪

14. 对 α、β 受体均有竞争性拮抗作用的降压药是 (　　)

A. 普萘洛尔　　　B. 美托洛尔

C. 阿替洛尔　　　D. 吲哚洛尔

E. 拉贝洛尔

【B/型/题】

(15~17 题共用备选答案)

A. 卡托普利　　　B. 美卡拉明

C. 利血平　　　D. 普萘洛尔

E. 胍乙啶

15. 高血压伴有肾功能不全者宜选用(　　)

16. 高血压合并消化性溃疡者不宜选用 (　　)

17. 高血压合并心力衰竭、心脏扩大者不宜选用 (　　)

(18~22 题共用备选答案)

A. 拉贝洛尔　　　B. 阿替洛尔

C. 普萘洛尔　　　D. 可乐定

E. 哌唑嗪

18. 能阻断 β_1 受体和 β_2 受体,又能阻断 α_1 受体的药物是 (　　)

19. 对突触后膜 α_1 受体的阻断作用远大于阻断突触前膜 α_2 受体的药物是 (　　)

20. 治疗吗啡类成瘾者的戒毒药是(　　)

21. 对 β_1 受体有选择性阻断的药物是 (　　)

22. 对 β_1 受体和 β_2 无选择性阻断的药物是 (　　)

(23~24 题共用备选答案)

A. 硝苯地平　　　B. 普萘洛尔

C. 氢氯噻嗪　　　D. 呋塞米

E. 利血平

23. 伴有支气管哮喘的高血压患者不宜用 (　　)

24. 伴有外周血管病的高血压患者不宜选用 (　　)

【X/型/题】

25. 下列药物的降压作用与激活 ATP 所中介的钾通道有关的是 （   ）
 A. 尼可地尔 B. 米诺地尔
 C. 甲基多巴 D. 哌唑嗪
 E. 肼屈嗪

26. 卡托普利的降压作用与下列哪些机制有关 （   ）
 A. 减少血液循环中的 Ang Ⅱ 生成
 B. 增加内皮依赖性松弛因子生成
 C. 减少局部组织中的 Ang Ⅱ 生成
 D. 增加缓激肽的浓度
 E. 阻断 α 受体

27. 下列可引起反射性心率加快的药物有 （   ）
 A. 肼屈嗪 B. 硝苯地平
 C. 拉贝洛尔 D. 利血平
 E. 卡托普利

28. 下列药物可治疗高血压危象的是 （   ）
 A. 硝普钠 B. 二氮嗪
 C. 拉贝洛尔 D. 可乐定
 E. 甲基多巴

29. 硝苯地平适用于 （   ）
 A. 轻、中、重度高血压
 B. 合并心绞痛和肾脏疾病的心绞痛
 C. 高血压伴有高脂血症
 D. 高血压伴有糖尿病
 E. 高血压伴有窦性心动过速

30. 卡托普利的不良反应是 （   ）
 A. 低血压
 B. 血管神经性水肿
 C. 干咳
 D. 嗅觉、味觉缺损
 E. 皮疹

31. 不减少肾血流量的药物是 （   ）
 A. 胍乙啶 B. 美加明
 C. 肼屈嗪 D. 卡托普利
 E. 甲基多巴

32. 卡托普利的适应证有 （   ）
 A. 伴有糖尿病、胰岛素抵抗的高血压
 B. 高血压伴有左室肥厚
 C. 高血压伴有充血性心力衰竭
 D. 高血压伴有急性心肌梗死
 E. 高血压伴有高钾血症

33. 普萘洛尔的降压机制包括 （   ）
 A. 阻断血管平滑肌上的 β 受体
 B. 阻断心血管运动中枢的 β 受体
 C. 阻断外周突触前膜的 β 受体
 D. 阻断心肌上的 β_1 受体
 E. 阻断肾小球旁细胞上的 β 受体

二、名词解释
1. 抗高血压药
2. 高血压
3. 原发性高血压
4. 继发性高血压
5. 首剂现象

三、填空题
1. 抗高血压药中，钙通道阻滞药的代表药有_____，血管紧张素 Ⅱ 受体阻滞药的代表药有_____；直接扩张血管药的代表药有_____。
2. 有首剂现象的降压药是_____，该药在降压的同时对心率的影响是_____；米诺地尔是 K^+ 通道_____。
3. 可乐定的降压作用机制是_____中枢的咪唑啉 I_1 受体，长期使用突然停药可出现血压突然升高是由于突触前膜_____受体敏感性降低。可乐定可促进内源性_____的释放，具有_____作用。

4. 用于高血压急症的治疗及麻醉时控制
　性低血压的药物是＿＿＿＿＿＿，该药
　的给药途径是＿＿＿＿＿＿。

5. 拉贝洛尔是＿＿＿＿＿＿和＿＿＿＿
　＿受体阻断药。

6. 利血平＿＿＿＿＿胃和十二指肠溃疡；
　吲达帕胺对血脂的影响是＿＿＿＿＿。

7. 高血压药物治疗的新概念包括＿＿＿＿
　＿＿＿＿、＿＿＿＿＿＿、＿＿＿＿＿、
　和＿＿＿＿＿＿。

四、简答题

1. 简述利尿药的降压机制。
2. 哌唑嗪降压作用特点有哪些?

五、论述题

1. 试述抗高血压药的分类及其代表药。
2. 试述 β 受体阻断药的降压作用机制。
3. 试述 ACEI 的降压作用机制。
4. 填下表,按高血压的下述并发症进行选药。

并发症	Diuretic	β - Blocker	ACEI	ARB	CCB
心衰					
心梗后					
冠心病					
糖尿病					
慢性肾病					
中风					

5. 试对 AT$_1$ 受体阻断药与 ACEI 的药理作用及不良反应进行比较。

【参/考/答/案】

一、选择题

【A 型题】

1. E　2. C　3. A　4. C　5. A
6. B　7. A　8. C　9. D　10. A
11. E　12. E　13. D　14. E

【B 型题】

15. A　16. C　17. D　18. A　19. E
20. D　21. B　22. C　23. B　24. A

【X 型题】

25. AB　26. ABCD　27. AB
28. ABC　29. ABCD　30. ABCDE
31. CDE　32. ABCD　33. BCDE

2. C【解析】普萘洛尔阻断 β$_1$ 受体降低交感神经活性,而低血糖会使交感神经兴奋,升高血糖。

3. A【解析】噻嗪类利尿药可致高血糖、高脂血症。

4. C【解析】ACEI 的降压特点是:①降压时不伴有反射性心率加快,对心输出量无明显影响;不存在反跳现象。②可预防和逆转心肌与血管构型重建;③增加肾血流量,保护肾脏;④能改善胰岛素抵抗(insulin resistance,IR),不引起电解质紊乱和脂质代谢变化。

5. A【解析】卡托普利是血管紧张素转化酶 I 的抑制药。

7. A【解析】卡托普利是抑制血管紧张素转换酶 I,使血管紧张素 II 生成减少。

13. D【解析】普萘洛尔阻断心脏 β$_1$ 受体中枢的 β 受体,降低心脏的兴奋性和外周交感活性而减慢心率。

25. AB【解析】尼可地尔和米诺地尔为钾离子通道开放药,通过激活 ATP 所中介的钾通道,钾离子外流增多,血管平滑肌细胞膜超级化,膜兴奋性降低,钙离子内流减少,血管平滑肌舒张,血压下降。

27. AB【解析】肼屈嗪直接扩张血管反射性兴奋交感神经而使心率加快;硝苯地平选择性扩张小动脉平滑肌,而反射性兴奋交感神经,使心率加快。

二、名词解释

1. 抗高血压药:凡能降低血压而用于高血压治疗的药物称为抗高血压药。

2. 高血压:收缩压/舒张压 ≥ 140/90mmHg。

3. 原发性高血压:绝大部分高血压病因不明,称原发性高血压。

4. 继发性高血压:少数高血压有因可查,称为继发性高血压。

5. 首剂现象:某些降压药(如 α_1 受体阻断药哌唑嗪等)第一次服用会出现低血压,服用数次后这种现象即消失。

三、填空题

1. 硝苯地平　氯沙坦　肼屈嗪、硝普钠
2. 哌唑嗪　不引起心率加快　开放药
3. 激动　α_2　阿片肽类物质　镇痛
4. 硝普钠　静脉滴注
5. α　β
6. 加重　不影响血脂
7. 有效治疗与终身治疗　保护靶器官　平稳降压　联合用药

四、简答题

1. 简述利尿药的降压机制。

答 用药初期:排钠利尿,减少细胞外液和血容量,导致心排出量降低。

用药后期:排钠使血管壁细胞内钠减少,钠－钙交换减少,胞内缺钙,降低血管平滑肌表面受体对缩血管物质的亲和力及反应性。

2. 哌唑嗪降压作用特点有哪些?

答 选择性阻断 α_1 受体,扩张动、静脉,降低外周阻力而降压,降压时不伴有心率加快、不影响肾血流量。

五、论述题

1. 试述抗高血压药的分类及其代表药。

答 (1)利尿药:氢氯噻嗪、呋塞米等。

(2)交感神经抑制药。①中枢性降压药:可乐定。②神经节阻断药:樟磺咪芬。③去甲肾上腺素能神经末梢阻滞药:利血平、胍乙啶。④肾上腺素受体阻断药:普萘洛尔。

(3)肾素－血管紧张素系统抑制药。①血管紧张素转化酶抑制药:卡托普利。②血管紧张素Ⅱ受体阻断药:氯沙坦。③肾素抑制药:雷米克林。

(4)钙通道拮抗药:硝苯地平。

(5)血管扩张药:肼屈嗪和硝普钠。

2. 试述 β 受体阻断药的降压作用机制。

答 (1)阻断心脏 β_1 受体,使心输出量降低。

(2)阻断肾小球旁器的 β_1 受体,使肾素分泌减少。

(3)阻断突触前膜的 β 受体,使 NA 释放减少。

(4)阻断中枢 β 受体,使外周交感活性降低。

(5)增加前列环素合成。

3. 试述 ACEI 的降压作用机制。

答 (1)抑制 ACE,减少 Ang Ⅱ生成,舒张动、静脉,降低外周阻力。

(2)减少缓激肽降解,扩血管。

(3)减弱 Ang Ⅱ 对交感神经末梢突触前膜 AT 受体作用,减少 NA 释放。

(4)减少血管组织 Ang Ⅱ,防止血管增生、重建,改善顺应性。

(5)减少肾脏组织 Ang Ⅱ,降低其抗利尿作用,减少醛固酮分泌,减少水钠潴留。

4.填下表,按高血压的下述并发症进行选药。

答 见下表。

并发症	Diuretic	β-Blocker	ACEI	ARB	CCB
心衰	+	+	+	+	
心梗后		+	+		
冠心病	+	+	+		+
糖尿病	+	+	+	+	+
慢性肾病			+	+	
中风	+		+		

5.试对 AT₁ 受体阻断药与 ACEI 的药理作用及不良反应进行比较。

答 见下表。

作用和不良反应	ACEI	ARB
扩张血管	间接扩张	直接扩张
血浆肾素水平	↑	↑
血浆 Ang Ⅱ水平	↓	↑
缓激肽	↑	-
干咳	+	轻

(孙文娟)

第26章 治疗心力衰竭的药物

【学/习/要/点】

一、掌握

1. β 受体阻断药、血管紧张素Ⅰ转化酶抑制药（ACEI）治疗充血性心力衰竭（CHF）的机制、药理作用及临床应用。
2. 强心苷的药理作用、作用机制及不良反应。

二、熟悉

1. 治疗充血性心力衰竭药物的分类。
2. 强心苷的体内过程及临床应用。
3. 血管紧张素Ⅱ受体（AT_1）拮抗药、抗醛固酮药、利尿药、其他治疗 CHF 药物的药理特点及临床应用。

【应/试/考/题】

一、选择题

【A/型/题】

1. 强心苷治疗心力衰竭的原发作用是
   （　　）
   A. 使已扩大的心室容积缩小
   B. 降低心肌耗氧量
   C. 减慢心率
   D. 正性肌力作用
   E. 减慢房室传导

2. 治疗强心苷中毒引起的窦性心动过缓可选用的药物是　　　　　（　　）
   A. 氯化钾　　　　　B. 阿托品
   C. 利多卡因　　　　D. 肾上腺素
   E. 吗啡

3. 强心苷最严重的不良反应是　　（　　）
   A. 胃肠道反应
   B. 视觉障碍
   C. 中枢神经系统反应
   D. 心脏反应
   E. 室性期前收缩

4. 强心苷早期中毒最常见的症状是（　　）
   A. 胃肠道反应
   B. 视觉障碍
   C. 中枢神经系统反应
   D. 心脏反应
   E. 室性期前收缩

5. 下列可降低地高辛的血药浓度的药物是　　（　　）
　　A. 奎尼丁　　　　　B. 苯妥英钠
　　C. 普罗帕酮　　　　D. 胺碘酮
　　E. 维拉帕米

6. ACE 抑制药与下列哪类药物合用可同时降低 Ang Ⅱ 和醛固酮水平,明显降低 CHF 的病死率　　（　　）
　　A. 氢氯噻嗪　　　　B. 地高辛
　　C. 螺内酯　　　　　D. 卡维地洛
　　E. 呋塞米

7. 利多卡因可用于治疗强心苷中毒所引起的　　（　　）
　　A. 慢性心动能不全
　　B. 心房纤颤
　　C. 心房扑动
　　D. 室性心动过速
　　E. 阵发性室上性心动过速

8. 治疗充血性心力衰竭时,强心苷最好与哪个利尿药合用　　（　　）
　　A. 氢氯噻嗪
　　B. 螺内酯(安体舒通)
　　C. 呋塞米(速尿)
　　D. 依他尼酸(利尿酸)
　　E. 乙酰唑胺

9. 地高辛的 $t_{1/2}$ 为 36 小时,若每日给予维持量,则达到稳态血药浓度约需的时间是　　（　　）
　　A. 10 日　　　　　B. 12 日
　　C. 9 日　　　　　 D. 3 日
　　E. 6 日

10. 强心苷对下列哪种心力衰竭疗效最好　　（　　）
　　A. 对有心房纤颤伴心室率快的心力衰竭
　　B. 甲亢引起的心力衰竭
　　C. 心肌炎引起的心力衰竭
　　D. 肺心病引起的心力衰竭
　　E. 缩窄性心包炎引起的心力衰竭

【B/型/题】

(11 ~ 12 题共用备选答案)
　　A. 抑制房室传导阻滞
　　B. 加强心肌收缩力
　　C. 抑制窦房结
　　D. 缩短心房的有效不应期
　　E. 增加房室结的隐匿性传导

11. 强心苷治疗心力衰竭的药理基础是　　（　　）

12. 强心苷治疗心房纤颤的药理基础是　　（　　）

(13 ~ 14 题共用备选答案)
　　A. 苯妥英钠
　　B. 氯化钾
　　C. 奎尼丁
　　D. 阿托品
　　E. 地高辛抗体的 Fab 片断

13. 能与地高辛争夺 $Na^+ - K^+ - ATP$ 酶的药物是　　（　　）

14. 能使强心苷从 $Na^+ - K^+ - ATP$ 酶的结合中解离出来的药物是　　（　　）

【X/型/题】

15. ACE 抑制药治疗 CHF 的作用机制包括　　（　　）
　　A. 减少醛固酮生成
　　B. 抑制心肌及血管重构
　　C. 降低交感神经活性
　　D. 降低外周血管阻力
　　E. 激动 β_1 受体

16. 下列哪些情况禁用 β 受体阻断药治疗 CHF　　（　　）
　　A. 严重心动过缓
　　B. 严重左室功能减退

C. 明显房室传导阻滞

D. 低血压

E. 房室分离

17. 能增加强心苷对心脏毒性的因素有

（　　）

    A. 低血钾　　　　B. 高血钙

    C. 低血镁　　　　D. 心肌缺氧

    E. 低钠血症

18. 强心苷中毒时可出现（　　）

    A. 恶心、呕吐

    B. 室性期前收缩

    C. 黄视、绿视和视物模糊

    D. 低血糖反应

    E. 肌无力症状

二、填空题

1. 强心苷对 _____ 的心力衰竭疗效最好。

2. 强心苷的不良反应主要表现在以下3个方面：_____、_____ 和 _____。

3. _____ 通常是强心苷中毒的先兆，可作为停药的指征。

4. 非苷类正性肌力药包括 _____ 和 _____。

三、简答题

简述治疗 CHF 的药物分类。

四、论述题

试述强心苷的不良反应，哪些因素可以使强心苷的毒性增加？

【参 | 考 | 答 | 案】

一、选择题

【A 型题】

1. D　　2. B　　3. D　　4. A　　5. B

6. C　　7. D　　8. B　　9. E　　10. A

【B 型题】

11. B　　12. E　　13. A　　14. E

【X 型题】

15. ABCD　　16. ABCD　　17. ABCD

18. ABC

3. D【解析】心脏反应是强心苷最严重、最危险的不良反应，胃肠道反应是最常见的早期中毒症状，注意区分。

5. B【解析】奎尼丁能使地高辛的血药浓度增加1倍，两药合用时应减少地高辛用量的30%～50%，否则易发生中毒，尤其是心脏毒性。其他抗心律失常药胺碘酮、钙通道阻滞药、普罗帕酮等也能提高地高辛的血药浓度。地高辛与维拉帕米合用时，可使地高辛的血药浓度升高70%，引起缓慢型心律失常，因为维拉帕米能抑制地高辛经肾小管分泌，减少消除，故二药合用时宜减少地高辛用量的50%。苯妥英钠因能增加地高辛的清除而降低地高辛的血药浓度。

6. C【解析】CHF 时单用螺内酯仅发挥较弱的作用，但与 ACE 抑制药合用则可同时降低 Ang Ⅱ 及醛固酮水平，既能进一步减少患者的病死率，又能降低室性心律失常的发生率，效果更佳。

7. D【解析】心脏反应是强心苷最严重、最危险的不良反应。氯化钾是治疗由强心苷中毒所致的快速型心律失常的有效药物。对心律失常严重者还应使用苯妥英钠。苯妥英钠不仅有抗心律失常作用,还能与强心苷竞争 Na^+ - K^+ - ATP 酶,恢复该酶的活性,因而有解毒效应。利多卡因可用于治疗强心苷中毒所引起的室性心动过速和心室纤颤。对强心苷中毒所引起的心动过缓和房室传导阻滞等缓慢型心律失常,不宜补钾,可用 M 受体阻断药阿托品治疗。

二、填空题

1. 有心房纤颤伴心室率快
2. 胃肠道反应　中枢神经系统反应
   心脏反应
3. 视觉异常
4. β 受体激动药　磷酸二酯酶抑制药

三、简答题

简述治疗 CHF 的药物分类。

答 (1)肾素 - 血管紧张素 - 醛固酮系统抑制药:①血管紧张素 I 转化酶抑制药,如卡托普利等;②血管紧张素 II 受体 (AT_1)拮抗药,如氯沙坦等;③醛固酮拮抗药,如螺内酯。

(2)利尿药:氢氯噻嗪、呋塞米等。

(3)β 受体阻断药:美托洛尔、卡维地洛等。

(4)正性肌力药:①强心苷类药,如地高辛等。②非苷类正性肌力药,如米力农、维司力农等。

(5)钙增敏药及钙通道阻滞药。

(6)扩血管药:硝普钠、硝酸异山梨酯、肼屈嗪、哌唑嗪等。

四、论述题

试述强心苷的不良反应,哪些因素可以使强心苷的毒性增加?

答 (1)强心苷的不良反应:①较常见的有胃肠道反应,厌食、恶心、呕吐、腹泻,应注意与强心苷用量不足心力衰竭未受控制所致的胃肠道症状相鉴别。后者由胃肠道淤血所引起。②最严重的是心脏毒性反应,可出现各种心律失常,早期多见的是室性期前收缩,约占心脏反应的 33%;次为房室传导阻滞、窦性心动过缓等。这些心律失常由三方面毒性作用所引起,即浦肯野纤维自律性增高及迟后除极触发活动所致的异位节律的出现、房室结传导性的抑制、窦房结自律性的降低。③中枢神经系统反应和视觉障碍,眩晕、头痛、失眠、疲倦、谵妄等,以及黄视、绿视、视物模糊等。

(2)下列因素可增加毒性,低血钾、高血钙、低血镁、心肌缺氧、酸碱平衡失调等。药物方面,拟肾上腺素可提高心肌自律性,使心肌对强心苷敏感性增高,易导致强心苷中毒;其他抗心律失常药,如胺碘酮、钙通道阻滞剂、普罗帕酮等可提高强心苷类药的血药浓度,可增加其毒性。

(岑彦艳)

第27章 调血脂药与抗动脉粥样硬化药

【学/习/要/点】

一、掌握

1. 他汀类药物、贝特类药物的药理作用及临床应用。
2. 烟酸、普罗布考的药理作用及临床应用。

二、熟悉

胆汁酸结合树脂、甲亚油酰胺、多烯脂肪酸、黏多糖的药理作用及临床应用。

【应/试/考/题】

一、选择题

【A/型/题】

1. 他汀类药物的调血脂作用机制是
（　　）
   A. 抑制 HMG－CoA 还原酶从而减少内源性胆固醇的合成
   B. 阻止胆固醇的吸收
   C. 抑制乙酰辅酶 A 羧化酶,减少肝脏合成
   D. 降低脂肪酶的活性,减少肝脏合成原料
   E. 促进胆固醇的逆化转运

2. 久用可引起脂溶性维生素缺乏的是（　　）
   A. 考来烯胺　　　　B. 硫酸多糖
   C. 苯扎贝特　　　　D. 烟酸
   E. 普罗布考

3. 下列哪项不是他汀类药物的不良反应
（　　）
   A. 胃肠道反应　　　B. 肝功损害
   C. 横纹肌溶解症　　D. 骨质疏松
   E. 肌痛

4. 能明显提高 HDL 的药物是　　（　　）
   A. 氯贝丁酯　　　　B. 考来烯胺
   C. 硫酸软骨素　　　D. 烟酸
   E. 不饱和脂肪酸

5. 考来烯胺不宜用于　　　　（　　）
   A. II_a 型高脂蛋白血症
   B. 纯合子家族性高胆固醇血症
   C. II_b 型高脂蛋白血症
   D. 家族性杂合子高脂蛋白血症
   E. 非家族性杂合子高脂蛋白血症

6. 治疗原发性高胆固醇血症宜首选　（　　）
   A. 吉非贝齐　　　　B. 阿西莫司
   C. 普罗布考　　　　D. 洛伐他汀
   E. 考来烯胺

7. 下列关于烟酸的描述,不正确的是(　　)

  A. 大剂量能降低血清 TG

  B. 长期给药主要降低 TG 和 VLDL

  C. 它能增加 cAMP

  D. 它能抑制 TXA_2 的生成,具有抗血小板聚集作用

  E. 它可适用于 Lp(a)血症

8. 具有抗血栓作用的降血脂药是 (　　)

  A. 洛伐他汀　　　　B. 考来烯胺

  C. 苯扎贝特　　　　D. 普罗布考

  E. 考来替泊

【B/型/题】

(9~12题共用备选答案)

  A. 洛伐他汀　　　　B. 考来烯胺

  C. 甲亚油酰胺　　　D. 吉非贝齐

  E. 烟酸

9. 降低细胞 cAMP 的水平,使脂肪酶的活性降低,从而使肝合成 TG 的原料不足的药物是 (　　)

10. 与胆汁酸结合阻滞胆汁酸的肠肝循环和反复利用,从而消耗大量胆固醇的药物是 (　　)

11. 抑制 HMG – CoA 还原酶从而减少内源性胆固醇的合成的药物是 (　　)

12. 抑制酰基辅酶 A 胆固醇酰基转移酶,阻滞细胞内胆固醇的转化,减少外源性胆固醇吸收的药物是 (　　)

【X/型/题】

13. 下列属于烟酸不良反应的是 (　　)

  A. 皮肤潮红

  B. 消化道溃疡

  C. 皮肤色素沉着

  D. 糖耐量减低

  E. 腹泻

14. 下列关于胆汁酸结合树脂的叙述,正确的是 (　　)

  A. 它能降低细胞 cAMP 的水平,降低脂肪酶的活性

  B. 它能减少食物中的胆固醇在肠道的吸收

  C. 它能抑制 TXA_2 的合成,增加 PGI_2 的生成,发挥抑制血小板聚集和扩张血管作用

  D. 主要降低 TC 和 LDL – C,对 TG、VLDL 的影响很小

  E. 降低血浆胆固醇

15. 他汀类药物可用于下列哪些疾病 (　　)

  A. 杂合子家族性 II_a、II_b 及 III 型高脂血症

  B. 缓解器官移植后的排异反应

  C. 骨质疏松症

  D. 肾病综合征

  E. 减少血栓形成

16. 下列有关他汀类药物的药理作用,说法正确的是 (　　)

  A. 主要降低 LDL – C 和 TC,与贝特类合用可增强此作用

  B. 与烟酸合用可降低 TG,但也能提高心肌病的发生率

  C. 改善血管内皮功能,提高血管内皮对扩血管物质的反应性

  D. 可抑制血管平滑肌细胞的增殖和迁移

  E. 重构心肌结构

17. 下列关于贝特类调血脂药的说法,正确的是 (　　)

  A. 能降低 TG、VLDL、TC、LDL

  B. 既有调节血脂又有抗凝血、抗血栓和抗炎作用

  C. 可使 HDL – C 和 Apo A 同时下降

  D. 能影响脂溶性维生素的吸收

  E. 预防血栓形成

18. 下列关于普罗布考的叙述,正确的是
（　　）
   A. 阻断脂质过氧化,减少脂质过氧化物的产生,从而发挥抗氧化作用
   B. 抑制 HMG - CoA 还原酶,使胆固醇合成减少
   C. 能降低血浆 TC、LDL - C,升高 HDL - C
   D. 饭后服用可减少其吸收
   E. 饭后服用可增加其吸收

19. 下列关于多烯脂肪酸的叙述,正确的是
（　　）
   A. 抑制多种炎性因子的表达
   B. 降低 TG 及 VLDL 的作用较强
   C. 能扩张血管和抗血小板聚集、抗血栓形成
   D. 抑制血管平滑肌细胞的增殖和迁移
   E. 促进心肌重构

20. 下列关于肝素的叙述,正确的是（　　）
   A. 对动脉内皮有高度亲和性,中和多种血管活性物质,保护动脉内皮
   B. 阻滞血管平滑肌细胞的增殖和迁移
   C. 降低 TC、LDL、TG、VLDL
   D. 升高 HDL
   E. 抑制多种炎性因子的表达

二、填空题

1. 普伐他汀除具有降脂作用外,还具有_____作用;氟伐他汀在调血脂的同时,还能_____。
2. 考来烯胺若与他汀类药物合用,须_____服用他汀类。
3. 甲亚油酰胺适用于_____。
4. 吉非贝齐对_____疗效最好。
5. 烟酸适用于_____、_____、_____及_____。
6. 普罗布考_____服用可增加吸收,吸收后主要蓄积于_____和_____。
7. 低分子量肝素主要用于_____、_____及 PTCA 后再狭窄等。

三、简答题

简述贝特类药物抗动脉粥样硬化的作用机制。

四、论述题

试比较他汀类药物与贝特类药物的药理作用及临床应用。

【参 / 考 / 答 / 案】

一、选择题

【A 型题】

1. A	2. A	3. D	4. D	5. B
6. D	7. C	8. C		

【B 型题】

9. E   10. B   11. A   12. C

【X 型题】

13. ABCD	14. BD	15. ABCD
16. BCD	17. AB	18. ABE
19. ABCD	20. ABCD	

4. D【解析】烟酸升高 HDL 是由于 TG 浓度降低,导致 HDL 分解代谢减少所致。

5. B【解析】考来烯胺适用于 IIₐ、IIᵦ 及家族性杂合子高脂蛋白血症,对纯合子家族性高胆固醇血症无效。

二、填空题

1. 抗炎　抑制血小板活性和改善胰岛素抵抗
2. 在服用考来烯胺前 1 小时或 4 小时后
3. Ⅱ型高脂血症
4. 血浆 TG 明显增高并伴有 HDL 降低或 LDL 升高型的高脂血症
5. 混合型高脂血症　高 TG 血症　低 HDL 血症　高 Lp(a)血症
6. 饭后　脂肪组织　肾上腺
7. 不稳定型心绞痛　急性心肌梗死

三、简答题

简述贝特类药物抗动脉粥样硬化的作用机制。

答　作用机制:主要与激活类固醇激素受体类的核受体-过氧化物酶体增殖激活受体(PPAR)有关。贝特类是 PPARα 的配体,通过激活 PPARα,调节 LPL、Apo CⅢ、Apo AⅠ 等基因的表达,降低 Apo CⅢ 转录,增加 LPL 和 APo AⅠ 的生成和活性有关;同时促进肝脏摄取脂肪酸,并抑制 TG 的合成,使含 TG 的脂蛋白减少。PPARα 活化后能增加诱导型一氧化氮合酶(iNOS)活性,NO 含量升高,从而抑制巨噬细胞表达基质金属蛋白酶-9(MMP-9),与动脉粥样硬化斑块稳定有关。PPARα 也是一种炎症调节因子,激活后除能调节血脂外,还能降低动脉粥样硬化过程中的炎症反应,抑制血管平滑肌细胞增殖和血管成形术的再狭窄。另外,贝特类具有降低某些凝血因子的活性,减少纤溶酶原激活物抑制物(PAI-1)的产生等非调血脂作用。

四、论述题

试比较他汀类药物与贝特类药物的药理作用及临床应用。

答　他汀类药物药理作用:(1)调血脂作用。在治疗剂量下,对 LDL-胆固醇(LDL-C)的降低作用最强,血浆总胆固醇(TC)次之,降甘油三酯(TG)作用最弱,调血脂作用呈剂量依赖性。他汀类对 HMG-CoA 还原酶发生竞争性抑制作用,使胆固醇合成受阻,同时通过负反馈调节导致肝细胞表面 LDL 受体代偿性增加或活性增强,使血浆 LDL 降低,继而导致极低密度脂蛋白(VLDL)代谢加快,再加上肝合成及释放 VLDL 减少,也导致 VLDL 及 TG 相应下降。

(2)非调血脂性作用:①改善血管内皮功能,提高血管内皮对扩血管物质的反应性。②抑制血管平滑肌细胞(VSMCs)的增殖和迁移,促进 VSMCs 凋亡。③降低血浆 C 反应蛋白,减轻动脉粥样硬化过程的炎性反应。④抑制单核-巨噬细胞的黏附和分泌功能。⑤抑制血小板聚集和提高纤溶活性,发挥抗血栓作用等。⑥抗氧化作用。氧化 LDL 是粥样斑块中的主要成分,影响斑块稳定性;在斑块破裂后又能诱发血栓形成。⑦减少动脉壁巨噬细胞及泡沫细胞的形成,使动脉粥样硬化斑块稳定和缩小。

(3)肾保护作用:有依赖降低胆固醇的保护肾脏作用,同时具有抗细胞增殖、抗炎症、免疫抑制、抗骨质疏松的作用,减轻肾损害的程度,从而保护肾功能。

他汀类药物临床应用:①调血脂。用于杂合子家族性和非家族性Ⅱa、Ⅱb 和Ⅲ型高脂血症,也可用于 2 型糖尿病和肾病综合征引起的高胆固醇血症。②肾病综合征。③抑制血管成形术后再狭窄。④预防心脑血管急性事件、缓解器官移植后的排异反应和治疗骨质疏松症等。

贝特类药物药理作用:贝特类既有调血脂作用也有非调脂作用,能降低血浆 TG、VLDL－C、TC、LDL－C,升高 HDL－C。非调脂作用有抗凝血、抗血栓和抗炎作用等,共同发挥抗动脉粥样硬化的效应。

贝特类药物临床应用:主要用于以 TG 或 VLDL 升高为主的原发性高脂血症,对Ⅲ型高脂血症和混合型高脂血症有较好的疗效,也可用于 2 型糖尿病的高脂血症。

(岑彦艳)

第 28 章　抗心绞痛药

【学/习/要/点】

一、掌握

1. 抗心绞痛药的概念、分类及代表药。
2. 硝酸甘油、β受体阻断药、钙通道阻滞药的药理作用、临床应用。

二、熟悉

1. 硝酸酯类药物的体内过程、作用机制及不良反应。
2. 其他抗心绞痛药的特点及应用。

【应/试/考/题】

一、选择题

【A/型/题】

1. 治疗变异型心绞痛疗效最好的药物是
（　）

A. 硝酸甘油　　　B. 维拉帕米
C. 硝苯地平　　　D. 地尔硫䓬
E. 苯巴比妥

2. 普萘洛尔治疗心绞痛时可产生的不利作用是
（　）

A. 心收缩力增加，心率减慢
B. 心室容积增大，射血时间延长，增加氧耗
C. 心室容积缩小，射血时间缩短，降低氧耗

D. 扩张冠脉，增加心肌血供
E. 扩张动脉，降低后负荷

3. 硝酸甘油治疗稳定型心绞痛最主要的作用机制是
（　）

A. 减慢心率，降低心肌耗氧量
B. 选择性扩张冠状动脉，增加心肌供血
C. 改善心肌代谢，增加心肌耐缺氧能力
D. 扩张静脉和动脉，减少心脏前后负荷，降低心肌耗氧量
E. 使心肌收缩力减弱，血管平滑肌松弛，血压下降，从而使心肌耗氧量减少

4. 某心绞痛患者，有高血压和哮喘病史，宜选用口服下列哪一个药物　（　）

A. 普萘洛尔　　　B. 硝苯地平
C. 卡维地洛　　　D. 硝酸异山梨酯
E. 硝酸甘油

5. 关于维拉帕米和普萘洛尔的临床应用，
   下列叙述错误的是 　　　　　（　　）
   A. 均可用于治疗心绞痛
   B. 均可用于治疗室上性心动过速
   C. 均可用于治疗高血压
   D. 均禁用于传导阻滞的患者
   E. 均禁用于心房纤颤的患者

6. 硝酸甘油、β 受体阻断药、钙通道阻滞药
   治疗心绞痛的共同特点是 　　　（　　）
   A. 减慢心率
   B. 扩张血管
   C. 减少心肌耗氧量
   D. 抑制心肌收缩力
   E. 减少心脏容积

7. 硝酸甘油不具有的作用是 　　　（　　）
   A. 减少回心血量
   B. 扩张容量血管
   C. 增加心率
   D. 增加心室壁肌张力
   E. 降低心肌耗氧量

8. 下列不是硝酸甘油不良反应的是 （　　）
   A. 头颈部皮肤潮红
   B. 发绀
   C. 头痛
   D. 水肿
   E. 体位性低血压及晕厥

【B/型/题】

（9~11 题共用备选答案）
   A. 硝酸甘油　　　　B. 硝苯地平
   C. 普萘洛尔　　　　D. 维拉帕米
   E. 地尔硫䓬

9. 对容量血管作用强于对阻力血管作用
   的药物是 　　　　　　　　　（　　）

10. 对心绞痛伴高血压及运动时心率显著
    加快最适宜的药物是 　　　　（　　）

11. 对伴心力衰竭、窦房结或明显房室传
    导阻滞的心绞痛患者应禁用的药物是
    　　　　　　　　　　　　　　（　　）

【X/型/题】

12. 下列抗心绞痛药具有抗血小板聚集作
    用的是 　　　　　　　　　　（　　）
    A. 维拉帕米　　　　B. 硝酸甘油
    C. 硝苯地平　　　　D. 地尔硫䓬
    E. 普萘洛尔

13. 下列关于硝酸异山梨酯的叙述，正确
    的是 　　　　　　　　　　　（　　）
    A. 作用持续时间比硝酸甘油长
    B. 可口服给药
    C. 其代谢产物仍具有活性
    D. 作用机制与硝酸甘油相似
    E. 容易产生耐受性

14. 硝酸甘油可用于治疗 　　　　（　　）
    A. 稳定型心绞痛
    B. 不稳定型心绞痛
    C. 急性呼吸衰竭
    D. 心力衰竭
    E. 肾功能不全

二、填空题
1. 心绞痛的主要病理生理基础是 _____
   _____，因此，_____ 是缓解心
   绞痛的主要治疗对策。
2. 决定心肌耗氧量的主要因素是 _____
   _____、_____ 和 _____。
3. 舌下含服硝酸甘油能迅速缓解 _____
   心绞痛。
4. 硝苯地平对 _____ 心绞痛最有效。

5. 普萘洛尔与硝酸异山梨酯合用能互相取长补短,普萘洛尔可对抗硝酸异山梨酯引起的_____,硝酸异山梨酯可缩小 β 肾上腺素受体阻断药所致的_____。

6. 硝苯地平与 β 肾上腺素受体阻断药合用可协同降低心肌耗氧量,β 肾上腺素受体阻断药可消除硝苯地平引起的_____,硝苯地平可抵消 β 肾上腺素受体阻断药的_____。

三、简答题

1. 简述抗心绞痛药通过哪些环节发挥作用。
2. 简述 β 肾上腺素受体阻断药抗心绞痛的作用机制。
3. 简述钙通道阻滞药抗心绞痛的作用机制。

四、论述题

试述硝酸甘油的药理作用。

【参|考|答|案】

一、选择题

【A 型题】

1. C　　2. B　　3. D　　4. B　　5. E
6. C　　7. D　　8. D

【B 型题】

9. A　　10. E　　11. D

【X 型题】

12. ABCD　　13. ABCD　　14. ABCD

2. B【解析】β 受体拮抗剂通过拮抗 β 受体使心肌收缩力减弱、心肌纤维缩短速度减慢、心率减慢、血压降低,可明显减少心肌耗氧量。但它抑制心肌收缩力可增加心室容积,同时因收缩力减弱,心室射血时间延长,导致心肌耗氧增加,但总效应仍是减少心肌耗氧量。

7. D【解析】硝酸甘油的基本作用是松弛平滑肌,扩张静脉血管,减少回心血量,降低心室内压;扩张静脉血管,降低心室壁张力。

二、填空题

1. 心肌组织氧的供需失衡　降低心肌耗氧量和扩张冠状动脉以改善冠脉供血
2. 心室壁张力　心率　心室收缩力
3. 各种类型
4. 变异型
5. 反射性心率加快和心肌收缩力增强　心室前负荷增大和心室射血时间延长
6. 反射性心动过速　收缩血管作用

三、简答题

1. 简述抗心绞痛药通过哪些环节发挥作用。

答 (1)增加心肌氧供应:扩张冠状动脉,解除冠状动脉痉挛或促进缺血区血管生长及侧支循环形成而增加冠状动脉血流量。

(2)减少心肌耗氧量:扩张外周血管,减小前后负荷,降低心室壁肌张力,或减慢心率和减弱心肌收缩力,从而减少心肌耗氧量。

(3)改善心肌代谢:降低细胞内 Ca^{2+} 浓度,保护线粒体功能,降低非酯化脂肪酸,促进脂肪酶转化为糖代谢,纠正心肌代谢紊乱。

2. 简述 β 肾上腺素受体阻断药抗心绞痛的作用机制。

答 (1)降低心肌耗氧量。

(2)改善心肌缺血区供血。

(3)抑制脂肪分解酶活性;改善糖代谢,减少耗氧;增加组织供氧。

3. 简述钙通道阻滞药抗心绞痛的作用机制。

答 (1)降低心肌耗氧量。

(2)舒张冠状血管。

(3)保护缺血心肌细胞。

(4)抑制血小板聚集。

四、论述题

试述硝酸甘油的药理作用。

答 (1)降低心肌耗氧量。

(2)扩张冠状动脉,增加缺血区血液灌注。

(3)降低左室充盈压,增加心内膜供血,改善左室顺应性。

(4)保护缺血的心肌细胞,减轻缺血损伤。

(岑彦艳)

第 29 章　作用于血液及造血系统的药物

一、掌握

1. 肝素、香豆素类的药理作用、作用机制、临床应用及不良反应。
2. 维生素 K 的药理作用、作用机制、临床应用及不良反应。

二、熟悉

铁剂、叶酸、维生素 B_{12}、纤维蛋白溶解药、纤维蛋白溶解抑制药、右旋糖酐的作用和应用。

【应/试/考/题】

一、选择题

【A/型/题】

1. 肝素抗凝血的作用机制是　　（　　）
　A. 拮抗维生素 K
　B. 抑制凝血因子Ⅱ、Ⅶ、Ⅸ、Ⅹ、抗凝血蛋白 C 和抗凝血蛋白 S 的合成
　C. 促进抗凝血酶Ⅲ（AT－Ⅲ）的作用
　D. 激活纤维蛋白溶解酶原,从而溶解纤维蛋白
　E. 与凝血酶的催化部位结合,抑制凝血酶的蛋白水解作用

2. 下列可用于解救肝素过量所引起的严重出血的是　　（　　）
　A. 维生素 K　　B. 硫酸鱼精蛋白
　C. 氨甲苯酸　　D. 氨甲环酸
　E. 凝血酶

3. 低分子肝素主要对下列哪个凝血因子发挥作用　　（　　）
　A. 凝血因子 X_a
　B. 凝血因子 $Ⅱ_a$
　C. 凝血因子Ⅶ
　D. 凝血因子Ⅹ
　E. 凝血因子Ⅸ

4. 下列关于华法林的描述,错误的是　　（　　）
　A. 口服有效
　B. 体内、外均有效
　C. 体外无效
　D. 起效慢
　E. 维持时间久

5. 链激酶的溶栓机制是　　（　　）
　A. 与血栓中纤溶酶原结合并激活它转变为纤溶酶,从而溶解血栓

B. 激活血栓中抗凝血酶Ⅲ, 溶解纤维蛋白

C. 与内源性纤维蛋白溶酶原结合成复合物, 并促使纤溶酶原转变为纤溶酶, 导致血栓溶解

D. 直接激活纤溶酶原转变为纤溶酶, 发挥溶血栓作用

E. 与纤维蛋白结合并激活与纤维蛋白结合的纤溶酶原转变为纤溶酶

6. 下列与纤维蛋白结合而发挥溶栓作用的是 （　　）

A. 链激酶

B. 尿激酶

C. 阿尼普酶

D. 重组葡激酶

E. 组织型纤溶酶原激活剂

7. 下列可用于胰腺手术所致出血的是 （　　）

A. 维生素 K　　　B. 氨甲环酸

C. 凝血酶　　　　D. 硫酸鱼精蛋白

E. 硫酸亚铁

8. 下列关于双嘧达莫抗血栓作用机制的描述中, 错误的是 （　　）

A. 抑制磷酸二酯酶的活性, 使 cAMP 破坏减少

B. 激活腺苷酸环化酶的活性, 使 cAMP 的合成增加

C. 增强 PGI_2 活性

D. 抑制血小板环氧化酶的活性, 使 TXA_2 的合成减少

E. 抑制磷脂酶 A_2 的活性, 使 TXA_2 的合成减少

9. 治疗尿激酶过量引起的出血宜选用 （　　）

A. 鱼精蛋白　　　B. 维生素 K

C. 维生素 C　　　D. 氨甲苯酸

E. 右旋糖酐

10. 苯妥英钠与双香豆素合用, 后者作用 （　　）

A. 增强

B. 减弱

C. 起效加快

D. 持续时间延长

E. 吸收增加

【B 型 题】

(11 ~ 15 题共用备选答案)

A. 阿司匹林　　　B. 肝素

C. 右旋糖酐　　　D. 氨甲苯酸

E. 链激酶

11. 休克需补充血容量用 （　　）

12. 可用于心血管手术、血液透析等抗凝的是 （　　）

13. 用于纤维蛋白溶解症所致出血的是 （　　）

14. 用于血小板功能亢进引起的血栓栓塞性疾病的防治的是 （　　）

15. 心肌梗死的早期治疗用 （　　）

(16 ~ 20 题共用备选答案)

A. 维生素 B_{12}　　　B. 叶酸

C. 硫酸亚铁　　　D. 促红细胞生成素

E. 沙格司亭

16. 用于治疗失血过多的缺铁性贫血的是 （　　）

17. 用于妊娠期所致的营养性巨幼细胞贫血的是 （　　）

18. 用于肿瘤化疗后所致的严重中性粒细胞缺乏症的是 （　　）

19. 可用于高同型半胱氨酸血症的是 （　　）

20. 用于治疗慢性肾病引起的贫血的是 （　　）

【X/型/题】

21. 下列关于肝素的描述,正确的是 (　　)
    A. 带大量负电荷
    B. 促使 AT－Ⅲ与凝血酶结合
    C. 降脂作用
    D. 酶抑制作用与肝素分子长度有关
    E. 为碱性药物

22. 下列关于双香豆素的描述,错误的是
    (　　)
    A. 抑制维生素 K 由环氧化物向氢醌型转化
    B. 抑制凝血因子Ⅱ、Ⅶ、Ⅸ、Ⅹ谷氨酸残基的羧化
    C. 对已形成的凝血因子Ⅱ、Ⅶ、Ⅸ、Ⅹ也有抑制作用
    D. 口服无效
    E. 口服有效

23. 下列可用于治疗血栓栓塞性疾病的药物有 (　　)
    A. 维生素 K　　　B. 链激酶
    C. 肝素　　　　　D. 双香豆素
    E. 维生素 C

24. 抗血小板药的作用机制是 (　　)
    A. 抑制血小板环氧化酶,减少 TXA_2 的生成
    B. 抑制 TXA_2 合成和(或)阻断 TXA_2 受体
    C. 激活腺苷活性,使 cAMP 含量增多,抑制磷酸二酯酶活性
    D. 选择性及特异性阻碍 ADP 介导血小板活化
    E. 减少血小板的数量

25. 右旋糖酐具有的特点是 (　　)
    A. 扩充血容量
    B. 改善微循环
    C. 降低血液黏滞性
    D. 抑制血小板聚集
    E. 溶解血小板血栓

二、名词解释
1. 抗凝血药(anticoagulants)
2. 纤维蛋白溶解药(fibrinolytics)

三、填空题
1. 除抗凝作用外,肝素还具有_____、_____、_____和_____作用。
2. 肝素过量可用_____解救;香豆素类过量可用_____或_____解救;链激酶过量可用_____解救。
3. 香豆素类是_____拮抗剂,抗凝作用出现较_____,但持续时间较_____。
4. 铁剂用于治疗_____贫血,叶酸主要用于_____贫血。

四、简答题
1. 简述肝素的药理作用及临床应用。
2. 简述右旋糖酐的药理作用及临床应用。

五、论述题
试比较肝素和香豆素类药物的特点。

【参/考/答/案】

一、选择题
6. E　　7. B　　8. E　　9. D　　10. B

【A 型题】
1. C　2. B　3. A　4. B　5. C

【B 型题】
11. C　12. B　13. D　14. A　15. E

16. C　　17. B　　18. E　　19. A　　20. D

【X 型题】

21. ABCD　　22. CD　　23. BCD

24. ABCD　　25. ABCD

1. C【解析】A 和 B 为香豆素类的抗凝机制,D 为纤维蛋白溶解药的作用机制。

4. B【解析】华法林只有经口服吸收后参与体内代谢才发挥抗凝作用。

5. C【解析】链激酶对纤溶酶原无直接激活作用,而是先与内源性纤溶酶原结合成复合物,后者激活纤溶酶原,使之转变为纤溶酶,而使血栓溶解。

7. B【解析】胰腺中含有大量的纤溶酶原激活因子,氨甲苯酸能竞争对抗纤溶酶原激活因子,使纤溶酶原不能转变为纤溶酶,从而抑制纤维蛋白的溶解,达到止血效果。

12. B【解析】肝素可用于体外抗凝,如心导管检查、体外循环及血液透析等。

13. D【解析】氨甲苯酸对抗纤溶酶激活因子,使纤溶酶原不能转变为纤溶酶,从而抑制纤维蛋白的溶解而止血。

14. A【解析】阿司匹林抑制血栓素 A_2 的生成,进而抑制血小板的积聚,可防止血栓的再次形成。

15. E【解析】链激酶早期应用可使阻塞的冠脉开放,血液再灌注,用于心肌梗死的早期治疗。

20. D【解析】D 项来源于肾脏,肾衰竭致其生成减少而致贫血,故促红细胞生成素的最佳适应证为慢性肾衰竭和晚期肾病所致的贫血。

21. ABCD【解析】肝素分子中含有大量硫酸根和羧基而带有大量负电荷和具强酸性。

25. ABCD【解析】右旋糖酐进入血液后,利用其胶体渗透压作用,将组织中的细胞外液水分引入血管内,使血容量增加,血液稀释,降低血液黏滞度,可抑制血小板聚集。

二、名词解释

1. 抗凝血药:通过影响凝血因子,从而阻止血液凝固过程的药物,主要用于血栓栓塞性疾病的预防与治疗。

2. 纤维蛋白溶解药:可使纤维蛋白溶酶原(即纤溶酶原)转变为纤维蛋白溶酶,纤溶酶通过降解纤维蛋白和纤维蛋白原而限制血栓增大和溶解血栓,故又称血栓溶解药。

三、填空题

1. 调血脂　抗炎作用　抑制血管平滑肌细胞增殖　抑制血小板聚集

2. 硫酸鱼精蛋白　维生素 K　新鲜血　对羧基苄胺(氨甲苯酸)

3. 维生素 K　慢　长

4. 缺铁性　营养性巨幼细胞

四、简答题

1. 简述肝素的药理作用及临床应用。

答 药理作用:肝素具有体内、体外强大的抗凝作用。肝素的抗凝作用主要增强抗凝血酶Ⅲ(AT - Ⅲ)活性,促进凝血酶的灭活。

临床应用:①血栓栓塞性疾病,防治血栓形成和扩大;②弥散性血管内凝血(DIC)早期应用;③体外抗凝。

2. 简述右旋糖酐的药理作用及临床应用。

答 药理作用:右旋糖酐分子量较大,能提高血浆胶体渗透压,从而扩充血容量,维持血压。作用强度与维持时间依中、低、小分子量而逐渐降低,低、小分子量右旋糖酐阻止红细胞和血小板集聚及纤维蛋白聚合,降低血液黏滞性,并对凝血因子Ⅱ有抑制作用,从而改善微循环。右旋糖酐具有渗透性利尿作用。

临床应用:主要用于低血容量性休克,包括急性失血、创伤和烧伤性休克。低分子和小分子右旋糖酐改善微循环功能较佳,用于中毒性、外伤性及失血性休克,可防止休克后期 DIC。也用于防治血栓形成性疾病。

五、论述题

试比较肝素和香豆素类药物的特点。

答 肝素和香豆素类药物均可抑制血栓的形成与发展。其不同点有:

(1)肝素通过加强抗凝血酶Ⅲ对凝血因子Ⅸ、Ⅹ、Ⅺ、Ⅻ的灭活而发挥作用;香豆素类药物通过拮抗维生素 K,来阻碍凝血因子Ⅱ、Ⅶ、Ⅸ、Ⅹ、抗凝血蛋白 C 和抗凝血蛋白 S 的活化。

(2)肝素在体内、外均有强大的抗凝作用;香豆素类只在体内有抗凝作用。

(3)肝素不能口服,只能静脉或皮下用药,起效迅速,静脉注射后立即发挥作用;香豆素类药物可口服,参与体内代谢才能发挥抗凝作用,因此起效慢,作用时间长,过于持久。

(4)过量时,肝素可缓慢静脉注射硫酸鱼精蛋白拮抗;香豆素类药物可缓慢静脉注射大量维生素 K 或输新鲜血。

(岑彦艳)

第30章 影响自体活性物质的药物

【学/习/要/点】

一、掌握

1. 前列腺素和血栓素的药理作用及临床应用。
2. 抗组胺药的药理作用及临床应用。

二、熟悉

白三烯及其拮抗药、5-HT、腺苷的药理作用及临床应用。

【应/试/考/题】

一、选择题

【A/型/题】

1. 下列哪种物质不属于自体活性物质 （　　）
   A. 前列腺素　　　　B. 组胺
   C. 白三烯　　　　　D. 甲状腺素
   E. 利尿钠肽

2. 前列腺素类（PGs）不具有的特点是 （　　）
   A. 合成难　　　　　B. 代谢快
   C. 作用广泛　　　　D. 易致不良反应
   E. 易致白细胞下降

3. 最强的内源性促溃疡形成介质是 （　　）
   A. PAF　　　　　　B. PGE_1
   C. PGE_2　　　　　D. LTs
   E. 5-HT

4. 激肽不具有下列哪种作用 （　　）
   A. 扩张血管
   B. 提高毛细血管通透性
   C. 舒张平滑肌
   D. 引起剧痛
   E. 促进白细胞的游走和聚集

5. 至今发现最强的缩血管物质是 （　　）
   A. 缓激肽　　　　　B. 组胺
   C. 5-HT　　　　　　D. ETs
   E. P 物质

6. 目前治疗急性偏头痛疗效最好的药物是 （　　）
   A. 丁螺环酮　　　　B. 舒马普坦
   C. 西沙必利　　　　D. 伦扎必利
   E. 右芬氟拉明

7. 苯海拉明最常见的不良反应是 （　　）
   A. 失眠　　　　　　B. 消化道反应
   C. 头痛、头晕　　　D. 粒细胞减少
   E. 中枢抑制现象

【B/型/题】

（8~11题共用备选答案）
A.前列地尔　　B.依前列醇
C.卡前列素　　D.米索前列醇
E.白三烯

8.临床用于诊断和治疗阳痿的药物是 （　）

9.最强的抗凝血药是 （　）

10.治疗溃疡,防止溃疡复发的药物是 （　）

11.主要用于终止妊娠和宫缩无力导致的产后顽固性出血的药物是 （　）

（12~14题共用备选答案）
A.异丙嗪　　B.西咪替丁
C.GT2277　　D.缓激肽
E.白三烯

12.属于 H_2 受体阻断药是 （　）
13.属于 H_1 受体阻断药是 （　）
14.属于 H_3 受体阻断药是 （　）

【X/型/题】

15.苯海拉明具有的药理作用有 （　）
A.镇静作用
B.抗胆碱作用
C.减少胃酸分泌作用
D.止吐、防晕作用
E.阻断 N 受体

16.第二代 H_1 受体阻断药的特点是 （　）
A.大多长效
B.无中枢抑制作用
C.对喷嚏、清涕效果好
D.对鼻痒效果较差
E.中枢抑制作用强

17.PAF 受体拮抗剂包括 （　）
A.天然 PAF 受体拮抗剂
B.天然化合物衍生的 PAF 受体拮抗剂
C.含季铵盐的 PAF 结构类似物
D.含氮杂环化合物
E.阿司匹林

二、名词解释
1.自体活性物质
2.缺血性预适应
3.药理性预适应

三、填空题
1.膜磷脂可衍生两大类自体活性物质:_____和_____。
2.游离 AA 经_____和_____被转化。
3.依前列醇具有明显的_____和_____作用,是最强的抗凝血药。
4.右芬氟拉明通过激动 5-HT 受体,产生强大的_____,被广泛用于控制体重和肥胖症的治疗。
5.麦角胺能明显收缩血管,减少动脉搏动,用于_____的诊断和治疗。
6.组胺在临床上主要用于_____。
7.第一代 H_1 受体阻断药因对中枢活性强、受体特异性差,故引起明显的镇静和抗胆碱作用,表现出_____、_____、_____、_____的缺点。

四、简答题
1.简述前列腺素和血栓素的药理作用。
2.简述 5-HT 作用于心血管系统的表现。

五、论述题
试述 H_1 受体阻断药的药理作用、临床应用及不良反应。

【参|考|答|案】

一、选择题

【A型题】

1. D   2. E   3. A   4. C   5. D

6. B   7. E

【B型题】

8. A   9. B   10. D   11. C   12. B

13. A   14. C

【X型题】

15. ABD   16. ABC   17. ABCD

1. D【解析】A、B、C、E项均存在于生物体内，能引起广泛和强大的生物活性，可能属于机体在健康或疾病状态中行使各种功能的调节物质，一般在局部组织器官发挥效应，对远处组织器官无作用，常称为"局部激素"。甲状腺素可随血液循环到达全身各组织器官，故不属于自体活性物质。

4. C【解析】激肽可扩张血管、收缩平滑肌和提高毛细血管通透性，作用于皮肤和内脏感觉神经末梢可引起剧痛。还可促进白细胞的游走和聚集，为重要炎症介质之一。

5. D【解析】ETs是由血管内皮细胞分泌的一种细胞因子，是目前发现最强的缩血管物质，在体内、外均可产生强而持久的血管收缩作用。

6. B【解析】舒马普坦通过激活 5-HT$_{1D}$ 受体，可引起颅内血管收缩，用于治疗偏头痛及丛集性头痛，是目前治疗急性偏头痛疗效最好的药物。

15. ABD【解析】影响胃酸分泌有 3 种受体，组胺受体为其一，即 H$_2$ 受体，苯海拉明为 H$_1$ 受体阻断药，对于 H$_2$ 受体无作用，故不减少胃酸分泌。

16. ABC【解析】第二代 H$_1$ 受体阻断药对鼻痒效果好，而对鼻塞效果较差。

二、名词解释

1. 自体活性物质：自体活性物质具有不同的结构和药理学活性，广泛存在于体内许多组织，其共同特征是由其本身作用的靶组织形成，故又称之为局部激素。自体活性物质与循环激素不同，它是由许多组织而非特定内分泌腺产生的，不需由血液循环运送到远处的靶器官发挥作用。

2. 缺血性预适应：指经短暂缺血以后对随后较长时间缺血的耐受性明显增强的现象。

3. 药理性预适应：是在缺血预适应的基础上发展起来的，通过药物激发或模拟机体自身内源性保护物质而呈现的保护组织作用。

三、填空题

1. 甘碳烯酸类   血小板活化因子

2. 环氧酶途径   脂氧酶途径

3. 舒张血管   抑制血小板聚集

4. 食欲抑制作用

5. 偏头痛

6. 鉴别胃癌和恶性贫血患者是否发生真性胃酸缺乏症

7. 倦   耐   短   干

四、简答题

1. 简述前列腺素和血栓素的药理作用。

答 (1)血管平滑肌：TXA$_2$ 和 PGF$_{2\alpha}$ 具

有缩血管作用,对静脉血管作用尤为明显;TXA$_2$还具有促进血管平滑肌细胞增生的作用。PGI$_2$通过与PGE$_2$共同激动腺苷酸环化酶而松弛小动脉。

(2)内脏平滑肌:多数前列腺素和血栓素具有收缩胃肠平滑肌的作用。

(3)血小板:PGE$_1$和PGI$_2$抑制血小板聚集,而TXA$_2$有强烈促聚集作用。

(4)中枢和外周神经系统:PGE$_1$、PGE$_2$能使体温升高;PGE能促进生长激素、催乳素、促甲状腺激素、ACTH、卵泡刺激素和黄体生成素的释放。

2.5-HT作用于心血管系统的表现。

答 静注数微克5-HT可引起血压的三相反应:①短暂的降低;②持续数分钟血压升高;③长时间的低血压。

五、论述题

试述H$_1$受体阻断药的药理作用、临床应用及不良反应。

答 药理作用:(1)阻断H$_1$受体作用。可完全对抗组胺引起的支气管、胃肠道平滑肌的收缩作用,可抑制组胺引起的局部毛细血管扩张和通透性增加。

(2)中枢抑制作用。第一代药物如苯海拉明和异丙嗪中枢抑制作用最明显,可通过血脑屏障,表现为镇静、嗜睡;第二代药物如阿司咪唑不易透过血脑屏障,无中枢抑制作用。

(3)其他作用。苯海拉明、异丙嗪等具有抗胆碱作用,可止吐、防晕。咪唑斯汀对鼻塞疗效显著。

临床应用:(1)皮肤黏膜变态反应性疾病。

(2)防晕止吐。用于晕动病、放射病所引起的呕吐,常用苯海拉明和异丙嗪。

(3)其他。具有镇静作用的H$_1$受体阻断药如异丙嗪,可与氨茶碱合用减少氨茶碱中枢兴奋、失眠等副反应,同时也对气道炎症起到一定的治疗作用。

不良反应:(1)中枢神经系统反应。第一代药物多见镇静、嗜睡、乏力等中枢抑制现象,以苯海拉明、异丙嗪最为明显。第二代H$_1$受体阻断药多无此反应。

(2)消化道反应。口干、厌食、便秘或腹泻等。

(3)其他反应。偶见粒细胞减少及溶血性贫血等。

(4)可引起致命性心律失常(尖端扭转型心律失常)。

(岑彦艳)

第31章 作用于呼吸系统的药物

一、掌握

常用平喘药(肾上腺素受体激动药、茶碱类、抗胆碱药)的药理作用及临床应用。

二、熟悉

抗炎平喘药(糖皮质激素)、抗过敏平喘药(色甘酸钠、酮替芬)的药理作用及临床应用。

【应/试/考/题】

一、选择题

【A/型/题】

1. 下列药物中,不属于选择性 β_2 受体激动剂的是 (　　)
   A. 特布他林　　　B. 沙丁胺醇
   C. 异丙肾上腺素　D. 班布特罗
   E. 克仑特罗

2. β_2 受体激动剂不包括 (　　)
   A. 特布他林　　　B. 酮替芬
   C. 克仑特罗　　　D. 福莫特罗
   E. 沙丁胺醇

3. 茶碱的安全范围较窄,当血药浓度超过以下哪种水平时易发生不良反应 (　　)
   A. 50mg/L　　　B. 20mg/L
   C. 30mg/L　　　D. 40mg/L
   E. 10mg/L

4. 下列药物中,不能用于治疗哮喘的是 (　　)
   A. 硫酸阿托品　　B. 异丙托溴铵
   C. 异丙肾上腺素　D. 班布特罗
   E. 氨茶碱

5. 下列药物不属于祛痰药的是 (　　)
   A. 孟鲁司特　　　B. 氯化铵
   C. 溴己新　　　　D. 羧甲司坦
   E. 乙酰半胱氨酸

6. 色甘酸钠临床使用中应当采用的给药方式是 (　　)
   A. 口服　　　　　B. 肌内注射
   C. 静脉推注　　　D. 静脉注射
   E. 吸入

7. 下列药物中,镇咳作用最强的是 (　　)
   A. 磷酸可待因　　B. 盐酸那可汀
   C. 吗啡　　　　　D. 喷托维林
   E. 右美沙芬

8. 下列情况禁用氢溴酸右美沙芬的是( )

　A. 急、慢性支气管炎所致咳嗽

　B. 上呼吸道感染所致咳嗽

　C. 支气管哮喘所致咳嗽

　D. 肺结核所致咳嗽

　E. 妊娠 3 个月内妇女的咳嗽

9. 作为抗炎平喘药,糖皮质激素最常采用的使用方式是 ( )

　A. 吸入　　　　　B. 口服

　C. 静脉推注　　　D. 静脉滴注

　E. 肌内注射

10. 下列药物中,能抑制磷酸二酯酶的是 ( )

　A. 异丙肾上腺素

　B. 沙丁胺醇

　C. 地塞米松

　D. 色甘酸钠

　E. 氨茶碱

【B/型/题】

(11~14 题共用备选答案)

　A. 碱性强,局部刺激性大,口服易引起胃肠道症状

　B. 非选择性 M 胆碱受体阻断药,用后不良反应多,不能用于哮喘治疗

　C. 吸入性抗胆碱药,对气道平滑肌具有一定的选择,对老年性哮喘特别有效

　D. 长效 M_1、M_3 胆碱受体阻断药,$t_{1/2}$ 约 5 天,作用可维持 24 小时

　E. 为茶碱的缓释或控释制剂,血药浓度稳定,作用持续时间长

11. 关于阿托品叙述正确的是 ( )

12. 关于异丙托溴铵叙述正确的是 ( )

13. 关于氨茶碱叙述正确的是 ( )

14. 关于葆乐辉叙述正确的是 ( )

【X/型/题】

15. 目前治疗哮喘的主要方法包括 ( )

　A. 应用支气管扩张药松弛气道平滑肌

　B. 使用糖皮质激素抑制气道炎症

　C. 抗过敏平喘药预防哮喘发作

　D. 使用中枢镇咳药抑制咳嗽

　E. 持续给氧

16. β_2 肾上腺素受体激动剂可能出现的主要不良反应包括 ( )

　A. 心脏反应　　　B. 肌肉震颤

　C. 代谢紊乱　　　D. 高钾血症

　E. 心律不齐

17. 茶碱在临床上主要用于治疗哪些疾病 ( )

　A. 心绞痛

　B. 慢性哮喘

　C. 慢性阻塞性肺疾病

　D. 中枢型睡眠呼吸暂停综合征

　E. 腹痛

18. 枸橼酸喷托维林可能具有下列哪些作用 ( )

　A. 直接抑制咳嗽中枢

　B. 末梢性镇咳作用

　C. 轻度的阿托品样作用

　D. 局部麻醉作用

　E. 扩张支气管

19. 下列药物属于黏痰溶解药的是( )

　A. 厄多司坦　　　B. 羧甲司坦

　C. 美司坦　　　　D. 乙酰半胱氨酸

　E. 氨茶碱

二、填空题

1. 常用的三类平喘药包括:_____、_____和_____。

2. 目前常用的三类支气管扩张药物是_____、_____和_____。

3. 呼吸道 M 胆碱受体有 3 种亚型,分别为_____、_____和_____。

4. _____是抗炎平喘药中抗炎作用最强,并具有抗过敏作用。

5. 酮替芬属于_____阻断剂。

6. 恶心性祛痰药中主要的代表药物是_____。

7. 抗过敏平喘药的主要作用是_____和_____,临床主要用于_____。

8. 色甘酸钠是非脂溶性药物,口服极少吸收,临床必须采用_____方式给药。

9. 目前常用的镇咳药分为_____和_____。

10. 中枢性镇咳药可分为_____和_____两类。

11. 磷酸可待因临床用于_____,对_____尤为适用。

12. 盐酸那可汀属于_____镇咳药。

三、简答题

1. 简述茶碱类药物的作用机制。

2. 简述黏痰溶解药物的分类。

四、论述题

试述常用的支气管扩张药中 β_2 受体激动药的药理作用、临床应用和不良反应。

【参|考|答|案】

一、选择题

【A 型题】

1. C 2. B 3. B 4. A 5. A
6. E 7. C 8. E 9. A 10. E

【B 型题】

11. B 12. C 13. A 14. E

【X 型题】

15. ABC 16. ABCE 17. BCD
18. ABCD 19. ABCD

4. A【解析】阿托品对 M 胆碱受体的阻断选择性较差,副反应多,不宜用于哮喘的治疗。

6. E【解析】色甘酸钠为非脂溶性药物,口服吸收少,必须雾化吸入。

7. C【解析】吗啡通过抑制咳嗽中枢而发挥强大的镇咳作用。

9. A【解析】吸入方式可使气道内获得较高的药物浓度,避免药物的不良反应。

16. ABCE【解析】β_2 受体激动药兴奋细胞膜上的 $Na^+ - K^+ - ATP$ 酶,使 K^+ 进入细胞内而引起低血钾。

18. ABCD【解析】枸橼酸喷托维林对咳嗽中枢有直接抑制作用,且兼有轻度阿托品样作用与局部麻醉作用,吸收后能轻度抑制支气管内感受器和传入神经末梢,松弛痉挛的支气管平滑肌,减轻气道阻力,并兼具末梢性镇咳作用。

二、填空题

1. 抗炎平喘药 支气管扩张药 抗过敏平喘药

2. β肾上腺素受体激动药 茶碱类 抗胆碱药

3. M_1 M_2 M_3

4. 糖皮质激素

5. H_1 受体

6. 氯化铵

7. 抗过敏　轻度的抗炎　预防哮喘发作

8. 粉剂定量雾化器

9. 中枢性镇咳药　外周性镇咳药

10. 成瘾性　非成瘾性

11. 各种原因引起的剧烈干咳　胸膜炎干咳伴胸痛者

12. 外周性

三、简答题

1. 简述茶碱类药物的作用机制。

答　茶碱作为一种甲基黄嘌呤类衍生物,具有强心、利尿、平喘、扩张血管和中枢兴奋等作用。平喘的作用机制主要包括以下几个方面:①抑制磷酸二酯酶;②拮抗腺苷受体;③促进内源性儿茶酚胺的释放;④免疫调节与抗炎作用;⑤增加膈肌收缩力并促进支气管纤毛运动。

2. 简述黏痰溶解药物的分类。

答　黏痰溶解药分为黏痰溶解药和黏痰调节药。

(1)黏痰溶解药破坏黏蛋白中的二硫键以裂解黏蛋白,从而降解痰液中的 DNA 能溶解脓性痰液,如乙酰半胱氨酸、羧甲司坦、厄多司坦、美司钠及脱氧核糖核酸酶。

(2)黏痰调节药如溴己新抑制气管、支气管腺体、杯状细胞合成酸性黏多糖,并使腺体及杯状细胞分泌小分子黏蛋白,使黏稠度降低,痰液易于咳出。

四、论述题

试述常用的支气管扩张药中 β_2 受体激动药的药理作用、临床应用和不良反应。

答　(1)药理作用:当 β_2 受体激动药兴奋气道 β_2 受体时,可使气道平滑肌松弛、抑制肥大细胞与中性粒细胞释放炎症介质与过敏介质、增强气道纤毛运动、促进气道分泌、降低血管通透性和减轻气道黏膜下水肿等。这些效应均有利于缓解或消除症状。β_2 受体激动药的主要作用为松弛支气管平滑肌。

(2)临床应用:用于治疗支气管哮喘、喘息型支气管炎及伴有支气管痉挛的呼吸道疾病。

(3)不良反应:主要不良反应为心脏反应、肌肉震颤、代谢紊乱等。

(何百成)

第 32 章　作用于消化系统的药物

【学/习/要/点】

一、掌握

治疗消化性溃疡药（H_2 受体阻断药、$H^+ - K^+ - ATP$ 酶抑制药、M 胆碱受体阻断药）的药理作用及临床应用。

二、熟悉

1. 治疗消化性溃疡药的分类。
2. 其他治疗消化性溃疡药的药理作用及临床应用。

【应/试/考/题】

一、选择题

【A/型/题】

1. 下列药物中,属于抗酸药的是　（　）
   A. 氢氧化镁　　　B. 硫糖铝
   C. 雷尼替丁　　　D. 麦滋林
   E. 阿莫西林
2. 下列药物中,属于质子泵抑制药的是
   　　　　　　　　　　　　　（　）
   A. 西沙必利　　　B. 奥美拉唑
   C. 氢氧化铝　　　D. 西咪替丁
   E. 丙谷胺
3. 下列药物能增强胃黏膜的屏障功能
   的是　　　　　　　　　　　（　）
   A. 克拉霉素　　　B. 庆大霉素
   C. 硫糖铝　　　　D. 氢氧化铝
   E. 四环素

4. 下列哪类药物口服后在胃内直接中和
   胃酸,升高胃内容物 pH 值　（　）
   A. 助消化药
   B. 抗幽门螺杆菌药物
   C. 增强胃黏膜屏障功能药物
   D. 抗酸药
   E. 抑制胃酸分泌药
5. 下列不属于米索前列醇作用的是（　）
   A. 抑制胃酸分泌
   B. 抑制胃蛋白酶分泌
   C. 增强胃黏膜屏障作用
   D. 抗幽门螺杆菌作用
   E. 增加胃黏膜血流
6. 下列药物常用于治疗小儿消化不良所
   致腹泻的是　　　　　　　　（　）
   A. 乳酶生　　　　B. 昂丹司琼
   C. 多潘立酮　　　D. 甲氧氯普胺
   E. 西沙必利

7.甲氧氯普胺止吐的机制主要是 （　　）
 A. 阻断 M 胆碱能受体
 B. 阻断 H_2 受体
 C. 阻断中枢化学感受区的多巴胺受体
 D. 阻断胃肠多巴胺受体
 E. 阻断 $5-HT_3$ 受体

8.下列药物适用于老年体弱者与小儿便秘的是 （　　）
 A. 硫酸镁　　　　　B. 比沙可啶
 C. 酚酞　　　　　　D. 液体石蜡
 E. 甘油

9.下列药物中,具有利胆、解痉止痛和降胆固醇作用的是 （　　）
 A. 硫酸镁　　　　　B. 熊去氧胆酸
 C. 鹅去氧胆酸　　　D. 桂美酸
 E. 去氢胆酸

【B/型/题】

(10~14 题共用备选答案)
 A. 直接中和胃酸,升高胃内容物 pH 值
 B. 阻断胃壁细胞的 H_2 受体,抑制胃酸分泌
 C. 抑制胃壁细胞的 H^+-K^+-ATP 酶活性,抑制 H^+ 分泌
 D. 阻断胃壁细胞的 M 受体,抑制胃酸分泌
 E. 与胃泌素竞争胃泌素受体,发挥抑制胃酸分泌的作用

10.关于丙谷胺叙述正确的是 （　　）
11.关于奥美拉唑叙述正确的是 （　　）
12.关于雷尼替丁叙述正确的是 （　　）
13.关于氢氧化铝叙述正确的是 （　　）
14.关于哌仑西平叙述正确的是 （　　）

(15~19 题共用备选答案)
 A. 昂丹司琼　　　　B. 甲氧氯普胺
 C. 洛哌丁胺　　　　D. 乳果糖
 E. 液体石蜡

15.用于治疗肿瘤放、化疗所致的呕吐的是 （　　）
16.用于治疗慢性功能性消化不良引起的呕吐的是 （　　）
17.有润滑性通便作用的是 （　　）
18.能增加肠容积,进而促进肠道推进性蠕动,产生泻下作用的是 （　　）
19.用于止泻的是 （　　）

【X/型/题】

20.下列药物能抑制胃酸分泌的是 （　　）
 A. 氢氧化铝　　　　B. 雷尼替丁
 C. 奥美拉唑　　　　D. 哌仑西平
 E. 昂丹司琼

21.下列药物具有抗幽门螺杆菌作用的是 （　　）
 A. 雷尼替丁　　　　B. 甲硝唑
 C. 氢氧化镁　　　　D. 阿莫西林
 E. 雷尼替丁

22.下列可用质子泵抑制药治疗的疾病是 （　　）
 A. 反流性食管炎
 B. 上消化道出血
 C. 消化性溃疡
 D. 幽门螺杆菌
 E. 慢性胃肠炎

23.使用硫糖铝时应当注意 （　　）
 A. 不宜与碱性药物合用
 B. 与非甾体类消炎药合用升高这些药物的血药浓度
 C. 与四环素、地高辛合用可降低两种药物的生物利用度
 D. 可减少甲状腺素吸收
 E. 可增加甲状腺素吸收

24.下列药物中,具有止泻作用的是 （　　）
 A. 阿片酊　　　　　B. 地芬诺酯
 C. 洛哌丁胺　　　　D. 酚酞
 E. 阿托品

25. 乳果糖可能具有的作用是 （　　）
    A. 利胆　　　　　B. 降低血氨
    C. 增加肠容积　　D. 止吐
    E. 止泻

26. 下列药物中,具有降低胆固醇作用的是 （　　）
    A. 硫酸镁　　　　B. 熊去氧胆酸
    C. 鹅去氧胆酸　　D. 去氢胆酸
    E. 氢氧化镁

二、填空题

1. 控制_____的感染是治疗消化性溃疡的主要手段之一。

2. 质子泵抑制药物的主要临床应用是_____、_____、_____、_____等所致的胃溃疡。

3. 桂美酸因能促进血中胆固醇分解为胆酸排出体外,故具有_____作用。

4. 促进粪便排泄的药物,按作用机制可分三类:_____、_____、_____。

三、简答题

1. 简述治疗消化性溃疡药物的分类。
2. 硫糖铝在使用过程中应注意什么?
3. 简述奥美拉唑的特点。
4. 简述利胆药物的特点。

四、论述题

试述抑制胃酸分泌药物的分类、作用机制及代表药物。

【参/考/答/案】

一、选择题

【A 型题】

1. A　　2. B　　3. C　　4. D　　5. D
6. A　　7. C　　8. E　　9. D

【B 型题】

10. E　11. C　12. B　13. A　14. D
15. A　16. B　17. E　18. D　19. C

【X 型题】

20. BCD　　21. BD　　22. ABCD
23. ACD　　24. ABC　　25. BC
26. BC

3. C【解析】硫糖铝能黏附于胃和十二指肠表面,在溃疡面上形成保护屏障。

5. D【解析】米索前列醇为前列腺素类药物,抗溃疡作用较强,但无抑菌和杀菌作用,因此对幽门螺杆菌无效。

7. C【解析】甲氧氯普胺阻断胃肠多巴胺受体可增加胃肠运动;阻断中枢化学感受区的多巴胺受体可发挥止吐作用。

8. E【解析】甘油为润滑性泻药,能润滑肠壁,软化大便,作用温和。

9. D【解析】桂美酸能松弛胆总管括约肌,具有解痉、止痛及促进胆汁排泄作用,并有一定的降低胆固醇作用。

24. C【解析】酚酞可刺激肠壁,使肠蠕动增加,促进粪便排出,为泻药。

二、填空题

1. 幽门螺杆菌
2. 反流性食管炎　消化性溃疡　上消化道出血　幽门螺杆菌感染
3. 降胆固醇
4. 刺激性泻药　渗透性泻药　润滑性泻药

三、简答题

1. 简述治疗消化性溃疡药物的分类。

答 目前治疗消化性溃疡药物有以下几类:
(1)抗酸药:如氢氧化镁、氢氧化铝等。
(2)抑制胃酸分泌药:①H_2受体阻断药,如西咪替丁、雷尼替丁等;②质子泵抑制药,如奥美拉唑、兰索拉唑等;③M胆碱受体阻断药和胃泌素受体阻断药,如替仑西平、哌仑西平等。
(3)胃黏膜保护药:如米索前列醇、硫糖铝等。
(4)抗幽门螺杆菌药物:如阿莫西林、甲硝唑等。

2. 硫糖铝在应用过程中应注意什么?

答 ①本药在酸性环境中起保护胃和十二指肠黏膜的作用,故应在餐前 1 小时空腹服用,且不宜与碱性药物合用;②可增厚胃黏液层,降低苯妥英钠、地高辛、酮康唑、氟喹诺酮及甲状腺素的生物利用度;③肾衰竭患者禁用。

3. 简述奥美拉唑的特点。

答 (1)为 H^+-K^+-ATP 酶抑制药,具有强力抑酸作用,且作用持久,一天只服一次即可。
(2)具有保护胃黏膜作用。
(3)具有抗幽门螺杆菌作用。
(4)易受食物影响,应餐前空腹口服。

4. 简述利胆药的特点。

答 利胆药为促进胆汁分泌或胆囊排空的药物。常用的许多利胆药物的作用涉及胆汁酸,如去氢胆酸主要是增加胆汁中的水分含量,使胆汁稀释,体积增加,流动性提高,发挥冲洗胆道的作用。熊去氧胆酸主要通过在结石表面形成卵磷脂－胆固醇液态层,促使结石溶解,同时也可抑制肠道吸收胆固醇。鹅去氧胆酸可降低胆固醇分泌,抑制胆固醇合成,从而降低胆汁中胆固醇的含量和促进胆固醇结石溶解。桂美酸可促进胆汁排泄,松弛胆总管括约肌,促进血中胆固醇分解等,因而具有降低胆固醇和解痉止痛的作用。

四、论述题

试述抑制胃酸分泌药物的分类、作用机制及代表药物。

答 (1)H_2受体阻断药:本类药物竞争性地阻断壁细胞基底膜的 H_2 受体,对基础胃酸的分泌具有较强的抑制作用,也能抑制由进食、促胃液素、迷走兴奋及低血糖等诱导的胃酸分泌。此类药物主要用于消化性溃疡的治疗,减轻溃疡引起的疼痛,促进胃和十二指肠溃疡愈合。常用药物包括西咪替丁、雷尼替丁、法莫替丁和尼扎替丁等。
(2)H^+-K^+-ATP 酶抑制药(质子泵抑制药):质子泵抑制药具有抑制胃酸分泌作用,且作用强而持久。另外,本类药对幽门螺杆菌也有抑制作用。临床用于治疗反流性食管炎、消化性溃疡、上消化道出血和幽门螺杆菌感染等所致的胃溃疡。常用药物有奥美拉唑、兰索拉唑、泮多拉唑等。

(3)M 胆碱受体阻断药和胃泌素受体阻断药:①M 胆碱受体阻断药机制及代表药物。抗胆碱药物阻断胃壁细胞上的 M 受体,抑制胃酸分泌;也能阻断乙酰胆碱对胃黏膜中的嗜铬细胞和 G 细胞中 M 受体的激动作用,使组胺和胃泌素等物质释放减少,间接减少胃酸的分泌。常用药物有哌仑西平、替仑西平、溴化丙胺太林等。

②胃泌素受体阻断药。与胃泌素竞争胃泌素受体,能抑制胃酸的分泌;同时也促进胃黏膜黏液合成,增强胃黏膜的黏液 – HCO_3^- 保护屏障,从而发挥抗溃疡的作用。常用药物有丙谷胺等。

(何百成)

第 33 章　子宫平滑肌兴奋药和抑制药

【学/习/要/点】

熟悉

1. 缩宫素、垂体后叶素、前列腺素、麦角生物碱的药理作用及临床应用。
2. 前列腺素、麦角生物碱的药理作用及临床应用。

【应/试/考/题】

一、选择题

【A/型/题】

1. 硝苯地平不能用于下列哪种情况　（　　）
   A. 扩血管
   B. 降血压
   C. 防治早产
   D. 引产
   E. 松弛子宫平滑肌

2. 麦角新碱不能用于下列哪种情况　（　　）
   A. 子宫复原　　　　B. 子宫出血
   C. 催产及引产　　　D. 收缩血管
   E. 偏头痛

3. 缩宫素通过下列哪种途径使用无效
   　　　　　　　　　　　　（　　）
   A. 口服　　　　　　B. 吸入
   C. 静脉推注　　　　D. 静脉滴注
   E. 肌内注射

4. 子宫平滑肌抑制药不包括　　（　　）
   A. 利托君　　　　　B. 吲哚美辛

C. 前列腺素 E_2　　　D. 硝苯地平
E. 硫酸镁

5. 麦角制剂的禁忌证不包括　　（　　）
   A. 冠心病　　　　　B. 引产
   C. 催产　　　　　　D. 血管硬化患者
   E. 偏头痛

【B/型/题】

（6~9 题共用备选答案）
A. 治疗尿崩症及肺出血
B. 催产和引产
C. 产后止血或产后子宫复旧
D. 利尿
E. 降压

6. 大剂量缩宫素用于　　　　　（　　）
7. 小剂量缩宫素用于　　　　　（　　）
8. 垂体后叶素用于　　　　　　（　　）
9. 硝苯地平用于　　　　　　　（　　）

【X 型题】

D. 保护血管内皮

E. 促进子宫恢复

10. 前列腺素不宜用于　　　　（　　）

　　A. 青光眼　　　B. 支气管哮喘

　　C. 足月引产　　D. 流产

　　E. 治疗腹泻

11. 子宫平滑肌兴奋药包括　　（　　）

　　A. 前列腺素　　B. 缩宫素

　　C. 硫酸镁　　　D. 硝苯地平

　　E. 阿托品

12. 妊娠期间应用硫酸镁可以治疗（　　）

　　A. 子痫

　　B. 妊娠高血压综合征

　　C. 早产

　　D. 胎位异常

　　E. 胎儿心跳异常

13. 麦角新碱的药理作用包括　（　　）

　　A. 兴奋子宫

　　B. 收缩血管

　　C. 阻断 α 受体

14. 麦角新碱临床用于　　　　（　　）

　　A. 子宫复原　　B. 产后出血

　　C. 酸中毒　　　D. 偏头痛

　　E. 碱中毒

二、填空题

1. 大剂量缩宫素(5～10U)可使子宫产生_____收缩。

2. 子宫平滑肌抑制药物又称_____，主要用于防治_____、_____。

3. 缩宫素口服后易被_____破坏，故无效。

4. 垂体后叶素内含_____和_____。

三、简答题

简述缩宫素的不良反应和注意事项。

四、论述题

试述麦角生物碱的药理作用及临床应用。

【参/考/答/案】

一、选择题

【A 型题】

1. D　　2. C　　3. A　　4. C　　5. E

【B 型题】

6. C　　7. B　　8. A　　9. E

【X 型题】

10. AB　　　11. AB　　　12. ABC

13. ABCE　　14. ABD

1. D【解析】硝苯地平作为钙通道阻滞药，

减少 Ca^{2+} 进入子宫平滑肌细胞内，抑制其收缩功能，保护血管内皮，舒张子宫平滑肌，故无引产作用。

2. C【解析】麦角新碱促进子宫平滑肌收缩的作用强而持久，但易引起子宫强直性收缩，对子宫体和子宫颈的兴奋作用无明显差别，故不能用于催产和引产。

3. A【解析】缩宫素口服以后在消化道易被消化酶破坏而失效。

7. B【解析】小剂量缩宫素使子宫平滑肌的收缩类似于分娩性收缩，有利于催产和引产。

8. A【解析】垂体后叶素能与肾脏集合管上

的受体结合,增加集合管对水的再吸收,治疗尿崩症;还能收缩毛细血管和小动脉而产生止血作用,故可用于治疗肺出血。

10.AB【解析】前列腺素具有收缩支气管平滑肌的作用,不宜用于支气管哮喘;同时又具有收缩血管作用而升高眼压,故青光眼患者不宜使用。

二、填空题

1.持续强直性
2.抗分娩药　痛经　早产
3.消化酶
4.缩宫素　加压素

三、简答题

简述缩宫素的不良反应和注意事项。

答 (1)缩宫素过量能引起子宫高频率甚至持续性强直收缩,致胎儿宫内窒息或子宫破裂,因此在用于催产或引产时,必须注意:①严格掌握剂量,避免发生子宫强直性收缩。②严格掌握禁忌证,凡产道异常、胎位不正、头盆不称或前置胎盘,以及3次妊娠以上的经产妇或有剖宫产史者禁用,以防引起子宫破裂或胎儿窒息。
(2)缩宫素的人工合成品不良反应较少,应用缩宫素的生物制剂过敏反应少见。大剂量使用缩宫素时,易发生抗利尿作用。若输液过快或过多,可出现水潴留和低钠血症。

四、论述题

试述麦角生物碱的药理作用及临床应用。

答 药理作用:(1)兴奋子宫作用。麦角新碱和甲基麦角新碱能选择性地兴奋子宫平滑肌,起效迅速,作用强而持久。与缩宫素不同,剂量稍大即引起包括子宫体和子宫颈在内的子宫平滑肌强直性收缩,妊娠后期子宫对其敏感性增强。因此,不宜用于催产和引产。
(2)收缩血管。麦角胺能直接作用于动、静脉血管使其收缩;大剂量还可损伤血管内皮细胞,长期服用会导致肢端干性坏疽和血栓。也能使脑血管收缩,减少脑动脉搏动幅度,减轻偏头痛。
(3)阻断 α 肾上腺素受体。可阻断 α 肾上腺素受体,翻转肾上腺素的升压作用,使升压变为降压,同时抑制中枢,使血压下降。
临床应用:(1)子宫出血。麦角新碱和甲基麦角新碱主要用于预防和治疗产后由于子宫收缩乏力等引起的子宫出血。
(2)子宫复原。用于子宫复旧,加速子宫复原。
(3)偏头痛。麦角胺可收缩脑血管,用于偏头痛的诊断和发作时的治疗。
(4)人工冬眠。二氢麦角碱对中枢神经系统有抑制作用,可以与异丙嗪、哌替啶组成冬眠合剂,用于人工冬眠。

(何百成)

第34章　性激素类药及避孕药

【应/试/考/题】

一、选择题

【A/型/题】

1. 下列药物是天然雌激素的是 （　　）
   A. 雌酮　　　　　B. 炔雌醚
   C. 雌二醇　　　　D. 雌三醇
   E. 炔雌醇

2. 下列药物可用于回乳的是 （　　）
   A. 黄体酮　　　　B. 炔诺酮
   C. 己烯雌酚　　　D. 甲基睾酮
   E. 苯丙酸诺龙

3. 卵巢功能不全或闭经时可选用下列哪
   种药物治疗 （　　）
   A. 氯米芬　　　　B. 甲基睾丸酮
   C. 黄体酮　　　　D. 己烯雌酚
   E. 双醋炔诺醇

4. 下列药物中，可用于治疗前列腺癌的是
   （　　）
   A. 苯丙酸诺龙　　B. 丙酸睾丸素
   C. 双醋炔诺醇　　D. 炔雌醇
   E. 氯米芬

5. 下列情况应禁止使用苯丙酸诺龙的是
   （　　）
   A. 老年性骨质疏松
   B. 术后恢复期
   C. 严重高血压
   D. 严重烧伤
   E. 骨折长期不愈合

6. 主要通过抑制排卵实现避孕的药物是
   （　　）
   A. 甲基睾酮
   B. 雌激素与孕激素复方制剂
   C. 前列腺素
   D. 己烯雌酚
   E. 大剂量炔诺酮

7. 老年性骨质疏松宜选用下列哪种药物
   （　　）
   A. 黄体酮　　　　B. 炔诺酮
   C. 前列腺素　　　D. 糖皮质激素
   E. 苯丙酸诺龙

8. 下列药物可以用于终止早孕的是 （　　）
   A. 米非司酮　　　B. 大剂量炔诺酮
   C. 孟苯醇醚　　　D. 苯丙酸诺龙
   E. 棉酚

【B/型/题】

(9～10题共用备选答案)
A. 先兆性流产
B. 绝经前乳腺癌
C. 前列腺癌
D. 骨髓造血功能低下
E. 肾上腺皮质功能减退
9. 睾酮可用于　　　　　　　　(　　)
10. 己烯雌酚可用于　　　　　　(　　)
(11～12题共用备选答案)
A. 甲地孕酮　　　B. 炔诺酮
C. 己烯雌酚　　　D. 利凡诺
E. 孟苯醇醚
11. 可用于中期引产的药物是　　(　　)
12. 能杀灭精子的药物是　　　　(　　)
(13～14题共用备选答案)
A. 雌三醇
B. 苯丙酸诺龙
C. 苯乙酸睾丸素
D. 雌二醇
E. 氯米芬
13. 卵巢滤泡分泌的雌激素是　　(　　)
14. 能拮抗雌激素的药物是　　　(　　)
(15～16题共用备选答案)
A. 功能性子宫出血
B. 老年性骨质疏松
C. 绝经前乳腺癌
D. 前列腺癌
E. 绝经后乳腺癌
15. 不能使用雌激素的疾病是　　(　　)
16. 不能使用甲基睾丸素的疾病是(　　)

【X/型/题】

17. 下列关于孕激素作用的描述,正确
　　的是　　　　　　　　　　　(　　)
　　A. 可降低子宫对缩宫素的敏感性
　　B. 与雌激素一起促使乳腺腺泡发育

C. 抑制腺垂体 LH 的分泌
D. 有抗利尿作用
E. 可增加子宫对缩宫素的敏感性
18. 下列药物中,不属于 17α – 羟孕酮类
　　的是　　　　　　　　　　　(　　)
　　A. 炔诺酮　　　　B. 去氧孕烯
　　C. 甲地孕酮　　　D. 炔诺孕酮
　　E. 雌激素
19. 下列药物中,属于非长效避孕药的是
　　　　　　　　　　　　　　　(　　)
　　A. 复方炔诺酮片
　　B. 复方炔诺孕酮甲片
　　C. 复方甲地孕酮片
　　D. 复方氯地孕酮片
　　E. 复方炔诺孕酮乙片
20. 下列疾病可使用甲地孕酮治疗的是
　　　　　　　　　　　　　　　(　　)
　　A. 子宫内膜腺癌
　　B. 子宫内膜异位症
　　C. 习惯性流产
　　D. 乳腺癌
　　E. 痛经

二、填空题
1. 天然雌激素主要是＿＿＿＿＿＿,在肝
　　内迅速被破坏,生物利用度较低,故需
　　＿＿＿＿＿＿。
2. 天然孕激素是＿＿＿＿＿＿,口服无
　　效,临床应用的药物是＿＿＿＿＿＿。
3. 按化学结构,孕激素可分为两大类:
　　＿＿＿＿＿＿和＿＿＿＿＿＿。
4. ＿＿＿＿＿＿可使子宫内膜发生各种
　　功能与形态变化,阻碍孕卵着床。

三、简答题
1. 简述雌激素类药的药理作用及临床应用。
2. 简述孕激素类药的药理作用及临床应用。

四、论述题
试述雄激素类药的药理作用及临床应用。

【参/考/答/案】

一、选择题

【A型题】

1. C 2. C 3. D 4. D 5. C
6. B 7. E 8. A

【B型题】

9. D 10. C 11. D 12. E 13. D
14. E 15. C 16. D

【X型题】

17. ABC 18. ABDE 19. ABC
20. ABCE

2. C【解析】雌激素能干扰催乳素的作用,从而抑制乳汁分泌。

3. D【解析】己烯雌酚为雌激素,可对原发性或继发性的卵巢功能低下患者进行替代治疗,可以促进子宫、外生殖器及第二性征的发育,与孕激素合用,产生人工月经,用于卵巢功能不全和闭经。

4. D【解析】雌激素可抑制垂体促性腺激素的分泌,使睾丸萎缩及雄激素分泌减少,同时又具有拮抗雄激素的作用,可用于治疗前列腺癌。

5. C【解析】苯丙酸诺龙因可引起水、钠潴留,升高血压,故禁用于严重高血压。

6. B【解析】甾体避孕药为雌激素和孕激素配伍组成的复方制剂,对排卵有显著的抑制作用。

7. E【解析】E项可用于蛋白质的同化或吸收不足,故老年人使用后可增加蛋白吸收及同化,增加骨蛋白,促进骨组织生长,治疗骨质疏松。

9. D【解析】大剂量睾酮能促进肾脏分泌促红细胞生成素,还可改善骨髓造血功能。

15. C【解析】雌激素可促进绝经期前乳腺癌的生长,禁用于绝经期前乳腺癌。

17. ABC【解析】孕激素可竞争性对抗醛固酮,促进 Na^+、Cl^- 排泄而利尿。

19. ABC【解析】甲地孕酮能抑制排卵并减轻子宫痉挛性收缩而止痛,能使异位的子宫内膜退化,对于黄体功能不足所致的先兆流产与习惯性流产可起到保胎作用。

二、填空题

1. 雌二醇 注射给药
2. 黄体酮 人工合成品或其衍生物
3. 17α-羟孕酮类 19-去甲睾酮类
4. 甾体避孕药

三、简答题

1. 简述雌激素类药的药理作用及临床应用。

答 药理作用:①内分泌调节功能。促进性器官发育、成熟,维持女性第二性征。小剂量刺激乳腺导管、腺泡的生长发育,刺激促性腺激素分泌,促进排卵;较大剂量可抑制排卵、抑制乳汁分泌,与孕激素共同作用调节月经周期;加强子宫平滑机对缩宫素的敏感性;利于精子穿透与存活,使阴道黏膜增厚及成熟、浅表层细胞角化;在乳酸杆菌作用下可维持阴道自净功能。促进输卵管肌层发育及收缩,增加输卵管官腔上皮细胞的分泌,促进纤毛生长。此外,还具有拮抗雄激素作用。②影响水钠代谢,具有轻度水钠潴留作用,使血压升高;增加骨骼的钙盐沉积,加速骨骺愈合;改善骨质疏松;降低血清胆固醇及低密度脂蛋白;降低女性结肠癌的发生率;降低糖耐量。③影响神经系统。可促进神经细胞的生长、分化、存活和再生;促进神经胶质细胞的发育及突触的形成;促进乙酰胆碱、多巴胺、5-HT等神经递质的合成。④影响心血管系统舒张血管,抑制血管平滑肌细胞的异常增殖、迁移,保护心脏。⑤其他,促进血液凝固。同时,可使真皮增厚,结缔组织内胶原分解缓慢,表皮增殖,保持皮肤弹性并且改善血液供应。

临床应用:①围绝经期综合征;②抗骨质疏松;③乳房胀痛及退乳;④卵巢功能不全与闭经;⑤功能性子宫出血;⑥绝经后晚期乳腺癌;⑦前列腺癌;⑧痤疮;⑨避孕和神经保护作用。

2. 简述孕激素类药的药理作用及临床应用。

答 药理作用:(1)生殖系统、乳房和排卵。①月经后期,孕激素在雌激素作用的基础上,促进子宫内膜继续增厚、充血和腺体增生并分支,由增殖期转为分泌期,有利于受精卵着床和胚胎发育。②与缩宫素竞争受体,抑制子宫对缩宫素的敏感性,从而抑制子宫收缩起到保胎作用。③与雌激素一起促进乳腺腺泡发育,为哺乳做准备。④抑制黄体生成素(LH)分泌,从而抑制排卵。⑤抑

制子宫颈管腺体黏液分泌,减少精子进入子宫。⑥抑制输卵管的节律性收缩和纤毛生长。⑦加快阴道上皮细胞的脱落。

(2)代谢。通过竞争性对抗醛固酮的作用,使钠离子和氯离子排泄增加并利尿;黄体酮为肝药酶诱导剂,促进药物的代谢。

(3)神经系统。①升高体温;②抑制中枢和催眠;③增加呼吸中枢对CO_2的反应,从而降低CO_2分压。

临床应用:①功能性子宫出血;②痛经和子宫内膜异位症;③先兆流产和习惯性流产;④子宫内膜腺癌、前列腺增生和前列腺癌。

四、论述题

试述雄激素类药的药理作用及临床应用。

答 药理作用:(1)生殖系统。促进男性生殖器官发育和成熟、促进男性第二性征形成和促进精子的生成及成熟。具有对抗雌激素的作用。

(2)同化作用。能明显促进蛋白质合成,减少蛋白质分解,从而促进肌肉增长和体重增加,同时还具有水、钠、钙和磷潴留的现象。

(3)提高骨髓造血功能。大剂量雄激素可促进肾脏分泌促红细胞生成素,也可直接刺激骨髓的造血功能,使红细胞生成增多。

(4)免疫增强作用。促进免疫球蛋白合成,增强机体免疫功能和巨噬细胞的吞噬功能,具有一定的抗感染能力,同时还具有与糖皮质激素相似的抗炎作用。

(5)调节心血管系统作用。通过激活雄激

素受体和偶联 K⁺ 通道,对心血管系统进行调节,主要包括影响脂质代谢,降低胆固醇;调节凝血和纤溶过程;舒张血管平滑肌,降低血管张力等。

(6)抑制高胰岛素血症、高糖和代谢综合征的发生。

临床应用:(1)替代疗法。对无睾症或类无睾症的患者、男子性功能低下的患者,用睾酮做替代治疗。

(2)围绝经期综合征和功能性子宫出血。更年期患者较为适用。对严重出血的患者,可用己烯雌酚、黄体酮和丙酸睾酮三种混合物注射,可达止血目的,但停药后易发生撤退性出血。

(3)晚期乳腺癌。

(4)贫血。

(5)虚弱。可用小剂量雄激素治疗骨质疏松、各种消耗性疾病、生长延缓、长期卧床、损伤和放疗等情况,使患者食欲增加,加快体质恢复。

(6)预防良性前列腺增生。

(何百成)

第 35 章　肾上腺皮质激素类药物

【学/习/要/点】

一、掌握

1. 糖皮质激素的药理作用。
2. 糖皮质激素的临床应用及不良反应。

二、熟悉

糖皮质激素的禁忌证、用法及疗程。

【应/试/考/题】

一、选择题

【A/型/题】

1. 糖皮质激素类药物对代谢的影响不包括下列哪一项　（　　）
   A. 升高血糖
   B. 增加肝、肌糖原含量
   C. 促进全身脂肪分解
   D. 促进蛋白质分解
   E. 抑制蛋白质合成

2. 糖皮质激素可增强胰高血糖素的升血糖作用,这一现象被称之为　（　　）
   A. 同化作用
   B. 允许作用
   C. 核酸代谢作用
   D. 加速糖代谢作用
   E. 停药反应

3. 下列药物中,抗炎作用最强的是（　　）
   A. 可的松　　　　B. 泼尼松
   C. 氟轻松　　　　D. 倍他米松
   E. 氢化可的松

4. 糖皮质激素抗休克作用的机制主要包括　（　　）
   A. 抑制炎性因子的产生,减轻全身炎症反应
   B. 兴奋心脏,加强心脏收缩力
   C. 稳定溶酶体膜,减少心肌抑制因子的形成
   D. 扩张痉挛收缩的血管
   E. 以上都是

5. 糖皮质激素可作为治疗下列哪一类疾病的首选药物　（　　）
   A. 多发性皮肌炎
   B. 器官移植排斥反应
   C. 暴发型流行性脑膜炎

D. 感染中毒性休克

E. 结核性脑膜炎

6. 下列药物的不良反应中,哪种不是糖皮质激素产生的 （ ）

A. 高血压、高血糖

B. 高血钙、高血钾

C. 加重感染

D. 促使癫痫发作

E. 肌肉萎缩

7. 糖皮质激素可用于下列哪种疾病的治疗 （ ）

A. 活动性消化性溃疡

B. 角膜溃疡

C. 再生障碍性贫血

D. 肾上腺皮质功能亢进症

E. 霉菌感染

8. 下列哪一种药物既能抗真菌又能治疗库欣综合征 （ ）

A. 酮康唑　　　B. 氨鲁米特

C. 米托坦　　　D. 氟轻松

E. 泼尼松龙

9. 糖皮质激素的下列不良反应中,与蛋白质代谢有关的是 （ ）

A. 向心性肥胖　　B. 多毛

C. 精神失常　　　D. 高血压

E. 皮肤变薄

10. 肝功能不全时不宜选用可的松的原因是 （ ）

A. 可的松有明显的肝毒性

B. 可的松在肝中转化障碍,不能形成氢化可的松

C. 可的松游离浓度增加

D. 可的松水溶性增大,活性减弱

E. 以上都不是

11. 糖皮质激素的抗毒作用是指 （ ）

A. 对抗细菌外毒素

B. 能中和细菌内毒素

C. 提高机体免疫力

D. 升高白细胞

E. 提高机体对内毒素伤害的耐受力

12. 泼尼松用于风湿性心瓣膜炎的目的 （ ）

A. 促进炎症区血管收缩,降低通透性、减轻肿胀

B. 有较强的抗炎作用,促进炎症消散

C. 抑制肉芽组织生长,防止粘连及瘢痕形成,减轻后遗症

D. 稳定溶酶体膜、减少炎症介质的产生,防止炎症进一步发展

E. 以上都不是

13. 下列疾病应当禁用糖皮质激素的是 （ ）

A. 风湿性心脏瓣膜病

B. 结核性脑膜炎

C. 眼视网膜炎

D. 眼角膜溃疡

E. 中毒性肺炎

14. 为减轻对垂体肾上腺轴的影响,糖皮质激素隔日疗法的最好给药时间为 （ ）

A. 中午　　　　B. 进餐时

C. 下午　　　　D. 上午

E. 午夜

15. 长疗程应用糖皮质激素采用隔日清晨一次给药的目的是为了避免或减轻 （ ）

A. 停药症状

B. 诱发溃疡

C. 反馈性抑制垂体－肾上腺皮质功能

D. 药物依赖性

E. 反跳现象

16. 长期应用糖皮质激素,突然停药时产生反跳现象的原因是 （ ）

A. 患者对激素产生依赖性或病情未充分控制

B. 垂体功能亢进

C. ACTH 突然分泌增多

D. 甲状腺功能亢进

E. 肾上腺皮质功能亢进

17. 糖皮质激素诱发和加重感染最主要的原因是　　　　　　　　（　　）

　　A. 患者对激素不敏感

　　B. 使用激素时未能应用有效的抗菌药物

　　C. 激素抑制免疫反应，降低机体抵抗力

　　D. 激素能直接促进病原微生物繁殖

　　E. 以上答案都不对

18. 糖皮质激素对血液和造血系统的影响是　　　　　　　　　（　　）

　　A. 刺激骨髓造血

　　B. 淋巴细胞增加

　　C. 使血小板减少

　　D. 抑制骨髓造血

　　E. 使红细胞与血红蛋白减少

【B型题】

(19~23 题共用备选答案)

　　A. 允许作用

　　B. 抗炎作用

　　C. 抗过敏作用

　　D. 刺激骨髓的造血功能

　　E. 免疫抑制作用

19. 糖皮质激素用于治疗再生障碍性贫血的原因是　　　　　　　（　　）

20. 糖皮质激素增加儿茶酚胺的血管收缩作用是因为　　　　　　（　　）

21. 糖皮质激素用于治疗血管神经性水肿和支气管哮喘的原因是　（　　）

22. 糖皮质激素用于治疗自身免疫性疾病的原因是　　　　　　　（　　）

23. 糖皮质激素用于严重感染和炎症的原因是　　　　　　　　　（　　）

(24~26 题共用备选答案)

　　A. 一般剂量长期疗法

　　B. 小剂量替代疗法

　　C. 大剂量冲击疗法

　　D. 维持疗法

　　E. 超大剂量冲击疗法

24. 糖皮质激素适用于急性、重度和危及生命的抢救，其用法为　（　　）

25. 糖皮质激素适用于结缔组织病的用法是　　　　　　　　　（　　）

26. 糖皮质激素适用于治疗急、慢性肾上腺皮质功能不全症的用法为（　　）

【X型题】

27. 糖皮质激素的药理作用包括　　（　　）

　　A. 允许作用　　　B. 退热作用

　　C. 抗过敏作用　　D. 免疫抑制作用

　　E. 抗毒作用

28. 糖皮质激素对血液系统的影响是（　　）

　　A. 使血小板增多

　　B. 使红细胞和血红蛋白含量增加

　　C. 使淋巴细胞增多

　　D. 提高中性粒细胞的数量和活性

　　E. 增加血浆白蛋白

29. 糖皮质激素长期大量应用的不良反应包括　　　　　　　　　（　　）

　　A. 胃出血

　　B. 骨折

　　C. 促进癫痫的发作

　　D. 诱发胰腺炎或脂肪肝

　　E. 向心性肥胖

30. 下列疾病为糖皮质激素的禁忌证的是　　　　　　　　　　（　　）

　　A. 儿童急性淋巴细胞白血病

　　B. 癫痫

　　C. 糖尿病

　　D. 角膜溃疡

　　E. 精神分裂症

31. 下列疾病可用糖皮质激素来治疗的是
（　　）
  A. 荨麻疹
  B. 过敏性休克
  C. 类风湿关节炎
  D. 器官移植排斥反应
  E. 感冒

32. 糖皮质激素对心血管系统的影响是
（　　）
  A. 致水钠潴留，引起高血压
  B. 增高血浆胆固醇，引起血脂升高
  C. 可增强儿茶酚胺的血管收缩作用
  D. 加强心肌收缩力
  E. 减弱心肌收缩力

33. 糖皮质激素引起骨质疏松的可能原因是
（　　）
  A. 促进尿钙排泄
  B. 减少肠道对钙的吸收
  C. 抑制肾小管对钙的重吸收
  D. 促进骨中胶原和骨基质的分解
  E. 食欲不振

34. 糖皮质激素的小剂量替代疗法可用于治疗下列哪些疾病
（　　）
  A. 肾病综合征
  B. 结缔组织病
  C. 垂体前叶功能减退
  D. 肾上腺次全切除
  E. 系统性红斑狼疮

二、名词解释
1. 向心性肥胖

2. 允许作用
3. 类肾上腺皮质功能亢进综合征

三、填空题
1. 长期使用糖皮质激素对脂肪代谢的影响可导致典型的体征是＿＿＿＿＿、＿＿＿＿＿。
2. 严重肝功能不全者只宜使用糖皮质激素或＿＿＿＿＿、＿＿＿＿＿。
3. 糖皮质激素的停药反应包括＿＿＿＿、＿＿＿＿＿和＿＿＿＿＿。
4. 糖皮质激素的维持量用法有两种，分别是＿＿＿＿＿和＿＿＿＿＿。
5. 糖皮质激素的抗炎作用基本机制是＿＿＿＿＿。
6. 糖皮质激素大剂量长期使用引起的不良反应包括＿＿＿＿＿、＿＿＿＿＿、＿＿＿＿＿、＿＿＿＿＿、＿＿＿＿＿和其他。

四、简答题
1. 简述糖皮质激素的药理作用。
2. 简述糖皮质激素的临床应用。
3. 简述糖皮质激素的禁忌证。

五、论述题
试述长期应用糖皮质激素所引起的代谢紊乱及主要的临床表现。

【参/考/答/案】

一、选择题

【A 型题】

1. C	2. B	3. D	4. E	5. A
6. B	7. C	8. A	9. E	10. B
11. E	12. C	13. D	14. D	15. C

16. A　　17. C　　18. A

【B 型题】

| 19. D | 20. A | 21. C | 22. E | 23. B |
| 24. C | 25. A | 26. B | | |

【X型题】

27. ABCDE	28. AB	29. ABCDE
30. BCDE	31. ABCD	32. ABCD
33. ABCD	34. CD	

1. C【解析】糖皮质激素可促使四肢皮下脂肪分解,使脂肪重新分布于面部、胸部、背部和臀部,形成向心性肥胖。

3. D【解析】倍他米松为长效糖皮质激素,抗炎作用为氢化可的松的25～35倍。

6. B【解析】糖皮质激素可引起低钙、低钾。

7. C【解析】糖皮质激素可刺激骨髓的造血机能,使红细胞、血红蛋白、血小板生成增加。其余四项为禁忌证。

8. A【解析】酮康唑能阻断真菌的类固醇合成,具有抗真菌作用,同时对人体的类固醇合成也有一定的抑制作用,故有一定的对抗糖皮质激素作用。目前,酮康唑主要用于治疗库欣综合征和前列腺癌。

10. B【解析】可的松与泼尼松第11位碳原子(C_{11})上的氧,在肝中转化为羟基,生成氢化可的松和泼尼松龙才有活性,因此严重肝功能不全的患者只宜用氢化可的松或泼尼松龙。

13. D【解析】糖皮质激素抑制蛋白质的合成,延缓伤口的愈合过程,并可能诱发新的感染,因此禁用于眼角膜溃疡。

14. D【解析】糖皮质激素分泌的昼夜节律为:每日上午8～10时为分泌高峰,随后逐渐下降,午夜12时为低潮。基于此,糖皮质激素常采取隔日或每日上午给药,可减少对垂体肾上腺轴的影响。

18. A【解析】糖皮质激素能刺激骨髓造血功能,使红细胞和血红蛋白含量增加,大剂量可使血小板增多,提高纤维蛋白原浓度。还能使淋巴细胞减少,淋

巴组织萎缩。

28. AB【解析】糖皮质激素可提高中性白细胞的数量,但降低其活性,可使血液中淋巴细胞减少。

30. BCD【解析】糖皮质激素多与抗肿瘤药物联合应用治疗儿童急性淋巴细胞白血病,禁用于严重的精神病、癫痫、骨折、角膜溃疡、高血压及糖尿病等患者。

32. ABCD【解析】大剂量时稳定溶酶体膜,减少心肌抑制因子的生成及释放,加强心肌收缩力。

二、名词解释

1. 向心性肥胖:是指大剂量长期应用糖皮质激素可激活四肢皮下的脂酶,促使皮下脂肪分解,重新分布在面部、胸部、背部和臀部,形成向心性肥胖,表现为"满月脸、水牛背"。

2. 允许作用:是指糖皮质激素对有些组织细胞虽无直接活性,但可给其他激素发挥作用创造有利条件的作用。如糖皮质激素可增强儿茶酚胺的血管收缩作用等。

3. 类肾上腺皮质功能亢进综合征:又称医源性肾上腺皮质功能亢进,这是长期过量激素引起的脂质代谢和水盐代谢紊乱的结果,表现为满月脸、水牛背、皮肤变薄、多毛、水肿、低血钾、高血压、糖尿病等,停药后症状可自行消失。

三、填空题

1. 满月脸 水牛背

2. 氢化可的松 泼尼松龙

3. 医源性肾上腺皮质功能不全 反跳现象 糖皮质激素抵抗

4. 每日晨给药法 隔晨给药法

5. 基因组效应和非基因组效应

6.诱发或加重感染　消化系统并发症　医源性肾上腺皮质功能亢进　心血管系统并发症　肌肉萎缩、骨质疏松、伤口愈合迟缓　糖尿病　糖皮质激素性青光眼　妊娠影响

四、简答题

1.简述糖皮质激素的药理作用。

答 ①对物质代谢的影响。可升高血糖,促进蛋白质分解,提高血浆胆固醇,促进四肢皮下的脂肪分解,潴钠排钾、排钙,利尿。②抗炎作用。③免疫抑制与抗过敏作用。④抗休克作用。⑤允许作用。⑥退热作用。⑦刺激骨髓造血功能。⑧兴奋中枢神经系统。⑨骨质疏松、血压升高。

2.简述糖皮质激素的临床应用。

答 ①严重感染或炎症。②自身免疫性疾病、器官移植排斥反应和过敏性疾病。③抗休克治疗。④血液病。⑤局部应用于治疗湿疹、肛门瘙痒、接触性皮炎、牛皮癣等。⑥替代疗法用于治疗急、慢性肾上腺皮质功能不全,脑垂体前叶功能减退及肾上腺次全切除术后。

3.简述糖皮质激素的禁忌证。

答 糖皮质激素的禁忌证包括严重的精神病、癫痫、活动性消化性溃疡病、新近胃肠吻合术、角膜溃疡、骨折、创伤修复期、肾上腺皮质功能亢进症、糖尿病、严重高血压、孕妇及抗菌药物不能有效控制的感染等。

五、论述题

试述长期应用糖皮质激素所引起的代谢紊乱及主要的临床表现。

答 长期应用糖皮质激素所引起的代谢紊乱及其临床表现如下。

(1)糖代谢障碍:促进糖原异生,减慢葡萄糖分解为二氧化碳的氧化过程,减少组织细胞的葡萄糖摄取和利用而增加肝、肌糖原含量和升高血糖,加重或诱发糖尿病。

(2)蛋白质代谢障碍:促进蛋白质分解,抑制蛋白质合成,造成负氮平衡,可使儿童生长减慢、肌肉萎缩、皮肤变薄、骨质疏松、淋巴组织萎缩及伤口愈合迟缓;还可减退成骨细胞的活力,使骨质形成障碍。

(3)脂肪代谢障碍:促进脂肪分解,抑制脂肪合成,使血浆胆固醇增高,脂肪分布异常,形成向心性肥胖。

(4)水和电解质代谢障碍:使肾小管对钠离子重吸收增加,钾离子、氢离子分泌增加,造成水钠潴留、低血钾,进而导致高血压、水肿;促进肾脏钙磷排泄,减少肠道钙吸收,造成骨质脱钙。

(何百成)

第 36 章　甲状腺激素及抗甲状腺药

【应/试/考/题】

一、选择题

【A 型题】

1. 甲状腺激素的临床应用不包括　（　　）
   A. 甲状腺危象
   B. 单纯性甲状腺肿
   C. 呆小病
   D. 黏液性水肿
   E. T_3 抑制试验

2. 下列不属于甲状腺素的药理作用的是
   （　　）
   A. 促进蛋白质合成
   B. 促进中枢神经系统的发育
   C. 中枢神经系统兴奋性降低
   D. 提高机体对儿茶酚胺的反应性
   E. 促进物质氧化，提高基础代谢率

3. 硫脲类抗甲状腺药的药理作用不包括
   （　　）
   A. 抑制甲状腺激素的合成
   B. 抑制甲状腺激素的释放
   C. 抑制外周组织的 T_4 转化为 T_3
   D. 抑制免疫球蛋白的生成
   E. 降低血中甲状腺刺激性免疫球蛋白的水平

4. 硫脲类抗甲状腺药主要分布于（　　）
   A. 肌肉　　　　　B. 肝脏
   C. 脂肪组织　　　D. 肾脏
   E. 甲状腺

5. 甲亢术前准备，正确的给药方案是（　　）
   A. 术前先给硫脲类，术前 2 周再给碘化物
   B. 先给碘化物，术前 2 周再给硫脲类
   C. 一直给予硫脲类
   D. 一直给予碘化物
   E. 以上均不是

6. 下列不宜与硫脲类药物合用的是（　　）

  A. 碘剂　　　　　B. 酚妥拉明

  C. 保泰松　　　　D. 对氨基水杨酸钠

  E. 磺胺

7. 大剂量碘剂可用于治疗（　　）

  A. 单纯性甲状腺肿

  B. 甲状腺功能亢进

  C. 甲状腺危象

  D. 黏液性水肿

  E. 弥漫性甲状腺肿

8. ^{131}I 不宜用于（　　）

  A. 对硫脲类过敏者

  B. 不宜行甲状腺功能亢进手术者

  C. 甲状腺功能亢进术后复发者

  D. 儿童甲状腺功能亢进者

  E. 对硫脲类无效者

【B/型/题】

(9~11 题共用备选答案)

  A. 抑制甲状腺激素的合成

  B. 阻断 β 受体，减少甲状腺激素的分泌

  C. 抑制甲状腺激素释放

  D. 促进甲状腺过氧化物酶活性

  E. 促进 TSH 释放

9. 关于甲硫氧嘧啶叙述正确的是（　　）

10. 关于大剂量碘剂叙述正确的是（　　）

11. 关于普萘洛尔叙述正确的是（　　）

(12~16 题共用备选答案)

  A. 口腔及咽喉烧灼感

  B. 甲状腺功能亢进

  C. 甲状腺功能低下

  D. 粒细胞缺乏症

  E. 诱发支气管哮喘

12. 甲状腺素的不良反应是（　　）

13. 碘化物的主要不良反应是（　　）

14. 放射性 ^{131}I 的主要不良反应是（　　）

15. 甲硫氧嘧啶的不良反应是（　　）

16. 普萘洛尔的不良反应是（　　）

(17~19 题共用备选答案)

  A. 复方碘溶液

  B. 放射性 ^{131}I

  C. 促甲状腺素

  D. 三碘甲状腺原氨酸

  E. TSH

17. 用于甲状腺手术前准备的药物是（　　）

18. 用于 T_3 抑制试验的药物是（　　）

19. 用于甲状腺摄碘功能测定的药物是

（　　）

【X/型/题】

20. 甲状腺激素临床用于（　　）

  A. 克汀病

  B. 黏液性水肿

  C. 单纯性甲状腺肿

  D. 甲状腺术前准备

  E. 甲状腺功能亢进

21. 硫脲类抗甲状腺药可用于（　　）

  A. 甲状腺手术前准备

  B. 儿童甲状腺功能亢进

  C. 伴有心脏病的甲状腺功能亢进患者

  D. 呆小病

  E. 甲状腺功能低下

22. 硫脲类抗甲状腺药的不良反应包括

（　　）

  A. 过敏反应

  B. 厌食、呕吐

  C. 粒细胞缺乏症

  D. 甲状腺肿

  E. 肝功能减退

23. 碘及碘化物的药理作用包括（　　）

  A. 抑制甲状腺激素的释放

B. 拮抗 TSH,促进激素释放

C. 抑制谷胱甘肽还原酶

D. 抑制甲状腺过氧化物酶活性

E. 抑制外周组织的 T_4 转化为 T_3

24. 下列属于碘及碘化物的不良反应是

（　　）

A. 口内金属味

B. 过敏反应

C. 唾液分泌增多

D. 甲状腺功能亢进

E. 腹痛

二、填空题

1. 可抑制周围组织内 T_4 转化为 T_3 的硫脲类抗甲状腺药是_____。

2. 甲状腺功能亢进时出现神经过敏、急躁、心率加快、心排出量增加等现象,这与_____数目增多有关。

3. 目前常用抗甲状腺药有_____、_____、_____和_____。

4. 小剂量的碘可用于_____,大剂量的碘可用于_____和_____。

三、简答题

1. 简述硫脲类抗甲状腺药的不良反应。

2. 简述甲状腺激素的主要临床应用。

四、论述题

试述硫脲类抗甲状腺药的临床应用、药理作用及机制。

【参/考/答/案】

一、选择题

【A 型题】

1. A　　2. C　　3. B　　4. E　　5. A

6. A　　7. C　　8. D

【B 型题】

9. A　　10. C　　11. B　　12. B　　13. A

14. C　　15. D　　16. E　　17. A　　18. D

19. B

【X 型题】

20. ABC　　21. ABC　　22. ABCD

23. ABCD　　24. ABCD

2. C【解析】甲状腺素可使中枢神经系统兴奋性增加。

3. B【解析】硫脲类药主要是通过抑制甲状腺过氧化物酶所介导的酪氨酸的碘化

及偶联,使氧化碘不能结合到甲状腺球蛋白上,从而抑制甲状腺激素的合成。

4. E【解析】硫脲类抑制甲状腺中碘的有机化过程,故主要分布于甲状腺。

5. A【解析】术前用硫脲类使甲状腺功能恢复或接近正常,术前2周加服大量碘剂,使甲状腺组织退化,血管减少,腺体变小,利于手术进行及减少出血。

6. A【解析】碘剂可明显延缓硫脲类起效时间,一般不应合用。

7. C【解析】大量碘剂抗甲状腺作用快而强,同时配合硫脲类药物用于治疗甲状腺危象。

9. A【解析】通过抑制甲状腺过氧化物酶,进而抑制酪氨酸的碘化及偶联,从而抑制甲状腺激素的合成。

10. C【解析】通过抑制 TG 的水解而抑制甲状腺激素的释放。

23. ABCD【解析】小剂量碘及碘化物可补

充合成甲状腺激素原料,治疗单纯性甲状腺肿。大剂量时抑制谷胱甘肽还原酶,抑制甲状腺激素释放,还可抑制甲状腺过氧化酶活性而阻断酪氨酸碘化,抑制甲状腺激素的合成。

二、填空题

1. 丙硫氧嘧啶
2. β受体
3. 硫脲类　碘及碘化物　β受体阻断药　放射性碘
4. 预防单纯性甲状腺肿　甲状腺功能亢进症的手术前准备　甲状腺危象

三、简答题

1. 简述硫脲类抗甲状腺药的不良反应。

答　(1)过敏反应:最常见,皮肤瘙痒、药疹,少数伴有发热。

(2)胃肠道反应:恶心、呕吐、胃肠道不适。

(3)粒细胞缺乏症:最严重不良反应,多发于老年患者和大剂量用药患者。

(4)甲状腺肿及甲状腺功能减退。

2. 简述甲状腺激素的主要临床应用。

答　主要用于甲状腺功能低下的替代疗法。①呆小病:呆小病治疗宜尽早开始。从小剂量开始,逐渐加量,并根据症状随时调整剂量。②黏液性水肿:老年及心血管病患者增量宜缓慢,以防过量诱发或加重心脏病变;垂体功能低下者宜先用糖皮质激素,再用甲状腺激

素,以防发生急性肾上腺皮质功能不全。③单纯性甲状腺肿:加碘盐的目的是预防单纯性甲状腺肿。④T_3抑制实验。

四、论述题

试述硫脲类抗甲状腺药的临床应用、药理作用及机制。

答　临床应用:①甲状腺功能亢进的内科治疗。适用于轻症和不宜手术或放射性碘治疗者,如儿童、青少年、术后复发及中重度患者且年老体弱或兼有心、肝、肾、出血性疾患等患者。②甲状腺手术前准备。③甲状腺危象的治疗。主要给大剂量碘剂以抑制甲状腺激素释放,并立即应用硫脲类阻止甲状腺素合成。

硫脲类的药理作用及机制:①抑制甲状腺激素的合成。通过抑制甲状腺过氧化物酶所介导的酪氨酸的碘化及偶联,从而抑制甲状腺激素的合成。硫脲类对已合成的甲状腺激素无效。②抑制外周组织的T_4转化为T_3,故在重症甲状腺功能亢进、甲状腺危象时可列为首选。③减弱β受体介导的糖代谢。硫氧嘧啶减少心肌、骨骼肌的β受体数目,降低腺苷酸环化酶活性而减弱β受体介导的糖代谢。④免疫抑制作用。能使血循环中甲状腺刺激性免疫球蛋白下降,对甲状腺功能亢进的病因也有一定的治疗作用。

(潘夕春)

第 37 章　胰岛素及其他降血糖药

【学/习/要/点】

一、掌握

1. 胰岛素、磺酰脲类的药理作用、临床应用及不良反应。
2. 双胍类的药理作用、临床应用及不良反应。

二、熟悉

胰岛素增敏剂、α–葡萄糖苷酶抑制剂、餐时血糖调节剂的特点及应用。

【应/试/考/题】

一、选择题

【A/型/题】

1. 在降血糖药中,对于胰岛功能完全丧失的患者,无效的是　　　（　　）
   A. 氯磺丙脲　　　　B. 胰岛素
   C. 二甲双胍　　　　D. 罗格列酮
   E. 阿卡波糖

2. 对于肥胖、单用饮食控制无效的轻症糖尿病患者,适用的药物是　　（　　）
   A. 胰岛素　　　　　B. 氯磺丙脲
   C. 罗格列酮　　　　D. 瑞格列奈
   E. 二甲双胍

3. 双胍类降糖药的作用机制是　（　　）
   A. 刺激胰岛 β 细胞释放胰岛素
   B. 降低血清糖原水平

C. 增加胰岛素与靶组织的结合能力
D. 与糖类竞争糖苷水解酶减慢糖类水解
E. 促进脂肪组织摄取葡萄糖和抑制肠道葡萄糖的吸收

4. 可造成乳酸血症的降血糖药是　　（　　）
   A. 氯磺丙脲　　　　B. 格列本脲
   C. 苯乙双胍　　　　D. 胰岛素
   E. 依克那肽

5. 下列关于糖尿病的描述,错误的是（　　）
   A. 糖尿病可以治愈
   B. 糖尿病是一种进行性疾病,需要终身药物治疗
   C. 糖尿病本身并不可怕,可怕的是其严重的并发症
   D. 胰岛素控制血糖不佳者,需要使用口服降糖药
   E. 正确的用药方案和患者的饮食控制,可以延缓糖尿病并发症的发展

6. 接受治疗的 1 型糖尿病患者突然出现出汗、心跳加快、焦虑等现象可是由于 ( )

　A. 胰岛素急性耐受

　B. 低血糖反应

　C. 过敏反应

　D. 血压升高

　E. 胰岛素慢性耐受

7. 有降血糖及抗利尿作用的药物是 ( )

　A. 阿卡波糖　　　B. 氯磺丙脲

　C. 罗格列酮　　　D. 二甲双胍

　E. 苯乙双胍

8. 对糖尿病昏迷患者,应立即采取的措施是 ( )

　A. 静脉注射普通胰岛素

　B. 皮下注射普通胰岛素

　C. 皮下注射低精蛋白锌胰岛素

　D. 皮下注射珠蛋白锌胰岛素

　E. 皮下注射精蛋白锌胰岛素

【B/型/题】

(9 ~ 13 题共用备选答案)

　A. 罗格列酮

　B. 胰岛素

　C. 二甲双胍

　D. 格列齐特

　E. 瑞格列奈

9. 用于酮症酸中毒的药物是 ( )

10. 用于治疗胰岛素抵抗的药物是 ( )

11. 经饮食控制无效的肥胖型糖尿病患者首选 ( )

12. 餐后血糖高的糖尿病患者宜用 ( )

13. 禁用于肾功能不全的糖尿病患者的药物是 ( )

(14 ~ 18 题共用备选答案)

　A. 阿卡波糖

　B. 氯磺苯脲

　C. 精蛋白锌胰岛素

　D. 吡格列酮

　E. 普通胰岛素

14. 有降血糖及抗利尿作用的药物是 ( )

15. 可改善脂肪代谢紊乱的药物是 ( )

16. 胰岛素制剂作用时间最长的是 ( )

17. 重度感染的重症糖尿病患者宜选用 ( )

18. 降低餐后血糖者可选用 ( )

【X/型/题】

19. 胰岛素的药理作用包括 ( )

　A. 减少游离脂肪酸和酮体的生成

　B. 促进糖原合成与贮存,抑制糖原分解和异生

　C. 增加蛋白质合成,抑制蛋白质分解

　D. 加快心率,加强心肌收缩力

　E. 抑制心肌收缩力

20. 胰岛素的不良反应有 ( )

　A. 耐受和抵抗

　B. 注射部位脂肪萎缩

　C. 过敏反应

　D. 反应性高血糖

　E. 低血糖反应

21. 胰岛素增敏剂的药理作用是 ( )

　A. 改善胰岛素抵抗

　B. 刺激胰岛 β 细胞分泌胰岛素

　C. 改善胰岛 β 细胞功能

　D. 抑制血小板聚集和内皮细胞增生

　E. 改善脂肪代谢紊乱

22. 氯磺丙脲可用于下列哪些情况 ( )

　A. 尿崩症

　B. 1 型糖尿病合并重症感染

　C. 2 型糖尿病

D. 糖尿病合并肾功能不全患者

E. 糖尿病酮症酸中毒

23. 下列药物中可口服的降糖药是（　　）

　　A. 二甲双胍

　　B. 格列本脲

　　C. 低精蛋白锌胰岛素

　　D. 罗格列酮

　　E. 慢胰岛素锌混悬液

24. 下列关于胰岛素增敏剂的说法，正确的是（　　）

　　A. 与磺脲类或二甲双胍合用可显著降低胰岛素抵抗

　　B. 可抑制肠道对葡萄糖的吸收

　　C. 可降低血浆游离脂肪酸的水平

　　D. 可防止动脉粥样硬化

　　E. 增加心输出量

25. 下列关于双胍类降糖药的说法，正确的是（　　）

　　A. 可降低正常人及糖尿病患者的血糖

　　B. 对肥胖的轻症糖尿病患者疗效好

　　C. 可引起乳酸性酸血症

　　D. 易引起肝功能损害

　　E. 可以引起骨骼肌疼痛

26. 产生胰岛素急性抵抗的情况有（　　）

　　A. 产生胰岛素受体抗体

　　B. 胰岛素受体数量下调

　　C. 糖尿病患者并发严重感染

　　D. 糖尿病患者并发创伤

　　E. 糖尿病患者大手术

27. 产生胰岛素慢性抵抗的原因有（　　）

　　A. 血液中抗胰岛素物质增多

　　B. 产生抗胰岛素受体抗体

C. 肝肾灭活加快

D. 靶细胞胰岛素受体数量减少

E. 靶细胞葡萄糖转运系统紊乱

28. 胰岛素主要用于下列哪些情况（　　）

　　A. 重症糖尿病

　　B. 非胰岛素依赖型糖尿病

　　C. 糖尿病合并妊娠

　　D. 糖尿病酮症酸中毒

　　E. 糖尿病合并严重感染

二、填空题

1. 1 型糖尿病的常规治疗是定期_____＿＿＿＿，不良反应如_____、_____、_____等多见。

2. 口服降血糖药首选_____。

3. 氯磺苯脲可用于_____和_____治疗。

4. 促胰岛素分泌剂主要包括_____和_____。

5. 磺酰脲类降糖药对_____有效；双胍类降糖药主要用于_____。

6. 具有胰外拟胰岛素作用的磺酰脲类药物是_____。

三、简答题

1. 简述胰岛素的主要适应证。

2. 简述胰岛素的不良反应。

四、论述题

试述胰岛素、双胍类和磺酰脲类降血糖作用的异同点。

【参/考/答/案】

一、选择题

【A型题】

1. A 2. E 3. E 4. C 5. A
6. B 7. B 8. A

【B型题】

9. B 10. A 11. C 12. E 13. D
14. B 15. D 16. C 17. E 18. A

【X型题】

19. ABCD 20. ABCE 21. ACDE
22. AC 23. ABD 24. AD
25. BC 26. CDE 27. BDE
28. ACDE

3. E【解析】双胍类促进脂肪组织摄取葡萄糖,降低葡萄糖在肠道的吸收及糖原异生,抑制胰高血糖素的释放。

4. C【解析】双胍类可促进无氧糖酵解,产生过多乳酸,尤其在肝肾功能不全或心力衰竭等缺氧情况下,更易诱发乳酸性酸血症。

5. A【解析】现有条件下,糖尿病只能控制,难以根治。

7. B【解析】氯磺丙脲既能降血糖,又能促进ADH分泌发挥抗利尿作用,用于治疗尿崩症。

8. A【解析】普通胰岛素为速效胰岛素,且可以静脉给药,用于重症糖尿病初治及有酮症酸中毒等严重并发症者。低精蛋白锌胰岛素、珠蛋白锌胰岛素和精蛋白锌胰岛素均为混悬液,只能皮下注射,起效较慢。

10. A【解析】罗格列酮可显著改善胰岛素抵抗。

13. D【解析】格列齐特属磺酰脲类降血糖药,老人及肝、肾功能不全者发生率高,故禁用此类药。

22. AC【解析】氯磺丙脲主要用于胰岛功能尚存的2型糖尿病且单用饮食控制无效者及尿崩症。

二、填空题

1. 注射普通胰岛素　过敏　低血糖　胰岛素抵抗
2. 双胍类
3. 2型糖尿病　尿崩症
4. 磺酰脲类　餐时血糖调节剂
5. 胰岛功能尚存的患者　轻症糖尿病
6. 格列美脲

三、简答题

1. 简述胰岛素的主要适应证。

答　胰岛素主要用于下列情况:①1型糖尿病。②2型糖尿病,经饮食控制或用口服降血糖药未能控制者。③发生各种急性或严重并发症的糖尿病。④合并重度感染、消耗性疾病、高热、妊娠、创伤及手术的各型糖尿病。⑤细胞内缺钾者,胰岛素与葡萄糖同用可促进钾内流。⑥2型糖尿病初始治疗时需迅速降低血糖至正常水平者。

2. 简述胰岛素的不良反应。

答　(1)低血糖症:为胰岛素最重要、最常见的不良反应。早期表现为饥饿感、出汗、心跳加快、焦虑、震颤等,严重者引起昏迷及休克,甚至脑损伤及死亡;长效类表现为头痛和精神情绪、运动障碍等。

（2）过敏反应：多见于牛胰岛素或制剂不纯所致。

（3）胰岛素抵抗：指机体对胰岛素生理作用的反应性降低，即胰岛素敏感性降低。急性耐受表现为短时间内需胰岛素剂量达数千单位，并发感染、创伤、手术、情绪激动等应激状态、酮症酸中毒；慢性耐受表现为每日需用 200U 以上且无并发症，换用其他胰岛素并调整剂量常可有效。

（4）脂肪萎缩：见于注射部位，女性多于男性，改用高纯度胰岛素可减轻该反应。

四、论述题

试述胰岛素、双胍类和磺酰脲类降血糖作用的异同点。

答　见下表。

胰岛素、双胍类和磺酰脲类降血糖作用的异同点

		胰岛素	双胍类	磺酰脲类
降血糖作用	正常人	较强	无效	有效
	糖尿病患者	强而快	明显	明显
	无胰岛功能者	有效	有效	无效
主要机制		补充胰岛素	促进组织利用糖	促胰岛素分泌
适应证		各型糖尿病	轻症肥胖者糖尿病	胰岛功能尚存的 2 型糖尿病且单用饮食控制无效者
不良反应		低血糖 过敏反应 胰岛素抵抗 脂肪萎缩	胃肠反应(重) 乳酸性酸血症 酮血症	低血糖 皮肤过敏、嗜睡、神经痛 肝、血液损害
用法		皮下、静脉注射	口服	口服

（潘夕春）

第38章 抗骨质疏松药

一、掌握

常用抗骨质疏松药的类型及其代表药物（双膦酸盐类、降钙素、雌激素、氟制剂、甲状旁腺激素、雄激素、钙剂、维生素 D 等）的抗骨质疏松作用特点、作用机理、临床应用、不良反应及禁忌证。

二、熟悉

骨质疏松的发病机理。

【应/试/考/题】

一、选择题

【A/型/题】

1. 下列关于氨基双膦酸盐的叙述,错误的是 （　　）

   A. 属于第二代骨吸收抑制药

   B. 可增加骨密度

   C. 促进破骨细胞凋亡

   D. 增进骨吸收

   E. 抑制破骨细胞活性

2. 下列不属于抑制骨吸收的药物的是

   A. 双膦酸盐　　　　B. 降钙素

   C. 雌激素　　　　　D. 依普黄酮

   E. 维生素 K

3. 下列不是雌激素间接减少骨吸收的原因的是 （　　）

   A. 增加肾 1α - 羟化酶的活性

   B. 增强肝 25 羟化酶

   C. 促进降钙素分泌

   D. 降低甲状旁腺激素

   E. 增加 PGE_2 浓度

4. 下列关于降钙素的叙述,正确的是（　　）

   A. 不参与钙与骨质代谢

   B. 属多链多肽类激素

   C. 从甲状腺 B 细胞分泌

   D. 临床应用均为鱼降钙素

   E. 由 84 个氨基酸组成

5. 下列症状应用阿伦磷酸钠无效的是 （　　）

   A. 椎体畸变

   B. 骨质疏松

C.身高缩短

D.骨骼肌疼痛

E.骨折

6.下列不属于骨质疏松症的预防和治疗策略的基础措施的是　（　　）

　A.加强饮食

　B.改正不良生活习惯

　C.卧床休息

　D.防止跌倒

　E.适当补充维生素

7.依替膦酸二钠的主要不良反应是（　　）

　A.消化道反应　　B.肝肾损伤

　C.骨质疏松　　　D.骨软化

　E.高钙血症

8.下列属于骨矿化促进药的是　（　　）

　A.尼尔雌醇　　　B.地舒单抗

　C.维生素 D_3　　D.依普黄酮

　E.锶盐

9.降钙素不用于治疗　　　　（　　）

　A.骨质疏松　　　B.骨痛

　C.低钙血症　　　D.骨转移性疼痛

　E.变形性骨炎

10.下列关于钙剂的叙述,正确的是（　　）

　A.为骨形成促进药

　B.预防骨折时单用效果亦理想

　C.与含钾药物合用,易发生心律失常

　D.与噻嗪类利尿药合用,可发生低钙血症

　E.禁用于更年期妇女

【B/型/题】

(11～14 题共用备选答案)

　A.骨代谢调节药

　B.骨形成促进药

　C.骨矿化促进药

　D.骨吸收抑制药

　E.雌孕激素联合制剂

11.替勃龙属于　　　　　　　（　　）

12.阿伦膦酸钠属于　　　　　（　　）

13.钙剂属于　　　　　　　　（　　）

14.甲状旁腺激素属于　　　　（　　）

(15～18 题共用备选答案)

　A.影响骨吸收因子

　B.能抑制破骨细胞活性和镇痛

　C.能增加小肠吸收钙磷

　D.促进骨矿化并有消炎抗过敏作用

　E.激活二氢吡啶敏感的 Ca^+ 通道

15.甲状旁腺激素的作用是　　（　　）

16.尼尔雌醇的作用是　　　　（　　）

17.降钙素的作用是　　　　　（　　）

18.钙剂的作用　　　　　　　（　　）

【X/型/题】

19.下列属于双膦酸盐类临床应用的是　　　　　　　　　　　　（　　）

　A.绝经后妇女的骨质疏松

　B.预防髋部骨折

　C.预防脊柱骨折

　D.预防椎骨压缩性骨折

　E.男性骨质疏松

20.下列关于抗骨质疏松药应用的叙述,正确的是　　　　　　　（　　）

　A.双膦酸盐类停用后,其抗骨质疏松性骨折作用可保持数年

　B.所有治疗应至少保持 1 年

　C.需长期、个体化、联合、序贯治疗

　D.特立帕肽疗程不应超过 2 年

　E.联合使用骨形成促进药和骨吸收抑制药,可增加骨密度

二、填空题

1.骨重建过程包括 3 个阶段,即＿＿＿＿、＿＿＿＿和＿＿＿＿。

2. 防止骨质疏松症的药物主要分为 3 类，即_____、_____、_____。

3. 骨形成促进药主要指通过促进_____的活性，进而促进_____形成。主要有_____、_____、_____、_____和_____等。

三、简答题

1. 简述目前防治骨质疏松症的药物有哪些?

2. 简述骨吸收抑制药与骨形成促进药的药理作用的不同。

3. 简述骨吸收抑制药有哪些? 哪一种用于绝经后骨质疏松症较好? 为什么?

4. 单纯补充钙和维生素 D_3，是否可预防骨质疏松症? 为什么?

【参|考|答|案】

一、选择题

【A 型题】

1. D　　2. E　　3. E　　4. D　　5. D
6. C　　7. A　　8. C　　9. C　　10. A

【B 型题】

11. E　　12. D　　13. C　　14. B　　15. C
16. A　　17. B　　18. D

【X 型题】

19. ABCDE　　20. ABCDE

3. E【解析】雌激素间接减少骨吸收机理。雌激素可促进降钙素分泌，抑制骨吸收;可抑制甲状旁腺激素分泌，减少骨吸收。还可增强肝 25 羟化酶、肾 1α - 羟化酶活性，促进肠钙吸收。此外，雌激素可降低 PGE_2 抑制骨吸收过程，而不能增加 PGE_2 浓度。

6. C【解析】骨质疏松症的预防和治疗策略，包括了基础措施和药物治疗。在基础措施中，包括加强饮食、注重运动、避免不良生活习惯、防止跌倒等，还有重要的一项就是服用基本补充剂，即钙剂和维生素 D。

14. B【解析】甲状旁腺的生理功能是调节体内钙的代谢，并维持钙和磷的平衡，有促进成骨细胞活性的作用，使骨钙 (磷酸钙) 溶解释放入血，导致血钙增加，血磷降低，促进骨转换作用。

二、填空题

1. 骨吸收　类骨质分泌　骨矿化

2. 骨吸收抑制药　骨形成促进药　骨矿化促进药

3. 成骨细胞　骨　甲状旁腺激素　氟制剂 (或氟化物)　雄激素　他汀类降脂药　前列腺素 E_2

三、简答题

1. 简述目前防治骨质疏松症的药物有哪些?

答 (1) 骨吸收抑制药:指具有抑制破骨细胞的骨吸收功能的药物。①双膦酸盐类，如依替膦酸二钠、阿仑膦酸钠、唑来膦酸等。②降钙素。③雌激素类，如天然雌激素雌二醇，合成雌激素如尼尔雌醇等，选择性雌激素受体调节剂如雷洛昔芬等，植物雌激素如依普黄酮等。

(2)骨形成促进药:指通过促进成骨细胞的活性,进而促进骨形成。①甲状旁腺激素,如特立帕肽等。②氟制剂。③雄激素,如丙酸睾酮、苯丙酸诺龙。④前列腺素 E_2,如地诺前列酮等。⑤他汀类降脂药。

(3)骨矿化促进药:指能够促进骨矿质沉积的药物,包括钙剂、维生素 D_3、骨化三醇和阿法骨化醇等。

(4)其他:锶盐(雷奈酸锶)、维生素 K、新靶点抗骨质疏松药等。

2.简述骨吸收抑制药与骨形成促进药的药理作用的不同。

答 骨吸收抑制药是指具有抑制破骨细胞的骨吸收功能的药物。该类药物能够抑制破骨细胞的激活过程,或者可以降低破骨细胞异常升高的活性,从而使其对骨的吸收减少,进而防止骨量丢失。而骨形成促进药是指通过促进成骨细胞的活性,进而促进骨形成。

3.简述骨吸收抑制药有哪些? 哪一种用于绝经后骨质疏松症较好? 为什么?

答 (1)骨吸收抑制药:①双膦酸盐类,如依替膦酸二钠、阿伦膦酸钠、唑来膦酸等。②降钙素。③雌激素类,如天然雌激素雌二醇,合成雌激素如尼尔雌醇等,选择性雌激素受体调节剂如雷洛昔芬等,植物雌激素如依普黄酮等。

(2)雌激素类用于绝经后骨质疏松症最好。因为雌激素疗法可以抑制妇女绝经后出现的骨转换加快,减少破骨细胞数量和抑制其破骨活性,是防止骨质疏松症的有效措施。

4.单纯补充钙和维生素 D_3,是否可预防和治疗骨质疏松症? 为什么?

答 可以预防,但是不能治疗。因为这两者并不能改善骨骼病变。

(董　志)

第39章 抗菌药物概论

一、掌握

1. 抗菌药物的常用术语。
2. 抗菌药物的细菌耐性机制。

二、熟悉

抗菌药物作用机制及合理用药原则。

【应/试/考/题】

一、选择题

【A/型/题】

1. 判断甲药比乙药安全的依据是 （　　）
   A. 甲药的 ED_{50} 比乙药大
   B. 甲药的 ED_{50} 比乙药小
   C. 甲药的最低抑菌浓度比乙药小
   D. 甲药的 LD_{50}/ED_{50} 比值比乙药大
   E. 甲药的 LD_{50}/ED_{50} 比值比乙药小

2. 与核蛋白体 30S 亚基结合,阻碍氨酰基 tRNA进入 A 位的抗菌药是 （　　）
   A. 多黏菌素类
   B. 林可霉素
   C. 红霉素
   D. 氯霉素
   E. 四环素类

3. 通过抑制细菌细胞壁合成来发挥抗菌作用的药物是 （　　）
   A. 磺胺嘧啶　　　　B. 四环素
   C. 链霉素　　　　　D. 氯霉素
   E. 青霉素

4. 抑制 DNA 回旋酶,使 DNA 复制受阻,导致 DNA 降解及细菌死亡的药物是 （　　）
   A. 磺胺嘧啶　　　　B. 甲氧苄啶
   C. 环丙沙星　　　　D. 利福平
   E. 对氨基水杨酸

5. 改变胞质膜通透性的抗生素是 （　　）
   A. 氨基苷类　　　　B. 磺胺类
   C. 四环素类　　　　D. 大环内酯类
   E. 多黏菌素类

6. 影响蛋白质合成全过程的抗菌药物是 （　　）
   A. 链霉素 B　　　　B. 青霉素
   C. 红霉素　　　　　D. 四环素
   E. 多黏菌素

7. 下列关于抗菌药物的作用机制,错误的是 （ ）

   A. 磺胺类影响叶酸代谢

   B. 红霉素抑制 50S 亚基

   C. 喹诺酮类抑制细菌 DNA 合成

   D. 四环素类抑制 50S 亚基

   E. 头孢霉素抑制细胞壁合成

8. 下列不是抗菌药物联合用药目的的是 （ ）

   A. 扩大抗菌范围

   B. 减少耐药性的产生

   C. 提高疗效

   D. 降低毒性

   E. 延长作用时间

9. 细菌对氨基苷类抗生素产生耐药的主要原因是 （ ）

   A. 细菌细胞膜通透性改变

   B. 细菌产生钝化酶

   C. 细菌产生大量的 PABA

   D. 细菌产生 β – 内酰胺酶

   E. 细菌改变代谢途径

10. 细菌对青霉素产生耐药的主要原因是 （ ）

   A. 细菌细胞膜通透性改变

   B. 细菌产生钝化酶

   C. 细菌改变代谢途径

   D. 细菌产生 β – 内酰胺酶

   E. 以上说法都不对

【B/型/题】

(11 ~ 15 题共用备选答案)

   A. 抑制细菌细胞壁合成

   B. 影响胞质膜通透性

   C. 抑制蛋白质合成

   D. 抑制细菌 DNA 复制

   E. 抑制四氢叶酸合成

11. β – 内酰胺类药物抗菌机制是 （ ）

12. 多黏菌素类药物抗菌机制是 （ ）

13. 氨基苷类药物抗菌机制是 （ ）

14. 喹诺酮类药物抗菌机制是 （ ）

15. 磺胺类药物抗菌机制是 （ ）

(16 ~ 20 题共用备选答案)

   A. 相加   B. 拮抗

   C. 无关   D. 协同

   E. 毒性

16. 快速抑菌药与慢速抑菌药合用 （ ）

17. 万古霉素与庆大霉素合用 （ ）

18. 氯霉素与红霉素合用 （ ）

19. 青霉素与链霉素合用 （ ）

20. 青霉素与四环素合用 （ ）

【X/型/题】

21. 抗菌药物的作用机制包括 （ ）

   A. 抑制细菌蛋白质合成

   B. 影响细菌的叶酸代谢

   C. 影响胞质膜通透性

   D. 抑制细菌细胞壁合成

   E. 影响细菌的糖代谢

22. 采用哪些措施可以减少细菌耐药性的产生 （ ）

   A. 严格掌握抗菌药物的适应证

   B. 给予足够的剂量和疗程

   C. 尽量避免均局部用药

   D. 必要时联合用药

   E. 按照药物敏感试验结果选药

23. 下列指征考虑联合用药的是 （ ）

   A. 感染性心内膜炎或败血症

   B. 用以减少药物的毒性反应

   C. 病原体未明的严重感染

   D. 单一抗菌药不能控制的严重混合感染

   E. 预防其他细菌感染

二、名词解释

1. 抗生素后效应(post antibiotic effect)

2. 最低抑菌浓度(minimum inhibitory concentration)

药理学精讲精练

三、填空题

1. 体外抗菌活性常用_____和_____表示。
2. 抗菌药物作用机制的分类主要基于_____和_____。

四、简答题

1. 简述多重耐药的产生与对策。
2. 简述细菌耐药的机制。
3. 简述抗菌药物合理应用原则。
4. 简述抗菌药物的作用机制。

【参考答案】

一、选择题

【A型题】
1. D 2. E 3. E 4. C 5. E
6. A 7. D 8. E 9. B 10. D

【B型题】
11. A 12. B 13. C 14. D 15. E
16. A 17. E 18. B 19. A 20. B

【X型题】
21. ABCD 22. ABCDE 23. ABCD

1. D【解析】化疗指数是评价化疗药物对机体毒性、疗效的重要指标。通常情况下,化疗指数愈大,表明药物的毒性愈小、疗效愈大。

9. B【解析】氨基苷类药物凭借游离的氨基发挥抗菌作用,细菌产生钝化酶,可以将乙酰基、腺苷酰基和磷酰基连接到氨基苷类的氨基或羟基上,使氨基苷类的结构发生改变而失去抗菌活性。

17. E【解析】万古霉素与庆大霉素均具有较强耳毒性和肾毒性,不宜合用。

18. B【解析】氯霉素与红霉素合用可竞争细菌核糖体50S亚基的靶位,因而会产生拮抗。

19. A【解析】青霉素是繁殖期杀菌药,链霉素属静止期杀菌药,二药合用可产生协同抗菌作用。

20. B【解析】青霉素属繁殖期杀菌药,四环素为快速抑菌药,后者可使细菌迅速处于静止状态,而使前者难以充分发挥繁殖期杀菌作用,产生拮抗作用。

23. ABCD【解析】多数情况抗菌药各自都有较特异的不良反应,互相之间难以对抗不良反应。但有时可以采取减少各自的用量来减少毒性反应,如两性霉素B和氟胞嘧啶合用治疗深部真菌,前者用量可减少,从而减少毒性反应;抗菌药的联合应用之目的,一是为提高疗效,二是延缓抗菌药的耐药性,这一点尤其在抗结核的治疗中非常重要;感染性心内膜炎或败血症多较严重,且单一药物不能有效控制,故也需联合用药。

二、名词解释

1. 抗生素后效应:将细菌暴露于高于MIC的某种抗菌药物后,再去除抗菌药物后的一定时间内,细菌繁殖不能恢复正常的现在。

2. 最低抑菌浓度:是衡量抗菌药物抗菌活性大小的指标,指在体外培养细菌18~24小时后能抑制培养基内病原菌生长的最低药物浓度。

三、填空题

1. 最低抑菌浓度(MIC) 最低杀菌浓度(MBC)

188

2.药物与靶点的相互作用　药物对细菌
是否产生致死效应

四、简答题

1.简述多重耐药的产生与对策。

答（1）多重耐药:指细菌对多种抗菌
药物耐药,又名多药耐药。

（2）产生多重耐药的主要细菌及机制。

（3）控制细菌耐药的措施:由于抗生素
的广泛应用,各种抗菌药物的耐药发生
率逐年增加。为了减少和避免耐药性
的产生,应严格控制抗菌药物的使用,
合理使用抗菌药物;可用一种抗菌药物
控制的感染绝不使用多种抗生素联合;
窄谱抗菌药可控制的感染不用广谱抗
生素药;严格掌握抗菌药物预防应用、
局部使用的适应证,避免滥用;医院内
应对耐药菌感染的患者采取相应的消
毒隔离措施,防止细菌的院内交叉感
染;对抗菌药物要加强管理,使用或购
买抗菌药物必须凭医生处方;我国从
2004 年7月起购买抗菌药物必须有医
生的处方,任何人不得在药店随意
购买。

2.简述细菌耐药的机制。

答①产生灭活酶;②菌内靶位结构改
变;③菌内药物积聚减少,包括菌膜通
透性改变、主动外排增加和生物膜形
成;④其他,包括改变代谢途径、牵制机
制及自溶酶等。

3.简述抗菌药物合理应用原则。

答（1）尽早确定病原菌。

（2）按适应证选药。

（3）预防用药。①风湿性心脏病、常发
生链球菌咽炎、风湿热者预防湿热发
生;②流行性脑膜炎发病季节的预防用
药;③进去疟疾区 2 周前的预防用药;
④风湿性心脏病、风湿性心脏病人工瓣
膜术前预防用药;⑤战伤、复合外伤预
防产气荚膜杆菌引起的气性坏疽;⑥胃
肠道、胸腹部手术后用药 1～3 天。

（4）联合用药。①不明病原体的严重细
菌性感染;②单一抗菌药物尚不能控制
的感染;③结核病、慢性骨髓炎需长期
用药治疗;④用以减少药物的毒性反
应、不良反应;⑤用以减少剂量、提高疗
效等。

（5）防止抗菌药物的不合理应用。

（6）对肝、肾功能减退者,新生儿、儿童,
妊娠期、哺乳期女性谨慎用药,选择安
全的抗菌药物。

4.简述抗菌药物的作用机制。

答①抑制细菌细胞壁的合成;②改变
胞质膜的通透性;③抑制蛋白质的合
成;④影响叶酸和核酸代谢。

（潘夕春）

第40章 β-内酰胺类抗生素

一、掌握

1. 青霉素类抗生素的药理作用、临床应用和不良反应。
2. 头孢菌素类抗生素的特点和临床应用。

二、熟悉

1. β-内酰胺类抗生素分类、抗菌机制和耐药机制。
2. 其他β-内酰胺类抗生素的作用特点。

【应/试/考/题】

一、选择题

【A/型/题】

1. β-内酰胺类抗生素的作用靶位是
   ( )
   A. 菌核蛋白体30S亚基
   B. 菌核蛋白体50S亚基
   C. 菌胞浆膜上特殊蛋白PBPs
   D. 氢叶酸合成酶
   E. DNA回旋酶

2. 青霉素属于 ( )
   A. 静止期杀菌药
   B. 繁殖期杀菌剂
   C. 快速抑菌剂
   D. 慢速抑菌剂
   E. 非特异性杀菌剂

3. 下列可用于耐药金黄色葡萄球菌感染的半合成青霉素是 ( )
   A. 苯唑西林   B. 氨苄西林
   C. 羧苄西林   D. 阿莫西林
   E. 青霉素V

4. 青霉素的抗菌机制是 ( )
   A. 抑制细菌细胞核
   B. 抑制菌体细胞质
   C. 破坏菌体核酸
   D. 抑制细菌细胞壁的合成
   E. 抑制有丝分裂

5. 克拉维酸与阿莫西林配伍应用主要是因为前者可 ( )
   A. 抑制β-内酰胺酶
   B. 延缓阿莫西林经肾小球的分泌
   C. 提高阿莫西林的生物利用度
   D. 减少阿莫西林的不良反应
   E. 扩大阿莫西林的抗菌谱

6. 青霉素类抗生素最常见的不良反应为（　）
A. 赫氏反应
B. 变态反应
C. 水、电解质紊乱
D. 局部疼痛、红肿或硬结
E. 心脏功能抑制

7. 青霉素类抗生素最严重的不良反应为（　）
A. 赫氏反应
B. 变态反应
C. 水、电解质紊乱
D. 局部疼痛、红肿或硬结
E. 过敏性休克

8. 下列不属于β-内酰胺类抗生素的是（　）
A. 青霉素类　　B. 头孢菌素类
C. 头霉素类　　D. 甲砜霉素类
E. 林可霉素类

9. 下列药物几乎无肾毒性的是（　）
A. 头孢唑林　　B. 头孢匹林
C. 头孢噻吩　　D. 头孢西酮
E. 头孢他啶

10. 治疗螺旋体病首选的药物是（　）
A. 四环素　　B. 红霉素
C. 庆大霉素　　D. 林可霉素
E. 青霉素G

11. 伤寒、副伤寒杆菌感染，可选用（　）
A. 红霉素　　B. 头孢菌素
C. 氨苄西林　　D. 青霉素G
E. 制霉菌素

12. 治疗流行性细菌性脑膜炎的最合适联合用药是（　）
A. 青霉素+红霉素
B. 青霉素+磺胺嘧啶
C. 青霉素+氧氟沙星
D. 青霉素+克林霉素
E. 青霉素+庆大霉素

13. 具有一定肾毒性的β-内酰胺类抗生素是（　）
A. 青霉素G
B. 耐酶青霉素类
C. 半合成广谱青霉素类
D. 第一代头孢菌素类
E. 第三代头孢菌素类

14. 下列关于头孢菌素的描述,错误的是（　）
A. 第一、第二代药物对肾脏均有毒性
B. 与青霉素仅有部分交叉过敏现象
C. 抗菌作用机制与青霉素类似
D. 与青霉素类有协同抗菌作用
E. 第三代药物对革兰阳性菌和革兰阴性菌的作用均比第一、第二代强

15. 对青霉素G过敏的患者最好不选用（　）
A. 四环素　　B. 红霉素
C. 头孢氨苄　　D. 氯霉素
E. 磺胺类

16. 对革兰阴性菌效果好,而对革兰阳性菌效果差的半合成青霉素是（　）
A. 青霉素G　　B. 哌拉西林
C. 匹氨西林　　D. 美西林
E. 阿莫西林

17. 下列不属于青霉素G的抗菌谱的是（　）
A. 脑膜炎奈瑟菌
B. 肺炎球菌
C. 破伤风杆菌
D. 伤寒杆菌
E. 钩端螺旋体

18. 下列关于青霉素G的叙述,错误的是（　）
A. 化学性质不稳定,水溶液易分解
B. 口服完全不能吸收,只能肌内注射给药
C. 血浆 $t_{1/2}$ 为0.5~1小时

D. 99% 以原形经尿排泄

E. 具有明显的 PAE

19. 耐酸、耐酶青霉素是 （　　）

  A. 普鲁卡因青霉素

  B. 氨苄西林

  C. 羧苄西林

  D. 甲氧西林

  E. 双氯西林

【B 型 题】

（20～22 题共用备选答案）

  A. 对 G^+、G^- 球菌及螺旋体等有效

  B. 对 G^+、G^- 菌，特别是对 G^- 杆菌有效

  C. 特别对铜绿假单胞菌有效

  D. 抗菌作用强，对厌氧菌有效

  E. 耐酸、耐酶，对耐药金黄色葡萄球菌有效

20. 关于青霉素的描述，正确的是 （　　）

21. 关于氯唑西林的描述，正确的是 （　　）

22. 关于氨苄西林的描述，正确的是 （　　）

（23～27 题共用备选答案）

  A. 亚胺培南　　B. 头孢西丁

  C. 拉氧头孢　　D. 氨曲南

  E. 克拉维酸

23. 属于单环 β－内酰胺类的是 （　　）

24. 属于碳青霉烯类的是 （　　）

25. 属于 β－内酰胺酶抑制药的是（　　）

26. 属于头霉素类的是 （　　）

27. 属于氧头孢烯类的是 （　　）

（28～30 题共用备选答案）

  A. 第一代头孢菌素

  B. 第二代头孢菌素

  C. 第三代头孢菌素

  D. 耐酶青霉素

  E. 半合成抗铜绿假单胞菌广谱青霉素

28. 苯唑西林属于 （　　）

29. 头孢曲松属于 （　　）

30. 头孢克洛属于 （　　）

【X 型 题】

31. 细菌对 β－内酰胺类抗生素产生耐药的机制有 （　　）

  A. 产生水解酶

  B. 与药物结合

  C. 改变 PBPs

  D. 改变菌膜通透性

  E. 产生特异性抗体

32. 属于耐酶青霉素类的是 （　　）

  A. 苯唑西林　　B. 双氯西林

  C. 哌拉西林　　D. 氯唑西林

  E. 青霉素 G

33. β－内酰胺酶抑制药包括 （　　）

  A. 克拉维酸　　B. 舒巴坦

  C. 氨曲南　　　D. 他唑巴坦

  E. 哌拉西林

34. 对铜绿假单胞菌有效的药物是（　　）

  A. 氨苄西林　　B. 哌拉西林

  C. 头孢他啶　　D. 阿洛西林

  E. 氯唑西林

35. 下列属于防治青霉素过敏反应的措施的是 （　　）

  A. 详细询问病史、用药史、药物过敏史及家族过敏史

  B. 做皮肤过敏试验

  C. 皮试液应临时配制

  D. 避免饥饿时用药，注射后观察 20～30 分钟

  E. 尽量避免局部用药

36. 第三代头孢菌素的特点是 （　　）

  A. 抗菌谱比第一、二代更广

B. 对 β－内酰胺酶比第二代更稳定

C. 肾毒性比第一、二代低

D. 血浆半衰期较长

E. 没有耐药性产生

二、名词解释

1. 赫氏反应

2. 陷阱机制

三、填空题

1. 青霉素类药物最严重的不良反应是_____，因此注射前必须进行_____，为确保不良反应发生时进行及时抢救，注射时必须备有_____，使用时的浓度为_____，给药量为_____，给药途径为_____。

2. 头孢菌素的不良反应为_____、_____、_____、_____、_____等。

3. β－内酰胺类抗生素包括_____、_____、_____、_____、_____及_____。

4. 青霉素类除_____为天然青霉素外，其余均为半合成青霉素。

5. 窄谱青霉素中_____和_____

_____为长效制剂，但由于血药浓度低，不适用于急性或重症感染，仅用于轻症患者或预防感染。

6. 广谱青霉素以_____、_____为代表。

7. 半合成青霉素的特点是_____、_____、_____。

8. 泰能是_____与_____组成的比例为 1∶1 的复方制剂。

9. β－内酰胺酶抑制药包括_____、_____、_____。

四、简答题

1. 简述 β－内酰胺类抗生素的作用机制。

2. 简述细菌对 β－内酰胺类抗生素产生耐药的机制。

3. 半合成青霉素有哪些？各有什么特点？

4. 简述头孢菌素类药物特点、抗菌谱、临床应用及不良反应。

五、论述题

1. 试述青霉素 G 的合理使用（青霉素的性状特点、抗菌谱、临床应用、不良反应及防治措施）。

2. 试述青霉素 G 致过敏性休克的防治措施。

【参 | 考 | 答 | 案】

一、选择题

【A 型题】

1. C　　2. B　　3. A　　4. D　　5. A

6. B　　7. E　　8. E　　9. E　　10. E

11. C　　12. B　　13. D　　14. E　　15. C

16. D　　17. D　　18. D　　19. E

【B 型题】

20. A　　21. E　　22. B　　23. D　　24. A

25. E　　26. B　　27. C　　28. D　　29. C

30. B

【X 型题】

31. ABCD　　32. ABD　　33. ABD

34. BCD　　35. ABCDE　　36. ABCD

1. C【解析】四环素类作用靶点是细菌核蛋白体 30S 亚基,大环内酯类及林可霉素类、氯霉素类靶点是细菌核蛋白体 50S 亚基,磺胺类抑制二氢叶酸合成酶,喹诺酮类抑制 DNA 回旋酶。

4. D【解析】青霉素抑制细菌细胞壁的主要成分黏肽的合成,对繁殖期细菌具有杀灭作用。

5. A【解析】克拉维酸是 β - 内酰胺酶抑制剂,使抗生素中的 β - 内酰胺环免遭水解而失去抗菌活性。

6. B【解析】变态反应是青霉素类最常见的不良反应,在各种药物中居首位。

8. E【解析】林可霉素不属于 β - 内酰胺类抗生素。

9. E【解析】第三、四代头孢菌素类几乎无肾毒性。

12. B【解析】青霉素和磺胺嘧啶均对脑膜炎双球菌有效,二者合用可用于治疗细菌性脑膜炎。

13. D【解析】在 β - 内酰胺类抗生素中,天然或半合成青霉素都没有肾毒性,头孢菌素里面第一代和第二代有不同程度的肾毒性。

15. C【解析】头孢氨苄和青霉素同属于 β - 内酰胺类,之间存在交叉过敏性。

16. D【解析】美西林为主要用于革兰阴性菌,而对革兰阳性菌效果差。

18. D【解析】青霉素 G 的水溶液极不稳定,易被酸、碱、醇、氧化剂、金属离子分解破坏,且不耐热,在室温下放置 24 小时大部分降解失效,还可生成具有抗原性的降解产物,需要临用现配。

19. E【解析】属于耐酶青霉素的有甲氧西林和双氯西林,甲氧西林不耐酸,只能肌内或静脉注射给药。耐酶、耐酸的青霉素类有苯唑西林、萘夫西林、氯唑西林、双氯西林、氟氯西林等。

23. D【解析】氨曲南为新型的 β - 内酰胺类抗生素,对需氧革兰阴性菌有强大杀菌作用。

24. A【解析】亚胺培南抗菌谱更广,对多数 G^+、G^- 需氧菌、厌氧菌均有较强作用,对 β - 内酰胺酶稳定。

34. BCD【解析】头孢他啶等第三代头孢菌素能有效控制严重的铜绿假单胞菌感染;B 项、D 项为抗铜绿假单胞菌广谱青霉素类,对铜绿假单胞菌有强大作用。

二、名词解释

1. 赫氏反应:应用青霉素 G 治疗梅毒、钩端螺旋体等感染时,可有症状加剧的现象,表现为全身不适、寒战、发热、咽痛、肌痛、心跳加快等症状。此反应可能是大量病原体被杀死后释放的物质所引起的。

2. 陷阱机制:β - 内酰胺酶可与某些耐酶 β - 内酰胺类抗生素迅速结合,使药物停留在胞质膜外间隙中,不能到达作用靶位——PBPs 发挥抗菌作用。此非水解机制的耐药性又称为"陷阱机制"或"牵制机制"。

三、填空题

1. 过敏性休克 皮肤过敏试验 肾上腺素 0.1% 0.5～1mg 皮下或肌内注射

2. 肾毒性 胃肠道反应 过敏反应 凝血障碍 二重感染

3. 青霉素类 头孢菌素类 碳青霉烯类 单环 β - 内酰胺类 头霉素类 氧头孢烯类 β - 内酰胺酶抑制药

4. 青霉素 G

5. 混悬剂普鲁卡因青霉素 油剂苄星青霉素

6.氨苄西林　阿莫西林

7.耐酸　耐酶　广谱

8.亚胺培南　西司他丁

9.克拉维酸　舒巴坦　他唑巴坦

四、简答题

1.简述β—内酰胺类抗生素的作用机制。

答　β—内酰胺类的抗菌机制主要是抑制细菌青霉素结合蛋白（PBPs）的转肽酶活性，从而抑制细菌细胞壁的合成，另外也增加细菌自溶酶活性。

2.简述细菌对β—内酰胺类抗生素产生耐药的机制。

答　（1）产生β—内酰胺酶：是β—内酰胺类主要耐药机制，β—内酰胺酶导致药物结构中的β—内酰胺环水解裂开，失去抗菌活性。

（2）牵引机制：β—内酰胺酶与β—内酰胺类抗生素迅速结合，使药物停留在周质空间，不能到达作用靶位。

（3）PBPs改变或增多：使β—内酰胺类靶点改变或增多，抗菌活性下降。

（4）菌膜通透性下降：G^+菌的细胞壁对β—内酰胺类抗生素可以通透，而G^-菌的外膜对某些β—内酰胺类抗生素不易透过，产生非特异性低水平耐药。

（5）药物主动外排增加。

（6）缺乏自溶酶。

3.半合成青霉素有哪些？各有什么特点？

答　（1）耐酸青霉素类：苯甲氧青霉素（青霉素V）耐酸、口服吸收好。

（2）耐酶青霉素类：甲氧西林、苯唑西林（新青霉素Ⅱ）、氯唑西林、双氯西林等耐酸、耐酶，但抗菌作用不及青霉素G。甲氧西林不耐酸，只能肌内和静脉注射给药。

（3）广谱青霉素类：氨苄西林、羟氨苄西

林（阿莫西林）等耐酸、可口服，对G^+菌和G^-菌都有杀菌作用，不耐酶，对耐药金黄色葡萄球菌感染无效。

（4）抗铜绿假单胞菌广谱青霉素类：羧苄西林、磺苄西林、替卡西林、哌拉西林、阿洛西林等对G^-杆菌作用强，对铜绿假单胞菌有特效，且不受病灶脓液的影响。不耐酶，对产酶金黄色葡萄球菌无效。

（5）作用于革兰阴性菌的青霉素类：美西林、匹美西林、替莫西林等对G^-杆菌作用强，对铜绿假单胞菌无效，对G^+菌作用弱。

4.简述头孢菌素类药物特点、抗菌谱、临床应用及不良反应。

答　（1）特点：杀菌作用强、广谱、耐酶、过敏率低、毒性小。

（2）抗菌谱：①第一代头孢菌素，对G^+菌抗菌作用强与第二、三代，但对G^-菌作用弱。②第二代头孢菌素，对G^+菌作用若于第一代，但对G^-菌作用明显，对厌氧菌有一定效用，对铜绿假单胞菌无效。③第三代头孢菌素，对G^+菌作用若于第一、二代，对G^-菌包括肠杆菌类、铜绿假单胞菌、厌氧菌作用较强。④第四代头孢菌素，对G^+菌、G^-菌作用均高效。⑤第五代头孢菌素，对G^+菌作用强于前四代，尤其对耐甲氧西林金葡菌、耐万古霉素金葡菌、耐甲氧西林的表皮葡萄球菌、耐青霉素的肺炎链球菌有效，对一些厌氧菌也有效，对G^-菌作用类似于第四代。

（3）临床应用：①第一代头孢菌素主要用于治疗敏感菌所致的呼吸道、尿路、皮肤和软组织感染。②第二代头孢菌素主要用于治疗敏感菌所致的肺炎、胆道感染、菌血症、尿路感染和其他组织器官感染等。③第三代头孢菌素主要用于治疗危及生命的败血症、脑膜炎、肺炎、骨髓炎及尿路严重感染。④第四代头孢菌素主要用于对第三代头孢菌素耐药的细菌感染。⑤第五代头孢菌素主要用于复杂性皮肤与软组织感染及 G⁻菌引起的糖尿病足感染、社区获得性肺炎和医院获得性肺炎等。

(4)不良反应:①过敏反应,与青霉素有部分交叉过敏,但发生率低;②肾损害;③二重感染;④"双硫仑"样反应;⑤胃肠道反应。

五、论述题

1. 试述青霉素 G 的合理使用(性状特点、抗菌谱、临床应用、不良反应及防治措施)。

答 (1)性状特点:青霉素 G 常用其钠盐或钾盐,其晶粉在室温中稳定,易溶于水,水溶液在室温中不稳定,故青霉素应临用现配。

(2)抗菌谱:青霉素 G 的抗菌作用很强,在细菌繁殖期低浓度抑菌,较高浓度即可杀菌,对下列细菌有高度抗菌活性:大多数 G⁺球菌、G⁺杆菌、G⁻球菌、少数G⁻杆菌、螺旋体、放线杆菌。对大多数G⁻杆菌作用较弱,对肠球菌不敏感,对真菌、原虫、立克次体、病毒等无作用。金黄色葡萄球菌、淋病奈瑟菌、肺炎球菌、脑膜炎奈瑟菌等对本药极易产生耐药性。

(3)临床应用:本药肌内注射或静脉滴注为治疗敏感的 G⁺球菌和杆菌、G⁻球菌及螺旋体所致感染的首选药。

(4)不良反应及防治措施:①过敏反应。最常见。以皮肤过敏(荨麻疹、药疹等)

和血清病样反应较多,但多不严重,停药后可消失。最严重的是过敏性休克。过敏性休克患者的临床表现主要为循环衰竭、呼吸衰竭和中枢抑制。因此使用前应进行皮肤过敏试验,并做好急救准备,如肾上腺素、氢化可的松等药物和注射器材,以便一旦发生过敏休克能及时治疗。②赫氏反应。应用青霉素 G治疗梅毒、钩端螺旋体时,可有症状加剧现象,表现为全身不适、寒战、发热、咽痛、肌痛、心跳加快等症状。③其他。肌内注射可产生局部疼痛、红肿和硬结。剂量过大或静脉给药过快时可对大脑皮层产生直接刺激作用。鞘内注射可引起脑膜或神经刺激症状。大剂量青霉素钾盐或钠盐静脉滴注可引起明显的水、电解质紊乱,特别是肾功能下降的患者可引起高钾血症或高钠血症,甚至引起心脏功能抑制。

2. 试述青霉素 G 致过敏性休克的防治措施。

答 (1)详细询问病史及药物过敏史,对青霉素过敏者禁用。

(2)做皮肤过敏试验,阴性者才可注射,停药 3 天或用药过程中更换批号均应重做皮试。

(3)应用后应观察 30 分钟,无反应者方可离去。

(4)做好急救准备,一旦发生过敏性休克,立即皮下注射或肌内注射 0.1% 肾上腺素 0.5～1.0mg。

(5)严格掌握适应证,避免局部用药,避免饥饿时用药,注射液应临用现配。

(潘夕春)

第41章　大环内酯类、林可霉素类及多肽类抗生素

【学/习/要/点】

一、掌握

1. 红霉素、克林霉素、万古霉素的抗菌谱、作用机制和临床应用。
2. 万古霉素的抗菌谱、作用机制和临床应用。

二、熟悉

其他大环内酯类药物的作用特点和临床应用。

【应/试/考/题】

一、选择题

【A/型/题】

1. 下列药物属于14元大环内酯类抗生素的是　　　　　（　　）
   A. 红霉素　　　　　B. 阿奇霉素
   C. 麦迪霉素　　　　D. 乙酰麦迪霉素
   E. 乙酰螺旋霉素

2. 下列药物属于15元大环内酯类抗生素的是　　　　　（　　）
   A. 乙酰麦迪霉素　　B. 阿奇霉素
   C. 乙酰螺旋霉素　　D. 麦迪霉素
   E. 罗红霉素

3. 下列药物口服吸收少,临床常用其肠溶衣片的是　　　　　（　　）
   A. 罗红霉素　　　　B. 乙酰麦迪霉素

C. 吉他霉素　　　　D. 红霉素
   E. 阿奇霉素

4. 下列大环内酯类药物半衰期最长的是　　　　　（　　）
   A. 红霉素　　　　　B. 克拉霉素
   C. 阿奇霉素　　　　D. 螺旋霉素
   E. 交沙霉素

5. 红霉素的主要不良反应为　　　（　　）
   A. 胃肠道反应
   B. 肾毒性
   C. 肝毒性
   D. 神经毒性
   E. 过敏反应

6. 下列药物可优选用于金黄色葡萄球菌引起的骨髓炎的是　　　（　　）
   A. 克拉霉素　　　　B. 克林霉素
   C. 万古霉素　　　　D. 多黏菌素
   E. 杆菌肽

7. 多黏菌素类药物常见而突出的不良反应是 （　　）
   - A. 肾毒性
   - B. 神经毒性
   - C. 过敏反应
   - D. 静脉炎
   - E. 粒细胞减少

8. 万古霉素的主要用药方式为 （　　）
   - A. 口服
   - B. 肌内注射
   - C. 静脉给药
   - D. 吸入
   - E. 外用

【B型题】

（9~13 题共用备选答案）
   - A. 对幽门螺杆菌抗菌作用较好
   - B. 对肺炎支原体抗菌作用强
   - C. 在骨组织中的血药浓度较高
   - D. 快速静脉滴注可导致"红人综合征"
   - E. 通过增加胞浆膜通透性发挥抗菌作用

9. 关于克林霉素的描述,正确的是（　　）

10. 关于克拉霉素的描述,正确的是 （　　）

11. 关于阿奇霉素的描述,正确的是 （　　）

12. 关于万古霉素的描述,正确的是 （　　）

13. 关于多黏菌素 B 的描述,正确的是 （　　）

（14~16 题共用备选答案）
   - A. 可优选用于 MRSA、MRSE 感染
   - B. 可优选用于肺炎支原体感染
   - C. 可优选用于幽门螺杆菌感染
   - D. 可优选用于军团菌感染
   - E. 可优选用于耐药金葡菌引起的关节感染

14. 关于红霉素的描述,正确的是 （　　）

15. 关于万古霉素的描述,正确的是 （　　）

16. 关于克林霉素的描述,正确的是 （　　）

【X型题】

17. 金黄色葡萄球菌引起的骨髓炎优选用药是 （　　）
   - A. 红霉素
   - B. 青霉素
   - C. 林可霉素
   - D. 克林霉素
   - E. 阿莫西林

18. 大环内酯类抗生素对下列哪些细菌有效 （　　）
   - A. 金黄色葡萄球菌
   - B. 链球菌
   - C. 脑膜炎奈瑟菌
   - D. 军团菌
   - E. 结核分枝杆菌

19. 属于大环内酯类的药物是 （　　）
   - A. 林可霉素
   - B. 红霉素
   - C. 麦迪霉素
   - D. 乙酰螺旋霉素
   - E. 万古霉素

20. 万古霉素的不良反应包括 （　　）
   - A. 耳毒性
   - B. 肾毒性
   - C. 肝毒性
   - D. 过敏反应
   - E. 腹泻

21. 克林霉素的特点是 （　　）
   - A. 对各类厌氧菌有强大抗菌作用
   - B. 与大环内酯类存在交叉耐药
   - C. 口服吸收差,且易受食物影响
   - D. 分布于骨组织的药物浓度高
   - E. 对耐药细菌也有作用

22. 多黏菌素主要用于治疗 （　　）
   - A. 铜绿假单胞菌引起的败血症
   - B. 铜绿假单胞菌引起的泌尿道感染
   - C. 铜绿假单胞菌引起的烧伤创面感染
   - D. 口服用于肠道术前准备
   - E. 消化道感染

二、名词解释

1. MLS 耐药
2. 红人综合征

三、填空题

1. 细菌对大环内酯类药物产生耐药的方式主要有_____、_____、_____、_____。
2. 红霉素的主要不良反应为_____。
3. 多黏菌素最常见而突出的不良反应是_____。
4. 大环内酯类抗生素抗菌机制主要是_____。

5. 多黏菌素主要作用于_____。

四、简答题

1. 简述大环内酯类抗生素的作用机制及耐药机制。
2. 简述万古霉素的临床应用及不良反应。
3. 简述多黏菌素类抗生素的临床应用及不良反应。

五、论述题

试述林可霉素类抗生素的特点。

【参/考/答/案】

一、选择题

【A型题】

1. A 2. B 3. D 4. C 5. A
6. B 7. A 8. C

【B型题】

9. C 10. A 11. B 12. D 13. E
14. D 15. A 16. E

【X型题】

17. CD 18. ABCD 19. BCD
20. ABD 21. ABD 22. ABCDE

1. A【解析】红霉素为14元大环内酯类,阿奇霉素为15元大环内酯类,麦迪霉素、乙酰麦迪霉素、乙酰螺旋霉素为16元大环内酯类。
2. B【解析】阿奇霉素为15元大环内酯类。A、C、D项为16元大环内酯类,E项为14元大环内酯类。

3. D【解析】红霉素不耐酸,易被胃酸破坏,故口服吸收少,临床常用其肠溶衣片或酯化物。
4. C【解析】上述药物中阿奇霉素的半衰期最长,长达35~48小时。
5. A【解析】红霉素呈碱性,口服时可刺激胃肠道引起胃肠道反应。
6. B【解析】克林霉素在骨组织中可达到较高浓度,对金黄色葡萄球菌引起的骨髓炎为首选药。
7. A【解析】多黏菌素类药物常见且突出的不良反应是肾毒性,常表现为蛋白尿、血尿、管型尿,血尿素氮、血清肌酐升高,出现此类症状应立即停药。
8. C【解析】万古霉素口服难吸收,肌内注射可致局部剧痛和组织坏死,只能采用静脉给药。
9. C【解析】克林霉素在骨、关节组织血药浓度较高。
10. A【解析】上述药物中具有较强抗幽门螺杆菌的药物是克拉霉素。

11.A【解析】阿奇霉素对肺炎支原体有较强的抗菌活性。

12.B【解析】万古霉素仅用于严重革兰阳性菌感染,快速静脉滴注时可引起"红人综合征"。

13.E【解析】多黏菌素 B 主要通过增加胞质膜通透性发挥抗菌作用。

14.D【解析】红霉素对军团菌引起的感染疗效好。

15.A【解析】万古霉素仅用于严重 G⁺菌感染,特别是 MRSA、MRSE 和肠球菌属所致的感染。

16.E【解析】克林霉素对革兰氏阳性菌具有较强的抗菌活动,且可在骨组织、关节达到较高的浓度。

17.CD【解析】林可霉素和克林霉素在体内分布广泛,尤其可渗透进骨及关节组织内。

20.ABD【解析】万古霉素最主要的不良反应有耳毒性、肾毒性及过敏反应,因此应避免同用有耳毒性和肾毒性的药物。

二、名词解释

1. MLS 耐药:细菌耐药性正在由单一耐药向多药耐药发展,如细菌可同时对大环内酯类－林可霉素类－链阳菌素类耐药(MLSR),简称 MLS 耐药。

2. 红人综合征:快速静脉滴注万古霉素时,出现极度皮肤潮红、红斑、荨麻疹、心动过速和低血压等特征性症状,称为"红人综合征"。

三、填空题

1.产生灭活酶　靶位的结构改变　摄入减少　外排增多
2.胃肠道反应
3.肾毒性
4.抑制细菌蛋白质合成
5.细菌胞浆膜

四、简答题

1. 简述大环内酯类抗生素的作用机制及耐药机制。

答 作用机制:主要通过抑制细菌蛋白质合成发挥抗菌作用,其机制为不可逆地结合到细菌核糖体 50S 亚基的靶位上,选择性抑制细菌蛋白质合成。对哺乳动物核糖体几乎无影响。
耐药机制的方式主要有:①产生灭活酶;②靶位的结构改变;③摄入减少;④外排增加。

2. 简述万古霉素的临床应用及不良反应。

答 临床应用:仅用于严重革兰阳性菌感染,特别是 MRSA、MRSE 和肠球菌属所致感染,如败血症、心内膜炎、骨髓炎、呼吸道感染等。口服给药用于治疗伪膜性结肠炎和消化道感染。
不良反应:①耳毒性。及早停药可恢复正常,应避免同服有耳毒性和肾毒性的药物。②肾毒性。主要损伤肾小管。③过敏反应。快速静脉滴注时,易发生"红人综合征"。④口服时可引起恶心、呕吐、金属异味感和眩晕,静脉滴注时偶发疼痛和血栓性静脉炎。

3. 简述多黏菌素类抗生素的临床应用及不良反应。

答 临床应用:主要用于治疗铜绿假单胞菌引起的败血症、泌尿道和烧伤创面感染。口服用于肠道术前准备和消化道感染;局部用于创面、五官、呼吸道、泌尿道及鞘内 G⁻杆菌感染。
不良反应:①肾毒性,常见且突出,主要损伤肾小管上皮细胞。及时停药后部分可恢复。②神经毒性。轻者表现为头晕、面部麻木和周围神经炎,重者出现意识混乱、昏迷、共济失调、可逆性神经肌肉麻痹等,停药后可消失。③过敏反应。包括瘙痒、皮疹、药热等,吸入给药可引起哮喘。④其他。肌内注射可致局部疼痛,静脉给药可引起静脉炎。偶可诱发粒细胞减少和肝毒性。

五、论述题

试述林可霉素类抗生素的特点。

答 ①林可霉素类抗生素包括林可霉素和克林霉素,两药具有相同的抗菌谱和抗菌机制,但由于克林霉素的口服吸收、抗菌活性、毒性和临床疗效均优于林可霉素,故临床常用。②克林霉素的抗菌活性比林可霉素强 4～8 倍。二者最主要特点是对各类厌氧菌有强大抗菌作用。对革兰阳性需氧菌有显著活性,对部分需氧革兰阴性球菌、人型支原体和沙眼衣原体也有抑制作用,但肠球菌、革兰阴性杆菌、耐甲氧西林金黄色葡萄球菌(MRSA)、肺炎支原体对本类药物不敏感。③大多数细菌对林可霉素和克林霉素存在完全交叉耐药性,也与大环内酯类抗生素存在交叉耐药性。④林可霉素口服吸收差,且易受食物影响。克林霉素口服吸收完全,受食物影响小。两药能广泛分布到全身组织和体液并达到有效治疗水平,骨组织可达到更高浓度。⑤临床主要用于厌氧菌,包括脆弱拟杆菌、产气荚膜梭菌、放线杆菌等引起的口腔、腹腔和妇科感染。治疗需氧革兰阳性球菌引起的呼吸道、骨及软组织、胆道感染及败血症、心内膜炎等,对金黄色葡萄球菌引起的骨髓炎为首选药。

不良反应:①胃肠道反应。表现为恶心、呕吐、腹泻,口服给药比注射给药多见。②过敏反应。轻度皮疹、瘙痒或药热,也可出现一过性中性粒细胞减少和血小板减少。③其他。偶见黄疸及肝损伤。

(邱红梅)

第42章　氨基苷类抗生素

一、掌握

氨基苷类抗生素的抗菌作用特点、耐药机制、体内过程、临床应用、不良反应及防治。

二、熟悉

常用氨基苷类抗生素(链霉素、妥布霉素、阿米卡星)的特点及应用。

【应/试/考/题】

一、选择题

【A/型/题】

1. 下列属于氨基苷类抗生素的是 (　　)
   A. 青霉素　　　　　　B. 多西环素
   C. 链霉素　　　　　　D. 氯霉素
   E. 阿莫西林

2. 氨基苷类抗生素对下列哪个菌属有强大抗菌活性 (　　)
   A. 肠杆菌属　　　　　B. 淋病奈瑟菌
   C. 肠球菌　　　　　　D. 脑膜炎奈瑟菌
   E. 产碱杆菌属

3. 下列属于氨基苷类抗生素最常见的不良反应的是 (　　)
   A. 呕吐　　　　　　　B. 肾毒性
   C. 腹泻　　　　　　　D. 脱发
   E. 抑制血小板

4. 下列氨基苷类抗生素可用于治疗结核分枝杆菌感染的是 (　　)
   A. 利福平　　　　　　B. 异烟肼
   C. 链霉素　　　　　　D. 妥布霉素
   E. 庆大霉素

5. 下列氨基苷类抗生素不良反应发生率最高的是 (　　)
   A. 依替米星　　　　　B. 阿米卡星
   C. 妥布霉星　　　　　D. 庆大霉素
   E. 新霉素

6. 下列氨基苷类抗生素抗菌谱最广的是 (　　)
   A. 链霉素　　　　　　B. 卡那霉素
   C. 庆大霉素　　　　　D. 新霉素
   E. 阿米卡星

7. 氨基苷类抗生素多采用的给药方式是 (　　)
   A. 口服　　　　　　　B. 吸入

C. 肌内注射　　　D. 静脉注射

E. 皮下注射

【B 型题】

(8~11 题共用备选答案)

A. 新霉素　　　　B. 链霉素

C. 庆大霉素　　　D. 卡那霉素

E. 妥布霉素

8. 上述可优选用于治疗沙雷菌属感染的是 （　）

9. 上述药物中可优选用于铜绿假单胞菌感染的是 （　）

10. 治疗鼠疫病的首选药是 （　）

11. 耳毒性和肾毒性发生率最高的氨基苷类抗生素是 （　）

(12~15 题共用备选答案)

A. 增加肾毒性

B. 增加耳毒性

C. 增强抗菌作用，扩大抗菌谱

D. 增加神经肌肉阻断作用，可致呼吸抑制

E. 延缓耐药性发生

12. 氨基苷类抗生素 + 骨骼肌松弛剂可 （　）

13. 庆大霉素 + 青霉素 G 可 （　）

14. 庆大霉素 + 多黏菌素可 （　）

15. 链霉素 + 异烟肼可 （　）

【X 型题】

16. 氨基苷类抗生素的不良反应有 （　）

A. 耳毒性

B. 肾毒性

C. 神经肌肉麻痹

D. 变态反应

E. 肝毒性

17. 下列药物属于氨基苷类抗生素的有 （　）

A. 阿米卡星　　　B. 依替米星

C. 链霉素　　　　D. 庆大霉素

E. 多黏菌素

18. 可用于治疗结核病的药物有 （　）

A. 万古霉素　　　B. 卡那霉素

C. 庆大霉素　　　D. 链霉素

E. 四环素

19. 神经肌肉麻痹（氨基苷类不良反应之一）抢救时应用 （　）

A. 新斯的明　　　B. 钙剂

C. 毒扁豆碱　　　D. 阿托品

E. 肾上腺素

20. 下列关于氨基苷类抗生素的叙述，正确的是 （　）

A. 口服吸收不好，多做肌内注射

B. 可用于胃肠道感染的治疗

C. 大部分血浆蛋白结合率很低

D. 在内耳外淋巴液中蓄积

E. 容易导致耳毒性

21. 氨基苷类抗生素的特点有 （　）

A. 对革兰阴性杆菌敏感

B. 与 β - 内酰胺类抗生素合用时不能混合于同一容器

C. 主要分布于细胞内液

D. 不易透过血脑屏障，可透过胎盘屏障

E. 对所有细菌都有效

22. 为避免氨基苷类抗生素的耳毒性应 （　）

A. 经常询问有无耳鸣、眩晕等早期症状，及时停药

B. 避免与其他耳毒性药物合用

C. 监测血药浓度，调整药物剂量

D. 定期频繁做听力仪器检查

E. 经常监测肝功能

23. 下列关于链霉素的描述，正确的是（　）

A. 通常只做肌内注射

B. 与四环素合用是治疗鼠疫的最有效手段
C. 第一个用于治疗结核病的抗生素
D. 易引起过敏反应
E. 中枢毒性大

24. 氨基苷类药物的抗菌作用机制有（　　）
A. 抑制细菌 50S 亚基始动复合物的形成
B. 抑制细菌肽链的延伸
C. 增加细菌胞质膜的通透性
D. 抑制细菌细胞壁的合成
E. 抑制细菌蛋白质的合成

25. 细菌对氨基苷类药物耐药的机制有（　　）
A. 产生钝化酶
B. 产生灭活酶
C. 30S 亚基靶位蛋白修饰
D. 主动外排系统功能增强
E. 细菌的细胞壁通透性下降

26. 氨基苷类抗生素对下列哪些细菌引起的感染是有效的（　　）
A. 大肠埃希菌
B. 产气荚膜梭菌

C. 耐甲氧西林金黄色葡萄球菌(MRSA)
D. 铜绿假单胞菌
E. 结核分枝杆菌

二、填空题
1. 氨基苷类抗生素有 _____、_____、_____、_____ 等不良反应。
2. 与四环素类联合用药可首选用于治疗鼠疫和兔热病的氨基苷类抗生素是_____。
3. _____ 是一线治疗结核病的氨基苷类抗生素。

三、简答题
1. 简述细菌对氨基苷类抗生素产生耐药性的机制。
2. 简述氨基苷类抗生素的抗菌谱。

四、论述题
试述氨基苷类抗生素的不良反应。

【参 / 考 / 答 / 案】

一、选择题

【A 型题】
1. C　2. A　3. B　4. C　5. E
6. E　7. C

【B 型题】
8. C　9. E　10. B　11. A　12. D
13. C　14. A　15. E

【X 型题】
16. ABCD　17. ABCD　18. BD
19. AB　20. ABCDE　21. ABD

22. ABCD　23. ABCD　24. BCE
25. ABCD　26. ACDE

1. C【解析】链霉素是天然氨基苷类抗生素的代表药物之一。
2. A【解析】氨基苷类抗生素对各种需氧革兰阴性杆菌包括大肠埃希菌、铜绿假单胞菌、变形杆菌属、克雷伯菌属、肠杆菌属、志贺菌属和枸橼酸杆菌属具有强大抗菌活性。
3. B【解析】氨基苷类抗生素最常见的不良反应是耳毒性和肾毒性。

4. C【解析】本题中可用于治疗结核分枝杆菌感染的药物有异烟肼、利福平和链霉素，其中氨基苷类药物是链霉素。

5. E【解析】新霉素是氨基苷类抗生素不良反应发生率最高的抗生素。

6. E【解析】阿米卡星在氨基苷类抗生素中抗菌谱最广。

7. C【解析】氨基苷类抗生素极性和解离度均较大，脂溶性小，口服难吸收，多采用肌内注射，不主张静脉注射给药。

8. C【解析】庆大霉素对各类革兰氏阴性杆菌均具有很强的抗菌活动，尤其对沙雷菌属作用更强。

9. E【解析】妥布霉素的抗铜绿假单胞菌活性强于其他几种，常优选用于铜绿假单胞菌感染的治疗。

10. B【解析】链霉素可作为兔热病和鼠疫病治疗的首选药物。

11. A【解析】新霉素在氨基苷类抗生素中耳、肾毒性发生率最高。

12. D【解析】氨基苷类抗生素可能导致神经肌肉麻痹的不良反应，两个合用可加重神经肌肉阻断作用。

13. C【解析】庆大霉素为静止期杀菌药，青霉素为繁殖期杀菌药，二药合用可产生协同作用。

14. A【解析】庆大霉素、多黏菌素均具有肾毒性，合用肾毒性增大。

15. E【解析】抗结核分枝杆菌药物单独应用易产生耐药性，二者联合应用，可延缓耐药性的产生。

16. ABCD【解析】氨基苷类抗生素的不良反应有耳毒性、肾毒性、神经肌肉麻痹和变态反应。

18. BD【解析】卡那霉素和链霉素具有抗结核分枝杆菌作用。

19. AB【解析】氨基苷类抗生素所致神经肌肉麻痹不良反应的原因是药物与钙

离子结合后抑制乙酰胆碱释放，因此解救药物宜选用新斯的明和钙剂。

20. ABCDE【解析】氨基苷类极性大，脂溶性低，口服不易吸收，血浆蛋白结合率低，穿透力弱，主要分布于细胞外液，容易在内耳内、外淋巴液中和肾皮质蓄积。

21. ABD【解析】氨基苷类抗生素对革兰阴性杆菌有强大的杀菌作用；主要分布于细胞外液，易透过胎盘屏障，不易透过血脑屏障；与β-内酰胺类抗生素混于同一容器使用会使抗菌活性降低。

22. ABCD【解析】氨基苷类抗生素可产生耳毒性，因此在使用时要经常询问患者有无出现早期毒性反应，避免与有耳毒性的药物合用，监测血药浓度和进行听力监测，做到早发现、早停药、早治疗。

23. ABCD【解析】链霉素是氨基苷类抗生素的代表药物之一；口服不易吸收，静脉注射易产生毒性反应，一般采用肌内注射；与四环素合用可作为兔热病和鼠疫治疗的首选药物；是临床第一个用于治疗结核病的抗生素类药物，也是一线的抗结核分枝杆菌药物；可导致过敏反应，其发生率仅次于青霉素。

24. BCE【解析】氨基苷类抗生素抑制细菌体内核糖体70S始动复合物合成，抑制细菌蛋白质合成的全过程，增加细菌胞质膜通透性。

二、填空题

1. 耳毒性　肾毒性　神经肌肉麻痹
变态反应

2. 链霉素

3. 链霉素

三、简答题

1. 简述细菌对氨基苷类抗生素产生耐药性的机制。

答 (1)产生修饰和灭活的修饰酶:细菌产生修饰酶是细菌对本类药物产生耐药性最主要的机制,通过修饰作用可使药物的活性降低或产生灭活作用。

(2)细菌胞质膜通透性的改变:细菌合成胞质膜孔道蛋白减少,使药物摄取减少。

(3)主动外排系统功能增强:细菌体内主动外排系统功能增强,使药物外排增多。

(4)靶位的修饰,使对氨基苷类抗生素亲和力降低而耐药。

2. 简述氨基苷类抗生素的抗菌谱。

答 对各种需氧革兰阴性杆菌包括大肠埃希菌、铜绿假单胞菌、变形杆菌属、克雷伯菌属、肠杆菌属、志贺菌属和枸橼酸杆菌属具有强大抗菌活性;对沙雷菌属、沙门菌属、产碱杆菌属、不动杆菌属和嗜血杆菌属也有一定的抗菌作用;对淋病奈瑟菌、脑膜炎奈瑟菌等革兰阴性球菌作用较差;对需氧革兰氏阳性菌包括 MRSA 和 MRSE 也有较好抗菌活性,对各组链球菌作用较弱,部分药品如链霉素、卡那霉素还对结核分枝杆菌有效。对肠球菌、厌氧菌无效。

四、论述题

试述氨基苷类抗生素的不良反应。

答 氨基苷类抗生素的主要不良反应是耳毒性和肾毒性,尤其在儿童和老人更易引起。

(1)耳毒性:包括前庭神经和耳蜗听神经损伤。前庭神经功能损伤表现为头昏、视力减退、眼球震颤、眩晕、恶心、呕吐和共济失调,其发生率为新霉素 > 卡那霉素 > 链霉素 > 西索米星 > 阿米卡星 ≥ 庆大霉素 ≥ 妥布霉素 > 奈替米星 > 依替米星。耳蜗听神经功能损伤表现为耳鸣、听力减退和永久性耳聋,其发生率为新霉素 > 卡那霉素 > 阿米卡星 > 西索米星 > 庆大霉素 > 妥布霉素 > 奈替米星 > 链霉素 > 依替米星。氨基苷类的耳毒性直接与其内耳淋巴液中较高药物浓度有关。

(2)肾毒性:氨基苷类抗生素是诱发药源性肾衰竭的最常见因素。肾毒性损伤表现为蛋白尿、血尿、管型尿,严重的可导致氮质血症和肾功能衰竭,发生率为:新霉素 > 卡那霉素 > 庆大霉素 > 妥布霉素 > 阿米卡星 > 奈替米星 > 链霉素 > 依替米星。氨基苷类的肾毒性直接与其大量聚集于肾皮质和髓质有关。

(3)神经肌肉麻痹:与给药剂量和给药途径有关,最常见于大剂量腹膜内给药或胸膜内给药或静脉滴注速度过快,也偶见于肌内注射后。主要表现为心肌抑制、血压下降、肢体瘫痪和呼吸衰竭。其机制可能为药物与突触前膜钙结合部位结合,抑制神经末梢乙酰胆碱(ACh)释放,造成神经肌肉接头处传递阻断有关。不同氨基苷类抗生素引起神经肌肉麻痹的严重程度顺序依次为:新霉素 > 链霉素 > 卡那霉素 > 奈替米星 > 阿米卡星 > 庆大霉素 > 妥布霉素 > 依替米星。抢救时应立即静脉注射新斯的明和钙剂,临床用药时避免与肌肉松弛药、全麻药等合用。血钙过低、重症肌无力患者禁用或慎用该类药。

(4)变态反应:主要表现为皮疹、发热、血管神经性水肿、口周发麻等。接触性皮炎是局部应用新霉素最常见的反应。链霉素可引起过敏性休克,其发生率仅次于青霉素。

(邱红梅)

第43章　四环素类及氯霉素类

【应/试/考/题】

一、选择题

【A型题】

1. 下列四环素类药物中抗菌活性最强的是　　　　（　　）
   A. 金霉素　　　　B. 四环素
   C. 米诺环素　　　D. 多西环素
   E. 土霉素
2. 四环素类药物是与核糖体什么亚基结合发挥作用　　　　（　　）
   A. 核糖体30S亚基
   B. 核糖体50S亚基
   C. 核糖体16S亚基
   D. 核糖体18S亚基
   E. 核糖体58S亚基
3. 四环素类药物临床应用时首选　（　　）
   A. 多西环素　　　B. 四环素

C. 米诺环素　　　D. 金霉素
E. 土霉素

4. 氯霉素可诱发致命性的不良反应是（　　）
   A. 过敏反应　　　B. 抑制骨髓造血
   C. 溶血性贫血　　D. 视神经炎
   E. 胃肠道反应
5. 服用四环素引起的假膜性肠炎，应如何治疗　　　　（　　）
   A. 服用头孢菌素
   B. 服用林可霉素
   C. 服用土霉素
   D. 服用万古霉素
   E. 服用青霉素
6. 四环素类抗生素属于　　　（　　）
   A. 繁殖期杀菌药
   B. 静止期杀菌药
   C. 速效抑菌药
   D. 慢效抑菌药
   E. 以上均不正确

7. 立克次体感染应首选下列哪种药物(　　)
   A. 磺胺嘧啶　　　　B. 链霉素
   C. 多西环素　　　　D. 青霉素 G
   E. 以上均不正确

8. 下列抗生素对骨和牙齿的生长发育有不良影响的是　　　　　　　(　　)
   A. 氯霉素　　　　　B. 红霉素
   C. 四环素　　　　　D. 麦迪霉素
   E. 青霉素

【B 型题】

(9～11 题共用备选答案)
   A. 米诺环素　　　　B. 氯霉素
   C. 四环素　　　　　D. 多西环素
   E. 乙胺丁醇

9. 可抑制骨髓造血功能的是　　(　　)
10. 可影响骨和牙齿生长的是　(　　)
11. 可引起可逆性前庭反应的是　(　　)

【X 型题】

12. 四环素对下列哪些病原体无效(　　)
   A. 真菌
   B. 病毒
   C. 铜绿假单胞菌
   D. 变形杆菌
   E. 溶血性链球菌

13. 氯霉素可以安全有效地治疗敏感菌引起的　　　　　　　　　(　　)
   A. 眼内感染　　　　B. 全眼球感染
   C. 沙眼　　　　　　D. 结膜炎
   E. 肠道感染

14. 四环素类药物包括　　　　(　　)
   A. 土霉素　　　　　B. 金霉素
   C. 甲砜霉素　　　　D. 多西环素
   E. 链霉素

15. 四环素对下列哪些病原体有效　(　　)
   A. 立克次体
   B. 支原体
   C. 衣原体
   D. 螺旋体
   E. 革兰阴性杆菌

16. 下列哪些是四环素的不良反应(　　)
   A. 恶心、呕吐　　　B. 灰婴综合征
   C. 牙齿黄染　　　　D. 假膜性肠炎
   E. 腹泻

17. 下列关于多西环素的描述,正确的是　　　　　　　　　　　(　　)
   A. 口服不易受食物影响,且吸收完全而迅速
   B. 很少引起二重感染和肾损害
   C. 具有强效、速效、长效的特点
   D. 四环素类药物中的首选药
   E. 是一种全能药

18. 氯霉素可用于　　　　　　(　　)
   A. 耐药菌诱发的严重感染
   B. 立克次体感染
   C. 盆腔厌氧菌感染
   D. 伤寒
   E. 头痛感冒

19. 氯霉素的不良反应包括　　(　　)
   A. 再生障碍性贫血
   B. 红人综合征
   C. 灰婴综合征
   D. 过敏反应
   E. 恶心、呕吐

20. 下列关于氯霉素的描述,正确的是　　　　　　　　　　　(　　)
   A. 对革兰阳性菌的抑制作用强于革兰阴性菌
   B. 有抑菌和杀菌作用
   C. 对结核分枝杆菌、真菌和原虫无效
   D. 口服吸收良好
   E. 对所有细菌都有杀灭作用

二、名词解释

1. 二重感染（superinfection）
2. 灰婴综合征（gray syndrome）

三、填空题

1. 四环素类药物主要通过与_____结合，抑制_____而发挥抗菌作用。
2. 氯霉素血液系统毒性表现为_____、_____。

3. 氯霉素应用于早产儿或新生儿可导致_____。

四、简答题

1. 简述四环素的抗菌特点及作用机制。
2. 简述四环素的不良反应。
3. 简述氯霉素的抗菌特点及不良反应。

五、论述题

试述常用的四环素类药物及特点。

【参 / 考 / 答 / 案】

一、选择题

【A 型题】

1. C　　2. A　　3. A　　4. B　　5. D
6. C　　7. C　　8. C

【B 型题】

9. B　　10. C　　11. A

【X 型题】

12. ABCDE　　13. ABCD　　14. ABD
15. ABCD　　16. ACDE　　17. ABCD
18. ABCD　　19. ACDE　　20. BCD

1. C【解析】药物的抗菌活性依次为替加环素 > 米诺环素 > 多西环素 > 美他环素 > 地美环素 > 四环素 > 土霉素。

2. A【解析】四环素类药物通过与细菌核蛋白体的30S 亚基的 A 位特异性结合而抑制细菌蛋白质的合成。

3. A【解析】多西环素是四环素类药物中的首选药。

4. B【解析】骨髓功能障碍是氯霉素严重的不良反应之一，包括可逆性血细胞减少和不可逆的再生障碍性贫血，其中再生障碍性贫血一次用药亦可发生，死亡率高达50%。

5. D【解析】假膜性肠炎是四环素所致的二重感染之一，是由于敏感菌抑制而难辨梭菌大量繁殖引起的，可口服万古霉素或甲硝唑进行治疗。

6. C【解析】四环素类属于快速抑菌药。

7. C【解析】四环素类药对立克次体有较强的抑制作用，常首选用于治疗立克次体感染；四环素类药物中首选多西环素。

8. C【解析】四环素可与钙离子结合，沉积于新生的牙齿和骨骼中，造成牙釉质和骨骼发育不全。孕妇、哺乳期妇女及 8 岁以下儿童禁用四环素类药物。

13. ABCD【解析】氯霉素局部应用于眼部感染是比较安全的。

15. ABCD【解析】四环素对立克次体、衣原体、支原体、螺旋体有效。

16. ACDE【解析】"灰婴综合征"为氯霉素的毒性反应，表现为循环衰竭、呼吸困难、进行性血压下降、皮肤苍白和发绀等,其余均为四环素不良反应。

19.ACDE【解析】"红人综合征"为万古霉素的过敏反应,表现为极度皮肤潮红、红斑、荨麻疹、心动过速和低血压等,其余均为氯霉素不良反应。

20.BCD【解析】氯霉素对革兰阴性菌的抑制作用强于革兰阳性菌。

二、名词解释

1.二重感染:正常人口腔、咽喉部、胃肠道存在完整的微生态系统。长期应用广谱抗生素时,敏感菌被抑制,不敏感菌乘机大量繁殖,从而引起新的感染,称作二重感染或菌群交替症。

2.灰婴综合征:早产儿和新生儿肝脏缺乏葡萄糖醛酸转移酶,肾排泄功能不完善,药物剂量过大可导致氯霉素蓄积而干扰线粒体核糖体功能,表现为循环衰竭、呼吸困难、进行性血压下降、皮肤苍白和发绀,故称灰婴综合征。

三、填空题

1.细菌核糖体30S亚基 细菌蛋白质合成

2.可逆性血细胞减少 再生障碍性贫血

3.灰婴综合征

四、简答题

1.简述四环素的抗菌特点及作用机制。

答 本类药物的抗菌活性依次为:替加环素 > 米诺环素 > 多西环素 > 美他环素 > 地美环素 > 四环素 > 土霉素。抗菌作用机制主要是与胞质内核糖体30S亚基A位特异性结合,阻碍氨基酰tRNA进入A位,从而抑制肽链的延伸

及蛋白质合成;药物还可增加细菌细胞膜通透性、抑制细菌DNA的复制。四环素类抗生素在高浓度也可呈现杀菌作用。

2.简述四环素的不良反应。

答 ①局部刺激作用。口服可引起恶心、呕吐、腹泻等症状;餐后服用可减轻症状,但影响药物吸收。肌内注射刺激性大,禁用。静脉滴注易引起静脉炎。②二重感染。婴儿、老年人、体弱者、合用糖皮质激素或抗肿瘤药的患者易发生。较常见的二重感染有两种:一是真菌感染,多由白假丝酵母菌引起,表现为鹅口疮、肠炎,应立即停药并同时进行抗真菌治疗。二是对四环素耐药的难辨梭菌感染所致的假膜性肠炎,表现为剧烈的腹泻、发热、肠壁坏死、体液渗出甚至休克死亡,应口服万古霉素或甲硝唑治疗。③对骨骼及牙齿生长的影响。易形成牙齿黄染,还可抑制婴儿骨骼发育。孕妇、哺乳期妇女及8岁以下儿童禁用四环素和其他四环素类药物。④肝、肾损伤,过敏反应,光敏反应和前庭反应如头晕、恶心、呕吐等。

3.简述氯霉素的抗菌特点及不良反应。

答 氯霉素对革兰阴性菌的抑制作用强于革兰阳性菌,一般为抑菌药,但是对流感嗜血杆菌、脑膜炎奈瑟菌、肺炎链球菌有杀灭作用,对结核分枝杆菌、真菌、衣原体、原虫无效。

不良反应:①血液系统毒性,包括可逆性血细胞减少和不可逆性再生障碍性贫血;②灰婴综合征;③过敏反应、胃肠道反应、二重感染、视神经炎、溶血性贫血等。

五、论述题

试述常用的四环素类药物及其特点。

答 常用的四环素类药物有四环素、多西环素、米诺环素等。

(1) 四环素：对革兰阳性菌的抑制作用强于革兰阴性菌，但是对革兰阳性菌的作用不如青霉素类和头孢菌素类，对革兰阴性菌的作用不如氨基苷类及氯霉素类。由于耐药菌株日益增多和药物的不良反应，四环素一般不作首选药。不良反应有局部刺激作用、二重感染，对骨及牙齿生长的影响，长期应用可引起肝、肾损害。

(2) 多西环素：抗菌作用具有强效、速效、长效的特点，是四环素类药物中的首选药。此外特别适合肾外感染伴肾衰竭者及胆道系统感染。常见不良反应为胃肠道刺激症状（应餐后服），口服时以大量水送服，并保持直立体位 30 分钟以上。

(3) 米诺环素：不易受食物影响，主要用于治疗酒渣鼻、痤疮和沙眼衣原体所致性传播疾病。不良反应为除四环素类共有的外，还可产生独特的前庭反应，表现为恶心、呕吐、眩晕、运动失调等症状。用药期间不宜从事高空作业、驾驶和机器操作。

（邱红梅）

第44章 人工合成抗菌药

【学/习/要/点】

一、掌握

1. 喹诺酮类抗菌药的抗菌谱、抗菌作用及机制、临床应用和不良反应。
2. 磺胺类抗菌药的抗菌谱、抗菌作用及机制、临床应用和不良反应。

二、熟悉

常用喹诺酮类与磺胺类药物的特点及应用。

【应/试/考/题】

一、选择题

【A/型/题】

1. 喹诺酮类抗革兰阴性菌的作用机制是
（ ）
   A. 抑制拓扑异构酶Ⅳ，阻碍细菌 DNA
   复制
   B. 抑制 DNA 回旋酶，干扰细菌 DNA 复制
   C. 抑制二氢蝶酸合酶，阻止细菌二氢叶
   酸合成
   D. 抑制细菌二氢叶酸还原酶，阻止细菌
   叶酸合成
   E. 抑制细菌乙酰辅酶 A，使细菌糖代谢
   障碍

2. 喹诺酮类抗革兰阳性菌的作用机制是
（ ）
   A. 抑制细菌细胞壁合成
   B. 抑制 DNA 回旋酶，干扰细菌 DNA 复制
   C. 抑制拓扑异构酶Ⅳ，阻碍细菌 DNA
   复制
   D. 抑制细菌二氢叶酸还原酶，阻止细菌
   叶酸合成
   E. 抑制细菌蛋白质合成

3. 下列不属于喹诺酮类药物不良反应
的是 （ ）
   A. 肝毒性　　　　　 B. 心脏毒性
   C. 核黄疸　　　　　 D. 光敏反应
   E. 软骨损害

4. 下列情况宜使用喹诺酮类抗菌药的是
（ ）
   A. 长期使用茶碱的支气管哮喘患者肺
   部感染
   B. 服用 NSAID 的类风湿关节炎
   C. 精神病患者发热
   D. 铜绿假单胞性尿道炎
   E. 儿童大叶性肺炎

5. 磺胺类抗菌药的作用机制是　（　　）
　A. 抑制细菌细胞壁合成
　B. 影响细菌胞质膜通透性
　C. 抑制细菌蛋白质合成
　D. 抑制细菌叶酸代谢
　E. 抑制细菌 DNA 复制

6. 磺胺类药物产生肾毒性的原因是（　　）
　A. 收缩肾脏血管
　B. 在肾脏易产生结晶
　C. 损失肾上皮细胞
　D. 与肾小球基底膜形成免疫复合物
　E. 收缩肾脏入球小动脉

7. 下列药物中可用于沙眼的药物是（　　）
　A. 磺胺嘧啶　　　B. 柳氮磺吡啶
　C. 磺胺嘧啶银　　D. 磺胺醋酰钠
　E. 甲硝唑

8. 下列药物可作局部外用治疗烧伤后的
　创面感染的是　　　　　　（　　）
　A. 磺胺嘧啶　　　B. 磺胺嘧啶银
　C. 环丙沙星　　　D. 甲硝唑
　E. 呋喃唑酮

9. 下列不属于硝基呋喃类不良反应的是
　　　　　　　　　　　　　（　　）
　A. 胃肠道反应　　B. 核黄疸
　C. 周围神经炎　　D. 肺纤维化
　E. 过敏反应

10. 甲硝唑对下列哪一种病原微生物尤为
　　敏感　　　　　　　　　（　　）
　A. 金黄色葡萄球菌
　B. 大肠埃希菌
　C. 厌氧菌
　D. 铜绿假单胞菌
　E. 支原体

11. 下列磺胺类药物中，易透过血脑屏障，
　　在脑脊液中分布浓度较高的是（　　）
　A. 磺胺嘧啶　　　B. 磺胺甲噁唑
　C. 磺胺多辛　　　D. 磺胺异噁唑
　E. 磺胺米隆

12. 下列关于磺胺类药物的不良反应不
　　包括　　　　　　　　　（　　）
　A. 过敏反应　　　B. 听力损害
　C. 胃肠道反应　　D. 肾脏损害
　E. 血细胞减少

13. 甲氧苄啶（TMP）与磺胺甲噁唑（SMZ）
　　合用，抗菌作用增强是因为　（　　）
　A. 能促进吸收
　B. 能促进分布
　C. 能减慢排泄
　D. 能减慢代谢
　E. 双重阻滞细菌叶酸代谢

14. 某女性患者自述外阴瘙痒、白带增多；
　　怀疑有滴虫病，取阴道分泌物镜检可
　　见滴虫活动。如此，一般可用哪种药
　　治疗　　　　　　　　　（　　）
　A. 甲硝唑　　　　B. 四环素
　C. 青霉素　　　　D. 磺胺类
　E. 氯霉素

【B 型题】

(15～19 题共用备选答案)
　A. 甲硝唑　　　　B. 柳氮磺吡啶
　C. 磺胺嘧啶　　　D. 环丙沙星
　E. 磺胺嘧啶银

15. 口服不易吸收，可治疗溃疡性结肠炎
　　首选　　　　　　　　　（　　）
16. 流行性脑脊髓膜炎首选　　（　　）
17. 铜绿假单胞菌性尿道炎首选（　　）
18. 滴虫病首选　　　　　　　（　　）
19. 烧伤后创面感染宜选用　　（　　）
(20～24 题共用备选答案)
　A. 甲氧苄啶　　　B. 呋喃妥因
　C. 诺氟沙星　　　D. 磺胺嘧啶
　E. 甲硝唑

20. 可作为抗菌增效剂是 （ ）
21. 对厌氧菌、阿米巴原虫和阴道滴虫感染均有效的是 （ ）
22. 尿中浓度高可治疗泌尿道感染的是 （ ）
23. 防治流行性脑脊髓膜炎的首选药是 （ ）
24. 可用于大肠埃希菌引起的肠道感染的氟喹诺酮类药物是 （ ）

【X 型 题】

25. 喹诺酮类的抗菌机制包括 （ ）
    A. 抑制细胞壁合成
    B. 抑制细菌拓扑异构酶,阻碍细菌 DNA 复制
    C. 抑制细菌 DNA 回旋酶,阻碍细菌 DNA 复制
    D. 抑制细菌二氢叶酸合成酶,阻碍细菌叶酸合成
    E. 抑制细菌细胞壁的合成

26. 下列药物对铜绿假单胞菌感染有较好疗效的是 （ ）
    A. 磺胺嘧啶银
    B. 环丙沙星
    C. 磺胺米隆
    D. 呋喃妥因
    E. 四环素

27. 磺胺类抗菌药对下列哪些病原微生物敏感 （ ）
    A. A 群链球菌　　B. 螺旋体
    C. 诺卡菌属　　　D. 肺炎链球菌
    E. 破伤风杆菌

28. 下列属于磺胺类抗菌药不良反应的是 （ ）
    A. 结晶尿
    B. 过敏性休克

C. 再生障碍性贫血
D. 核黄疸
E. 二重感染

29. 甲硝唑对下列哪些病原微生物有效 （ ）
    A. 脆弱拟杆菌
    B. 破伤风梭菌
    C. 阿米巴滋养体
    D. 幽门螺杆菌
    E. 溶血性链球菌

30. 氟喹诺酮类的药理学共性为 （ ）
    A. 广谱抗菌
    B. 与其他抗菌药物间较少交叉耐药性
    C. 血浆蛋白结合率低,分布广
    D. 口服吸收良好
    E. 不良反应少

31. 下列关于左氧氟沙星的叙述,正确的是 （ ）
    A. 是第三代喹诺酮类药物
    B. 对铜绿假单胞菌有效
    C. 对厌氧菌有效
    D. 口服生物利用可达 100%
    E. 对各种感染都有效

32. 下列关于磺胺类药可引起泌尿系统损伤的描述,正确的是 （ ）
    A. 应避免与有肾毒性的药物合用
    B. 尿偏酸性可促进其排泄
    C. 服磺胺药时应适当增加饮水量
    D. 服磺胺药时同服 $NaHCO_3$
    E. 避免与喹诺酮类抗革兰阴性菌合用

二、填空题

1. 喹诺酮类抗革兰阴性菌的作用靶点是＿＿＿＿＿＿,抗革兰阳性菌的作用靶点是＿＿＿＿＿＿。
2. 对沙门菌引起的伤寒或副伤寒应首选＿＿＿＿＿＿或＿＿＿＿＿＿。
3. 在人工合成抗菌药中可首选用于预防流行性脑脊髓膜炎的是＿＿＿＿＿＿。

4. 磺胺类抗菌药在_____尿液中溶解度高,在_____尿液中易结晶析出。

5. 为避免服用磺胺药对泌尿系统的损害,应在服药后_____。

6. 新生儿、早产儿使用磺胺药后,可使_____增加,并可进入中枢神经系统导致_____。

7. 复方新诺明是_____和_____按_____比例制成的复方制剂,两药通过_____来发挥抗菌作用。

8. _____是治疗阿米巴病、阴道毛滴虫病和破伤风的首选药物。

三、简答题

1. 简述喹诺酮类抗菌药的临床应用。

2. 简述磺胺类抗菌药的抗菌谱。

四、论述题

试述磺胺类抗菌药的不良反应。

【参/考/答/案】

一、选择题

【A型题】

1. B	2. C	3. C	4. D	5. D
6. B	7. D	8. B	9. B	10. C
11. A	12. B	13. E	14. A	

【B型题】

15. B	16. C	17. D	18. A	19. E
20. A	21. E	22. B	23. D	24. C

【X型题】

25. BC	26. ABC	27. ACD
28. ACD	29. ABCD	30. ABCD
30. ABCD	31. ABCD	32. ACD

1. B【解析】喹诺酮类抗革兰阴性菌的作用机制是抑制DNA回旋酶。

2. C【解析】喹诺酮类抗革兰阳性菌的作用机制是抑制拓扑异构酶Ⅳ。

3. C【解析】核黄疸多见于磺胺类的不良反应。

4. D【解析】喹诺酮类常为泌尿生殖道、胃肠道及呼吸系统感染的首选药。

5. D【解析】磺胺类可通过二氢蝶酸合酶抑制细菌二氢叶酸合成,进而干扰细菌核酸的代谢。

6. B【解析】磺胺类及其乙酰化物在碱性尿中溶解度高,在酸性尿中易结晶析出。

7. D【解析】磺胺嘧啶常作为流行性脑脊髓膜炎的首选,磺胺嘧啶银适用于烧伤或大面积创伤后的创面感染,柳氮磺吡啶适用于类风湿关节炎、溃疡性结肠炎等。

8. B【解析】磺胺嘧啶银具有抗菌和收敛创面作用,临床用于预防和治疗烧伤或烫伤的创面感染,并促进创面干燥、结痂及愈合。

9. B【解析】硝基呋喃类人工合成抗菌药可导致胃肠道反应、周围神经炎、过敏反应,严重者可导致肺纤维化。

10. C【解析】甲硝唑对厌氧菌具有很好的抗菌活性,对需氧菌或兼性需氧菌无效。

11. A【解析】磺胺类药物中磺胺嘧啶血浆蛋白结合率最低,血脑屏障通过率最高,在脑脊液中浓度最高可达血药浓度的80%。

13.E【解析】TMP是细菌二氢叶酸还原酶抑制剂,SMZ可竞争性抑制细菌的二氢叶酸合成酶,二者合用双重阻断细菌叶酸代谢,使抗菌活性大大增强,甚至呈现杀菌作用。

14.A【解析】甲硝唑又称灭滴灵,是治疗阿米巴病、滴虫病和破伤风的首选药物。

15.B【解析】柳氮磺胺吡啶为口服难吸收类磺胺类药物,主要在肠道分解后发挥抗菌抗炎作用。

16.C【解析】磺胺嘧啶可透过血脑屏障,可首选用于流行性脑脊髓膜炎的防治。

17.D【解析】环丙沙星在喹诺酮类药物中体外抗铜绿假单胞菌活性最强,可首选用于铜绿假单胞菌性尿道炎的治疗。

18.A【解析】甲硝唑可首选用于阴道毛滴虫病的治疗。

19.E【解析】磺胺嘧啶银具有抗菌和收敛的作用,且局部刺激相当较小,可用于烧伤后创面感染的治疗。

20.A【解析】甲氧苄啶与其他抗菌药物合用可增强抗菌活性,也称为抗菌增效剂。

21.E【解析】甲硝唑对厌氧菌、阴道毛滴虫病、贾第鞭毛虫、阿米巴原虫均有较强的抑制和杀灭作用。

22.B【解析】呋喃妥因是人工合成抗菌药,尿液中原形药物可达40%,主要用于泌尿系统感染。

24.C【解析】诺氟沙星是第三代氟喹诺酮类药物,对革兰阴性菌作用显著,可用于大肠埃希菌引起的肠道感染的治疗。

30.ABCD【解析】氟喹诺酮类药具有抗菌谱广,抗菌活性强、口服吸收良好、与其他类抗菌药之间交叉耐药较少的特点。与血浆蛋白的结合率较低,可分布

在肺、肾、前列腺、胆汁、泪腺、唾液等。

31.ABCD【解析】左氧氟沙星属于第三代喹诺酮类药,抗菌谱广,包括铜绿假单胞菌、厌氧菌、结核分枝杆菌等,口服生物利用度可达100%。

32.ACD【解析】尿液中的磺胺药及其乙酰化物在肾脏形成结晶,造成结晶尿、血尿、管型尿等肾脏损害。因此不宜与其他肾毒性药物合用。服用期间应增加饮水量;与 $NaHCO_3$ 同服可以碱化尿液,并定期检查尿液。

二、填空题

1.DNA 回旋酶　拓扑异构酶Ⅳ
2.氟喹诺酮类　头孢曲松
3.磺胺嘧啶
4.碱性　酸性
5.适当增加饮水量并同服碳酸氢钠
6.血中游离胆红素　胆红素脑病
7.磺胺甲噁唑　甲氧苄啶　5∶1　双重阻断叶酸代谢
8.甲硝唑

三、简答题

1.简述喹诺酮类抗菌药的临床应用。

答 (1)泌尿生殖系统感染:环丙沙星、氧氟沙星与β-内酰胺类同为首选药,用于单纯性淋病奈瑟菌性尿道炎或宫颈炎,但对非特异性尿道炎或宫颈炎疗效差。环丙沙星是铜绿假单胞菌性尿道炎的首选药。氟喹诺酮类对敏感菌所致的急、慢性前列腺炎及复杂性前列腺炎,均有较好的效果。

(2)呼吸系统感染:左氧氟沙星、莫西沙星与万古霉素合用,首选用于治疗青霉素高度耐药的肺炎链球菌感染。氟喹诺酮类可替代大环内酯类用于支原体

肺炎、衣原体肺炎、嗜肺军团菌引起的军团病。

(3)肠道感染与伤寒:首选用于治疗志贺菌引起的急、慢性菌痢和中毒性菌痢,以及鼠伤寒沙门菌、猪霍乱沙门菌、肠炎沙门菌引起的胃肠炎。对沙门菌引起的伤寒或副伤寒,应首选氟喹诺酮类或头孢曲松。

(4)骨、关节和软组织感染。

2. 简述磺胺类抗菌药的抗菌谱。

答 磺胺类抗菌药为广谱抑菌剂,对大多数革兰阳性菌和阴性菌有良好的抗菌活性,其中最敏感的是 A 群链球菌、肺炎链球菌、脑膜炎奈瑟菌、淋病奈瑟菌、鼠疫耶氏菌和诺卡菌属;也对沙眼衣原体、疟原虫、卡氏肺孢子虫和弓形虫滋养体有抑制作用。但是,对支原体、立克次体和螺旋体无效。磺胺嘧啶银对铜绿假单胞菌有效。

四、论述题

试述磺胺类抗菌药的不良反应。

答 (1)泌尿系统损害。可产生结晶尿、血尿、疼痛和尿闭等症状。服用磺胺嘧啶或磺胺甲噁唑时,应适当增加饮水量并同服等量碳酸氢钠以碱化尿液,服药超过一周者,应定期检查尿液。

(2)过敏反应。局部用药或服用长效制剂易发生。药热和皮疹分别多发生于药后 5～10 天和 7～9 天。偶见多形性红斑、剥脱性皮炎,严重者可致死。本类药有交叉过敏反应,有过敏史者禁用。

(3)血液系统反应。长期用药可能抑制骨髓造血功能,导致白细胞减少症、血小板减少症,甚至再生障碍性贫血。用药期间应定期检查血常规。

(4)神经系统反应。少数患者出现头晕、头痛、乏力、萎靡和失眠等症状,用药期间避免高空作业和驾驶。

(5)其他。口服引起恶心、呕吐、上腹部不适和食欲缺乏;餐后服或同服碳酸氢钠可减轻反应;可致肝损害甚至急性重型肝炎,肝功能受损者避免使用;新生儿、早产儿、孕妇和哺乳期妇女不应使用磺胺药,以免药物竞争血浆白蛋白而置换出胆红素,使新生儿或早产儿血中游离胆红素增加而出现黄疸,并可进入中枢神经系统导致核黄疸(胆红素脑病)。

(邱红梅)

第45章 抗病毒药和抗真菌药

【学/习/要/点】

一、掌握

1. 常用抗病毒药(抗 HIV 药、抗疱疹病毒药)的特点及临床应用。
2. 抗真菌药的特点及临床应用。

二、熟悉

抗病毒药、抗真菌药的分类及作用机制、不良反应。

【应/试/考/题】

一、选择题

【A 型题】

1. 干扰素 -γ 的主要作用是 （ ）
   - A. 直接抑制病毒复制
   - B. 直接杀死肿瘤细胞
   - C. 抗真菌
   - D. 免疫调节
   - E. 改善肝功能

2. 单纯疱疹病毒感染的首选药是 （ ）
   - A. 去羟肌苷
   - B. 阿昔洛韦
   - C. 更昔洛韦
   - D. 司他夫定
   - E. 干扰素

3. 治疗艾滋病(AIDS)的首选药是 （ ）
   - A. 齐多夫定
   - B. 扎西他滨
   - C. 司他夫定
   - D. 去羟肌苷
   - E. 干扰素

4. 不能耐受齐多夫定的严重 HIV 感染患者的首选药是 （ ）
   - A. 更昔洛韦
   - B. 扎西他滨
   - C. 司他夫定
   - D. 去羟肌苷
   - E. 干扰素

5. 金刚烷胺属于 （ ）
   - A. 核苷反转录酶抑制剂
   - B. 抗流感病毒药
   - C. 免疫增强剂
   - D. 免疫抑制剂
   - E. 抗 HIV 药

6. 灰黄霉素属于 （ ）
   - A. 丙烯胺类抗真菌药
   - B. 唑类抗真菌药
   - C. 抗生素类抗真菌药
   - D. 嘧啶类抗真菌药
   - E. 嘌呤类抗真菌药

7. 第一个广谱口服抗真菌药是　（　　）
　A. 酮康唑　　　B. 伏立康唑
　C. 伊曲康唑　　D. 特比萘芬
　E. 两性霉素 B
8. 治疗罕见真菌感染如组织胞浆菌感染和芽生菌感染的首选药物是　（　　）
　A. 氟康唑　　　B. 扎西他滨
　C. 伊曲康唑　　D. 去羟肌苷
　E. 酮康唑
9. 治疗艾滋病患者隐球菌性脑膜炎的首选药是　（　　）
　A. 齐多夫定　　B. 氟康唑
　C. 司他夫定　　D. 伊曲康唑
　E. 酮康唑
10. 兼有抗震颤麻痹作用的抗病毒药是　（　　）
　A. 碘苷　　　　B. 金刚烷胺
　C. 阿昔洛韦　　D. 利巴韦林
　E. 阿糖腺苷

【B/型/题】

（11~13 题共用备选答案）
　A. 竞争细胞表面的受体,阻止病毒的吸附
　B. 阻碍病毒生物合成
　C. 阻碍病毒穿入和脱壳
　D. 调节免疫,增强宿主抗病毒能力
　E. 直接杀灭病毒
11. 干扰素-γ抗病毒机制是　（　　）
12. 阿昔洛韦抗病毒机制是　（　　）
13. 金刚烷胺抗病毒机制是　（　　）
（14~15 题共用备选答案）
　A. 齐多夫定　　B. 扎西他滨
　C. 司他夫定　　D. 去羟肌苷
　E. 金刚烷胺
14. 可作为齐多夫定治疗无效的严重 HIV 感染的首选药是　（　　）
15. 第一个上市的抗 HIV 药是　（　　）
（16~19 题共用备选答案）
　A. 抗生素类抗真菌药
　B. 嘧啶类抗真菌药
　C. 唑类抗真菌药
　D. 丙烯胺类抗真菌药
　E. 嘌呤类抗真菌药
16. 氟胞嘧啶是　（　　）
17. 酮康唑是　（　　）
18. 制霉菌素是　（　　）
19. 特比萘芬是　（　　）

【X/型/题】

20. 通过抑制 DNA 合成而抑制 DNA 病毒生长的药物是　（　　）
　A. 金刚烷胺　　B. 碘苷
　C. 阿昔洛韦　　D. 阿糖胞苷
　E. 链霉素
21. 抗 HIV 药主要包括　（　　）
　A. 齐多夫定
　B. 地拉韦定
　C. 利托那韦
　D. 去羟肌苷
　E. 卞星青霉素
22. 下列哪些是两性霉素 B 的特点（　　）
　A. 口服用于治疗深部真菌感染
　B. 治疗深部真菌感染有效
　C. 能与 DNA 结合
　D. 有肝、肾功能损害
　E. 可以用于各种真菌感染
23. 能治疗白色念珠菌的药物有　（　　）
　A. 两性霉素　　B. 制霉菌素
　C. 灰黄霉素　　D. 氟康唑
　E. 去羟肌苷
24. 齐多夫定的特点是　（　　）
　A. 既有抗 HIV-1 活性,也有抗 HIV-2 活性
　B. 可治疗 HIV 诱发的痴呆和血栓性血小板减少症
　C. 可与拉米夫定、司他夫定合用
　D. 主要经肾脏排泄
　E. 可引起骨髓抑制

25. 下列关于抗真菌药的说法,正确的是
                                   (   )
  A. 灰黄霉素主要用于各种皮肤癣菌的治疗
  B. 两性霉素 B 抗真菌活性最强,是唯一可用于治疗深部和皮下真菌感染的多烯类药物
  C. 制霉菌素主要局部应用治疗浅表真菌感染
  D. 酮康唑口服可有效治疗深部、皮下及浅表真菌感染
  E. 伊曲康唑是治疗罕见真菌如组织胞浆菌和芽生菌感染的首选药物

二、填空题

1. 抗 HIV 药主要包括 _____、_____、_____三类。

2. 阿昔洛韦为 _____的首选药。最常见的不良反应为 _____、_____。

3. 真菌感染可分为两类:_____和_____。

4. 抗真菌药根据化学结构的不同可分为:_____、_____、_____、_____、_____。

5. 常用唑类抗真菌药包括_____、_____、_____、_____等。

三、简答题

1. 简述阿昔洛韦的药理作用及临床应用。

2. 简述氟康唑的临床应用。

【参/考/答/案】

一、选择题

【A 型题】

1. D	2. B	3. A	4. D	5. B
6. C	7. A	8. C	9. B	10. B

【B 型题】

11. D	12. B	13. C	14. D	15. A
16. B	17. C	18. A	19. D	

【X 型题】

20. BCD	21. ABCD	22. BD
23. ABD	24. ABDE	25. ABCDE

1. D【解析】干扰素-γ抗病毒和抗增生作用较弱,主要通过调节免疫发挥作用。

3. A【解析】齐多夫定属核苷反转录酶抑制剂,是治疗 AIDS 的首选药。

10. B【解析】金刚烷胺既有抗流感病毒作用,也尚具有抗震颤麻痹作用。

14. D【解析】去羟肌苷可作为严重 HIV 感染的首选药物,特别适合于不能耐受齐多夫定或齐多夫定治疗无效者。

20. BCD【解析】金刚烷胺的作用机制是干扰病毒进入细胞,阻止病毒脱壳。

22. BD【解析】两性霉素 B 静脉滴注用于深部真菌感染,口服仅用于肠道真菌感染。

23. ABD【解析】灰黄霉素杀灭或抑制各种皮肤癣菌,对念珠菌属及其他深部感染真菌没有作用。

24. ABDE【解析】齐多夫定与司他夫定互相拮抗,故不能合用。

二、填空题

1. 核苷反转录酶抑制剂(NRTIs) 非核苷反转录酶抑制剂(NNRTIs) 蛋白酶抑制剂(PIs)

2. 单纯疱疹病毒（HSV）感染　胃肠道功能紊乱　头痛和斑疹

3. 表浅部真菌感染　深部真菌感染

4. 抗生素类抗真菌药　唑类抗真菌药　丙烯胺类抗真菌药　嘧啶类抗真菌药

5. 酮康唑　咪康唑　氟康唑　伊曲康唑

三、简答题

1. 简述阿昔洛韦的药理作用及临床应用。

答　阿昔洛韦为广谱、高效的抗病毒药，是目前最有效的抗 I 型和 II 型单纯疱疹病毒（HSV）药物之一，对水痘、带状疱疹病毒（VZV）和 EB 病毒等其他疱疹病毒有效。对正常细胞几乎无影响。临床为 HSV 感染的首选药。局部应用治疗疱疹性角膜炎、单纯疱疹和带状疱疹，口服或静脉注射可有效治疗单纯疱疹脑炎、生殖器疱疹、免疫缺陷患者单纯疱疹感染等。

2. 简述氟康唑的临床应用。

答　氟康唑具有广谱抗真菌包括念珠菌属、隐球菌属和球孢子菌属等作用，是治疗艾滋病患者隐球菌性脑膜炎的首选药。

（张海港）

第46章 抗结核药及抗麻风病药

【学/习/要/点】

一、掌握

1. 异烟肼、利福平体内过程的特点、作用机制、临床应用、主要不良反应及其防治。
2. 其他常用抗结核病药物的主要不良反应及其防治。
3. 抗结核药的应用原则。

二、熟悉

1. 一线、二线抗结核病药物的名称。
2. 其他常用抗结核病药物的特点、作用机制、临床应用。
3. 抗麻风病药的特点。

【应/试/考/题】

一、选择题

【A/型/题】

1. 下列不属于异烟肼不良反应的是 （　　）
   A. 神经肌肉接头阻滞
   B. 肝功损害
   C. 皮疹
   D. 血小板减少
   E. 周围神经炎

2. 异烟肼体内过程的特点是 （　　）
   A. 大部分以原型经肾脏排出
   B. 乙酰化代谢速度个体差异大
   C. 与血浆蛋白结合率高

   D. 口服易被破坏
   E. 可诱导肝药酶活性

3. 均属于一线抗结核病的一组药物是（　　）
   A. 异烟肼、利福平、对氨基水杨酸
   B. 异烟肼、链霉素、卡那霉素
   C. 异烟肼、乙胺丁醇、环丙沙星
   D. 异烟肼、链霉素、乙硫异烟胺
   E. 异烟肼、利福平、链霉素

4. 乙胺丁醇连续大量使用可产生严重的毒性反应为 （　　）
   A. 球后视神经炎
   B. 胃肠道反应
   C. 肝毒性
   D. 肾毒性
   E. 过敏反应

5. 下列药物,既可治疗结核病,又可治疗麻风病的是　(　　)
　A. 乙胺丁醇
　B. 对氨基水杨酸钠
　C. 链霉素
　D. 异烟肼
　E. 利福平

6. 治疗麻风病的首选用药是　(　　)
　A. 氯法齐明　　　B. 氨苯砜
　C. 罗红霉素　　　D. 利福平
　E. 异烟肼

【B/型/题】

(7~11 题共用备选答案)
　A. 干扰叶酸合成
　B. 抑制蛋白质合成
　C. 抑制分枝菌酸的生物合成
　D. 抑制 DNA 回旋酶
　E. 抑制依赖 DNA 的 RNA 多聚酶

7. 对氨基水杨酸钠抗结核杆菌的作用机制是　(　　)
8. 利福平的抗菌作用机制是　(　　)
9. 异烟肼的抗结核杆菌作用机制是　(　　)
10. 链霉素的抗菌作用机制是　(　　)
11. 司帕沙星抗结核杆菌的作用机制是　(　　)

【X/型/题】

12. 利福平的抗菌作用特点是　(　　)
　A. 对结核杆菌、麻风杆菌具有杀灭作用
　B. 可治疗各类结核病
　C. 与其他抗结核药之间无交叉耐药性
　D. 对耐药金黄色葡萄球菌有抗菌作用
　E. 肝毒性大

13. 抗结核药的应用原则是　(　　)
　A. 早期用药
　B. 联合用药
　C. 规律全程用药
　D. 用药剂量要适当
　E. 长期用药

14. 一线抗结核病药的特点是　(　　)
　A. 抗结核杆菌作用强
　B. 副反应少
　C. 抗菌谱广
　D. 单用易产生耐药性
　E. 用药时间短

15. 二线抗结核病药包括　(　　)
　A. 对氨基水杨酸钠
　B. 氨硫脲
　C. 卡那霉素
　D. 乙硫异烟胺
　E. 异烟肼

16. 异烟肼的作用特点是　(　　)
　A. 只抗结核菌
　B. 活动性结核的首选药
　C. 低浓度抑菌,高浓度杀菌
　D. 与利福平合用可加重肝损害
　E. 与其他抗结核药之间无交叉耐药性

17. 下列关于氨苯砜的描述,正确的是(　　)
　A. 抗菌谱与磺胺类药物相似
　B. 与利福平联合使用可延缓耐药性的产生
　C. G-6-PD 缺乏者禁用
　D. 常见的不良反应为周围神经炎
　E. 迅速治愈疾病

18. 抗结核药物联合用药的目的是(　　)
　A. 提高疗效
　B. 扩大抗菌范围
　C. 延缓耐药性
　D. 降低毒性
　E. 降低并发症概率

二、填空题

1. ＿＿＿＿＿是第一个有效的抗结核病药,在体内仅有＿＿＿＿＿。

2. ＿＿＿＿＿对生长旺盛的活动期结核杆菌有强大的杀灭作用,是治疗活动性结核病的首选药。

3. 利福平的主要不良反应包括＿＿＿＿、＿＿＿＿、＿＿＿＿等。

4. 异烟肼的主要不良反应是＿＿＿＿,可通过补充＿＿＿＿预防。

5. 氨苯砜较常见的不良反应是＿＿＿＿,

其次是＿＿＿＿。

6. 新一代抗结核病药包括＿＿＿＿、＿＿＿＿、＿＿＿＿、＿＿＿＿、＿＿＿＿。

三、简答题

抗结核药的应用原则有哪些?

四、论述题

试述利福平的作用机制及抗菌范围。

【参/考/答/案】

一、选择题

【A型题】

1. A　2. B　3. E　4. A　5. E
6. B

【B型题】

7. A　8. E　9. C　10. B　11. D

【X型题】

12. ABCDE　13. ABCD　14. ABD
15. ABCD　16. ABCDE　17. ABC
18. ACD

1. A【解析】异烟肼的主要不良反应包括周围神经炎、肝脏毒性、消化道反应、皮疹、发热、血小板减少和溶血性贫血等。

2. B【解析】异烟肼在肝脏被乙酰化的速度存在种族和遗产差异,可分为快代谢型和慢代谢型,前者半衰期为70分钟左右,后者半衰期为2~5小时。

5. E【解析】利福平对结核杆菌及麻风杆菌都有作用。

17. ABC【解析】氨苯砜常见的不良反应为溶血性贫血和发绀,其次是高铁血红蛋白血症。

二、填空题

1. 链霉素　抑菌作用
2. 异烟肼
3. 胃肠道反应　肝脏毒性　流感综合征
4. 周围神经炎　维生素 B_6
5. 溶血性贫血和发绀　高铁血红蛋白血症
6. 利福定　利福喷丁　利福布汀　氟喹诺酮类　新大环内酯类

三、简答题

抗结核药的应用原则有哪些?

答 (1)早期用药:一旦确诊为结核病后立即给药治疗。早期活性病灶处于渗出阶段,结核杆菌生长旺盛,对药物敏感,细菌易被抑制或杀灭。

(2)联合用药:联合两种或两种以上药物以增强疗效,并可避免严重的不良反应和延缓耐药性的产生。

（3）适量:剂量不足,组织内药物难以达到有效浓度,且易诱发细菌产生耐药性使治疗失败;药物剂量过大则易产生严重不良反应而使治疗难以继续。

（4）坚持全程规律用药:必须做到有规律长期用药,不能随意改变药物剂量或改变药物品种,否则容易导致治疗失败。

四、论述题

试述利福平的作用机制及抗菌范围。

答 利福平具有广谱抗菌作用。抗菌机制是特异性与细菌依赖 DNA 的 RNA 多聚酶结合,阻碍 mRNA 的合成,对人和动物的 RNA 多聚酶则无影响。利福平对结核杆菌、麻风杆菌和革兰阳性球菌,特别是耐药金黄色葡萄球菌有很强的抗菌作用,对革兰阴性杆菌、某些病毒和沙眼衣原体也有抑制作用。

（张海港）

第47章 抗寄生虫药

【学习要点】

一、掌握

1. 抗疟药的分类、作用特点、临床应用及不良反应。
2. 甲硝唑的药理作用及临床应用。

二、熟悉

1. 各类抗寄生虫药代表药物的名称。
2. 抗疟药的作用环节。
3. 常用抗血吸虫药物、抗蠕虫药的药理作用、临床应用。

【应试考题】

一、选择题

【A型题】

1. 用于控制疟疾发作的最佳抗疟药是（　）
   A. 氯喹　　　　B. 奎宁
   C. 伯氨喹　　　D. 青蒿素
   E. 乙胺嘧啶

2. 主要用于控制疟疾远期复发和传播的药物是（　）
   A. 氯喹　　　　B. 奎宁
   C. 伯氨喹　　　D. 青蒿素
   E. 乙胺嘧啶

3. 主要用于病因预防的抗疟药是（　）
   A. 伯氨喹　　　B. 乙胺嘧啶
   C. 氯喹　　　　D. 青蒿素
   E. 奎宁

4. 有关氯喹叙述正确的是（　）
   A. 杀灭血中配子体
   B. 抗疟作用强、缓慢、持久
   C. 对疟原虫的红细胞内期有杀灭作用
   D. 对疟原虫的继发性红细胞外期有效
   E. 对疟原虫的原发性红细胞外期有效

5. 下列关于奎宁的叙述,错误的是（　）
   A. 可出现心肌抑制作用
   B. 最早用于治疗疟疾的药物
   C. 每周服药1次用于病因性预防
   D. 对红细胞内期裂殖体有杀灭作用
   E. 主要用于耐氯喹或耐多药的恶性疟

6. 青蒿素对下列哪项有杀灭作用（　）
   A. 原发性红细胞外期滋养体

B. 红细胞内期裂殖体

C. 继发性红细胞外期

D. 有性生殖阶段

E. 恶性疟的配子体

7. 下列关于抗疟药,叙述正确的是 (　　)

A. 奎宁根治良性疟

B. 氯喹对阿米巴囊肿无效

C. 乙胺嘧啶能引起急性溶血性贫血

D. 伯氨喹可用作疟疾病因性预防

E. 青蒿素治疗疟疾最大缺点是复发率高

8. 甲硝唑不用于 (　　)

A. 抗阿米巴　　　　B. 抗滴虫

C. 抗厌氧菌　　　　D. 抗丝虫

E. 抗贾第鞭毛虫

9. 治疗血吸虫病首选 (　　)

A. 甲硝唑　　　　　B. 吡喹酮

C. 甲苯达唑　　　　D. 乙胺嗪

E. 乙胺嘧啶

10. 治疗丝虫病首选 (　　)

A. 甲硝唑　　　　　B. 吡喹酮

C. 阿苯达唑　　　　D. 伯氨喹

E. 乙胺嗪

【B/型/题】

(11 ~ 15 题共用备选答案)

A. 主要用于控制症状的抗疟药

B. 主要用于控制远期复发和传播的抗疟药物

C. 主要用于治疗丝虫病

D. 主要用于治疗阿米巴病

E. 主要用于治疗血吸虫病

11. 关于伯氨喹描述正确的是 (　　)

12. 关于乙胺嗪描述正确的是 (　　)

13. 关于甲硝唑描述正确的是 (　　)

14. 关于吡喹酮描述正确的是 (　　)

15. 关于氯喹描述正确的是 (　　)

【X/型/题】

16. 抗疟药分为 (　　)

A. 主要用于控制症状的药物

B. 主要用于控制远期复发和传播的药物

C. 主要用于病因性预防的药物

D. 主要用于治疗后巩固的药物

E. 疟疾的所有阶段都能应用的药物

17. 氯喹的药理作用包括 (　　)

A. 抗疟作用

B. 抗肠外阿米巴病

C. 免疫抑制作用

D. 心肌抑制作用

E. 增强心肌收缩力

18. 甲硝唑的临床应用包括 (　　)

A. 治疗阿米巴痢疾和肠道外阿米巴感染

B. 治疗阴道毛滴虫

C. 对革兰阳性或革兰阴性厌氧杆菌和球菌都有较强的抗菌作用

D. 治疗贾第鞭毛虫的有效药物

E. 治疗血吸虫病

19. 下列关于吡喹酮的描述,正确的是 (　　)

A. 治疗各型血吸虫病

B. 也可用于华支睾吸虫病、绦虫病

C. 不良反应少且短暂

D. 因对成虫作用弱,必须数年内反复用药才能治愈

E. 可以治疗丝虫病

二、填空题

1. 氯喹的药理作用包括 _____、_____、_____。

2. 可用于治疗阿米巴肝脓肿的药物有 _____、_____、_____ 等。

3. 乙胺嘧啶口服吸收慢而完全,服药一次有效血药浓度可维持约 _____,用于 _____。

4. _____能够进入蚊体内阻止孢子增殖。

三、简答题

1. 简述抗疟药的分类。
2. 阿苯达唑的临床应用有哪些?

四、论述题

1. 试述氯喹能根治恶性疟,而不能根治间日疟的原因。
2. 试述抗阿米巴病药甲硝唑的药理作用。

【参|考|答|案】

一、选择题

【A型题】

1. A   2. C   3. B   4. C   5. C
6. B   7. E   8. D   9. B   10. E

【B型题】

11. B   12. C   13. D   14. E   15. A

【X型题】

16. ABC   17. ABC   18. ABCD
19. ABC

二、填空题

1. 抗疟作用　抗肠道外阿米巴病作用　免疫抑制作用
2. 甲硝唑　氯喹　依米丁
3. 2周　病因性预防
4. 乙胺嘧啶

三、简答题

1. 简述抗疟药的分类。

答 (1) 主要用于控制症状的药物:代表药为氯喹、奎宁、甲氟喹、青蒿素等,能杀灭红细胞内期裂殖体,控制症状发作和预防性抑制疟疾症状发作。

(2) 主要用于控制远期复发和传播的药物:代表药为伯氨喹,能杀灭肝脏中休眠子,控制疟疾复发;并能杀灭各种疟原虫的配子体,控制疟疾传播。

(3) 主要用于病因预防的药物:代表药为乙胺嘧啶,能杀灭红细胞外期的子孢子,发挥病因性预防作用。

2. 阿苯达唑的临床应用有哪些?

答 阿苯达唑为高效、低毒的广谱驱肠虫药。能杀灭多种肠道线虫、绦虫和吸虫的成虫和幼卵,用于多种线虫混合感染,疗效优于甲苯咪唑。也可用于治疗棘球蚴病(包虫病)与囊虫病,对肝片吸虫病及肺吸虫病也有良好疗效。

四、论述题

1. 试述氯喹能根治恶性疟,而不能根治间日疟的原因。

答 氯喹对疟原虫的红细胞内期有很强的作用,干扰裂殖体的增殖,但对间日疟的继发性红细胞外期(休眠期)无作用,故能有效控制疟疾症状发作。但休眠期疟原虫可转为红细胞内期而复发,所以不能根治间日疟。恶性疟原虫生活史中无引起复发的继发性红细胞外期,故可达到根治目的。

2. 试述抗阿米巴病药甲硝唑的药理作用。

答 药理作用:①抗阿米巴作用。对肠内、外阿米巴滋养体均有强大杀灭作用,对急性阿米巴痢疾和肠道外阿米巴感染效果好,但对肠道内的阿米巴原虫和包囊则无作用。②抗滴虫作用。对阴道毛滴虫有直接杀灭作用,是治疗阴道毛滴虫感染的首选药物,对女性和男性泌尿生殖道感染均有良好疗效。③抗厌氧菌作用。对 G^+ 和 G^- 厌氧杆菌和球菌都有较强作用,对脆弱拟杆菌感染尤为敏感。④抗贾第鞭毛虫作用。

(张海港)

第48章 抗恶性肿瘤药

【学/习/要/点】

一、掌握

常用抗肿瘤药物的抗肿瘤作用机制、临床应用、主要不良反应。

二、熟悉

抗恶性肿瘤药物的用药原则。

【应/试/考/题】

一、选择题

【A/型/题】

1. 环磷酰胺对何种肿瘤疗效最显著 （　）
   A. 卵巢癌
   B. 急性淋巴细胞性白血病
   C. 肺癌
   D. 多发性骨髓瘤
   E. 恶性淋巴瘤

2. 细胞周期特异性药物对哪期不敏感
   （　）
   A. G_0 期　　　　B. G_1 期
   C. G_2 期　　　　D. M 期
   E. S 期

3. 甲氨蝶呤抗肿瘤的主要机制是 （　）
   A. 抑制二氢叶酸合成酶
   B. 抑制二氢叶酸还原酶

C. 破坏 DNA 结构和功能
D. 嵌入 DNA 干扰转录 RNA
E. 干扰蛋白质合成

4. 5-氟尿嘧啶最常见的不良反应是
   （　）
   A. 脱发
   B. 过敏反应
   C. 急性小脑综合征
   D. 消化道反应
   E. 肝、肾损害

5. 下列药物没有明显的骨髓抑制作用
   的是 （　）
   A. 氟尿嘧啶　　　B. 氮芥
   C. 丝裂霉素　　　D. 泼尼松
   E. 甲氨蝶呤

6. 下列关于抗恶性肿瘤药的耐药性，说法
   不正确的是 （　）
   A. 某些肿瘤细胞对某些抗恶性肿瘤药
      物具有天然耐药性

B. 同一种药物一般存在一种耐药机制

C. 肿瘤细胞的多药耐药性多见于亲脂性的抗肿瘤药物

D. 处于 G_0 期肿瘤细胞对一般多数抗肿瘤药不敏感

E. 肿瘤细胞产生耐药性是化疗失败的重要原因

7. 主要作用于 M 期的抗癌药是　（　）

　　A. 氟尿嘧啶　　　B. 长春新碱

　　C. 环磷酰胺　　　D. 泼尼松龙

　　E. 柔红霉素

8. 在体外没有抗癌作用的抗癌药物是
　　　　　　　　　　　　　　（　）

　　A. 阿糖胞苷　　　B. 阿霉素

　　C. 环磷酰胺　　　D. 卡莫司汀

　　E. 长春新碱

9. 下列关于常用烷化剂的说法，不正确的是　　　　　　　　　　（　）

　　A. 烷化剂属于细胞周期特异性药物

　　B. 环磷酰胺抗瘤谱广，但其易引起出血性膀胱炎

　　C. 白消安对慢性粒细胞白血病有疗效

　　D. 卡莫司汀因具有高度脂溶性，能透过血脑屏障，故主要用于颅内肿瘤

　　E. 氮芥具有高效、速效特点，常用于治疗霍奇金病和非霍奇金淋巴瘤等

【B/型/题】

（10 ~ 12 题共用备选答案）

　　A. 干扰核酸生物合成

　　B. 直接影响 DNA 结构和复制

　　C. 干扰转录过程和阻止 RNA 合成

　　D. 干扰蛋白质合成与功能

　　E. 影响激素平衡

10. 丝裂霉素的作用机制是　　（　）

11. 雄激素的作用机制是　　（　）

12. 放线菌素 D 的作用机制是　（　）

（13 ~ 15 题共用备选答案）

　　A. 心肌退行性病变和心肌间质水肿

　　B. 恶心呕吐

　　C. 神经毒性

　　D. 肺纤维化

　　E. 出血性膀胱炎

13. 多柔比星最严重的不良反应是（　）

14. 博来霉素的主要不良反应是　（　）

15. 长春新碱已引起的特有毒性反应是
　　　　　　　　　　　　　　（　）

【X/型/题】

16. 甲氨蝶呤的特点是　　　　（　）

　　A. 属细胞周期特异性药物

　　B. 干扰核酸生物合成

　　C. 用于治疗儿童急性白血病

　　D. 最突出的不良反应为消化道反应

　　E. 属细胞周期非特异性药物

17. 导致肺纤维化的药物　　（　）

　　A. 博来霉素　　　B. 卡莫司汀

　　C. 甲氨蝶呤　　　D. 紫杉醇

　　E. 氟尿嘧啶

18. 抑制蛋白质合成与功能的药物有（　）

　　A. 氟尿嘧啶　　　B. 环磷酰胺

　　C. 长春碱类　　　D. 紫杉醇类

　　E. 甲氨蝶呤

19. 用于治疗小儿急性淋巴细胞性白血病的药物是　　　　　　　（　）

　　A. 长春新碱　　　B. 白消安

　　C. 放线菌素 D　　D. 甲氨蝶呤

　　E. 紫杉醇类

20. 放线菌素 D 主要作用于　　（　）

　　A. G_0 期

　　B. G_1 期

　　C. 阻止 G_1 期向 S 期的转变

　　D. S 期

　　E. G_2 期

21. 联合应用抗恶性肿瘤药的原则包括
（　　）
    A. 从细胞增殖动力学考虑
    B. 从药物作用机制考虑
    C. 从药物毒性考虑
    D. 从药物的抗瘤谱考虑
    E. 从药物剂量考虑

二、名词解释
细胞周期特异性药物

三、填空题
1. 抗恶性肿瘤药根据药物作用的周期或时相特异性分为_____和_____。
2. 通过抑制微管蛋白活性发挥抗肿瘤作用的药物有_____和_____。

3. 细胞毒类抗肿瘤药共有的近期毒性包括_____、_____和_____。
4. 氮芥主要用于_____、_____等，尤其适用于_____患者。
5. 紫杉醇类对_____和_____有独特的疗效。
6. 细胞毒类抗肿瘤药的远期毒性有_____和_____。

四、简答题
简述抗恶性肿瘤药按生化机制的分类和作用机制。

五、论述题
请列出非细胞毒类抗肿瘤药的分类。

【参/考/答/案】

一、选择题

【A型题】
1. E　2. A　3. B　4. D　5. D
6. B　7. B　8. C　9. A

【B型题】
10. B　11. E　12. C　13. A　14. D
15. C

【X型题】
16. ABC　17. AB　18. CD
19. AD　20. BC　21. ABCDE

1. E【解析】环磷酰胺抗瘤谱广，对恶性淋巴瘤疗效显著，对多发性骨髓瘤、急性淋巴细胞白血病、肺癌、乳腺癌、卵巢癌、神经母细胞瘤和睾丸肿瘤等均有一定疗效。

8. C【解析】环磷酰胺在体外无抗肿瘤活性，进入体内后先在肝脏中经微粒体功能氧化酶转化成醛磷酰胺，而醛磷酰胺不稳定，在肿瘤细胞内分解成磷酰胺氮芥及丙烯醛而发挥作用。

二、名词解释
细胞周期特异性药物：仅对细胞增殖周期中某些时相敏感而对 G_0 期细胞不敏感的药物。

三、填空题
1. 细胞周期特异性药物　细胞周期非特异性药物
2. 长春碱类　紫杉醇类
3. 骨髓抑制　消化道反应　脱发
4. 霍奇金病　非霍奇金淋巴瘤　纵隔压迫症状明显的恶性淋巴瘤

5.卵巢癌　乳腺癌

6.第二原发恶性肿瘤　不育和致畸

四、简答题

简述抗恶性肿瘤药按生化机制的分类和作用机制。

答　分为细胞毒类和非细胞毒类抗肿瘤药两大类。

(1)细胞毒类抗肿瘤药的作用机制:主要通过影响肿瘤细胞的核酸和蛋白质的结构和功能,直接抑制肿瘤细胞增殖和诱导肿瘤细胞凋亡。①细胞周期非特异性药物。能杀灭处于增殖周期各时相的细胞甚至包括 G_0 期细胞的药物,如直接破坏DNA结构以及影响其复制或转录功能的药物(烷化剂、抗肿瘤抗生素及铂类配合物等)。②细胞周期特异性药物。仅对增殖周期的某些时相敏感而对 G_0 期细胞不敏感的药物,如作用于 S 期的抗代谢药物和作用于 M 期细胞的长春碱类药物。

(2)非细胞毒类抗肿瘤药的作用机制:主要以肿瘤分子病理过程的关键调控分子为靶点。

五、论述题

请列出非细胞毒类抗肿瘤药的分类。

答　(1)调节体内激素平衡药物:应用某些激素或其拮抗药来改变激素平衡失调状态,以抑制激素依赖性肿瘤生长,如雌激素类、雄激素类、糖皮质激素类、甲羟孕酮酯、他莫昔芬、来曲唑等。

(2)分子靶向药物:主要针对恶性肿瘤病理、生理发生和发展的关键靶点进行治疗干预,耐受性好,毒性反应轻。常与细胞毒性药物合用。①单克隆抗体类。分为作用于细胞膜分化相关抗原的单克隆抗体(如利妥昔单抗等);作用于表皮生长因子受体的单克隆抗体(如曲妥珠单抗等);作用于血管内皮细胞生长因子的单克隆抗体(如贝伐珠单抗)。②小分子化合物类。分为单靶点的抗肿瘤小分子化合物(如伊马替尼等);多靶点抗肿瘤的小分子化合物(如索拉非尼等)。③其他。如维A酸、重组人血管内皮抑制素等。

(3)肿瘤免疫治疗药物:可提高肿瘤细胞的免疫原性和对效应细胞杀伤的敏感性,激发和增强机体抗肿瘤免疫应答,协同机体免疫系统高效杀伤肿瘤细胞,如伊匹单抗、重组人白介素 –2 等。

(张海港)

第49章 影响免疫功能的药物

【学/习/要/点】

熟悉

环孢素和干扰素的作用与用途。

【应/试/考/题】

一、选择题

【A/型/题】

1. 主要用于抑制异体器官移植排斥反应的药物是 （　　）
   - A. 胸腺素
   - B. 噻替哌
   - C. 环孢素
   - D. 干扰素
   - E. 左旋咪唑

2. 主要通过抑制 IL－2 基因转录而抑制 T 细胞克隆增殖发挥作用的药物是（　　）
   - A. 地塞米松
   - B. 环磷酰胺
   - C. 环孢素
   - D. 硫唑嘌呤
   - E. 抗淋巴细胞球蛋白

3. 环孢素主要选择性抑制 （　　）
   - A. T 细胞
   - B. 细胞
   - C. 巨噬细胞
   - D. NK 细胞
   - E. T 细胞的有丝分裂

4. 环孢素最常见的不良反应为 （　　）
   - A. 肝毒性
   - B. 继发感染
   - C. 继发性肿瘤
   - D. 肾毒性
   - E. 骨髓抑制

5. 硫唑嘌呤临床上不用于 （　　）
   - A. 抗病毒
   - B. 肾移植的排斥反应
   - C. 类风湿关节炎
   - D. 系统性红斑狼疮
   - E. 多发性皮肌炎

6. 可促进 B 细胞和 NK 细胞分化增殖的药物是 （　　）
   - A. 白细胞介素－2
   - B. 干扰素
   - C. 环孢素
   - D. 胸腺素
   - E. 糖皮质激素

7. 下列关于卡介苗的描述,正确的是 （　　）
   - A. 是特异性免疫增强剂
   - B. 可增强巨噬细胞的吞噬功能
   - C. 可用于治疗自身免疫性疾病

D. 抑制 T 细胞的活化

E. 可明显降低 NK 细胞的活性

8. 属于广谱抗病毒药物的是　　　（　　）

A. 环孢素　　　　B. 糖皮质激素

C. 白细胞介素　　D. 干扰素

E. 胸腺素

9. 白细胞介素 -2 临床上不用于　（　　）

A. 黑色素瘤

B. 肾细胞癌

C. 霍奇金病

D. 器官移植所致的排斥反应

E. 免疫缺陷疾病

【B 型题】

（10 ~ 13 题共用备选答案）

A. 肾毒性　　　　B. 肝毒性

C. 骨髓抑制　　　D. 腹泻

E. 寒战、发热

10. 环孢素的主要不良反应是　（　　）

11. 硫唑嘌呤的主要不良反应是　（　　）

12. 环磷酰胺的主要不良反应是　（　　）

13. 来氟米特的主要不良反应是　（　　）

（14 ~ 17 题共用备选答案）

A. 器官移植

B. 抗感染

C. 抗病毒

D. 抗结核

E. 恢复免疫功能

14. 左旋咪唑主要用于　　　　（　　）

15. 环孢素主要用于　　　　　（　　）

16. 异丙肌苷主要用于　　　　（　　）

17. 环磷酰胺主要用于　　　　（　　）

【X 型题】

18. 左旋咪唑的临床用途有　　（　　）

A. 用于免疫功能低下者

B. 用于抗肿瘤

C. 用于驱肠蠕虫

D. 用于类风湿关节炎

E. 用于免疫功能亢进者

19. 下列关于常用免疫抑制药特点的说法，正确的是　　　　　　（　　）

A. 环孢素主要抑制 T 细胞的活化，对 B 细胞的抑制作用弱，对巨噬细胞和 NK 细胞无明显抑制作用

B. 肾上腺皮质激素对免疫反应多个环节都有抑制作用

C. 硫唑嘌呤抑制 T 细胞、B 细胞和 NK 细胞，但不抑制巨噬细胞的吞噬功能

D. 环磷酰胺不仅杀伤增殖期淋巴细胞，还影响某些静止细胞，能明显抑制 B 淋巴细胞活性

E. 没有明显的副反应

22. 免疫抑制剂不包括　　　　（　　）

A. 他克莫司

B. 霉酚酸酯

C. 免疫核糖核酸

D. 胸腺素

E. 左旋咪唑

23. 可以用于防治器官移植所致排斥反应的药物有　　　　　　　（　　）

A. 环孢素

B. 肾上腺糖皮质激素

C. 环磷酰胺

D. 白细胞介素 -2

E. 胸腺素

二、填空题

1. 免疫抑制剂主要用于治疗_____和_____。

2. 环孢素主要选择性抑制_____活化。

3. 环孢素的不良反应有_____、_____、_____和_____等。

4. 免疫增强药主要用于治疗_____、_____，以及_____。

5. 来氟米特主要用于治疗＿＿＿＿＿＿和＿＿＿＿＿＿。

6. 干扰素主要有＿＿＿＿、＿＿＿＿和＿＿＿＿作用。

三、简答题

列举常用的免疫增强药及临床应用。

四、论述题

试述干扰素的药理作用与用途。

【参|考|答|案】

一、选择题

【A 型题】

1. C　2. A　3. A　4. D　5. A
6. A　7. B　8. D　9. D

【B 型题】

10. A　11. C　12. C　13. D　14. E
15. A　16. C　17. A

【X 型题】

18. ABD　19. ABCD　22. CDE
23. ABC

二、填空题

1. 器官移植排异反应　自身免疫性疾病
2. T 细胞
3. 肾毒性　肝毒性　继发感染　继发肿瘤
4. 免疫缺陷病　慢性感染性疾病　肿瘤的辅助治疗
5. 类风湿关节炎　抗移植排斥反应
6. 抗病毒　抗肿瘤　免疫调节

三、简答题

列举常用的免疫增强药及临床应用。

答 常用的免疫增强药有：①卡介苗。除用于结核病的预防外，主要用于肿瘤的辅助治疗。②干扰素。对感冒、乙型肝炎、带状疱疹等感染有预防作用。③白细胞介素 -2。主要用于恶性黑色素瘤、肾细胞癌、霍奇金病。④依他西脱。主要用于治疗类风湿关节炎。⑤转移因子。主要用于先天性和获得性免疫缺陷疾病。⑥胸腺素。用于治疗胸腺依赖性免疫缺陷疾病、肿瘤及某些自身免疫性疾病和病毒感染。⑦左旋咪唑。主要用于免疫功能低下者和自身免疫性疾病等。⑧异丙肌苷。临床用于急性病毒性脑炎和带状疱疹等病毒性感染及某些自身免疫性疾病，还可用于肿瘤的辅助治疗、改善艾滋病患者的免疫功能。⑨免疫核糖核酸。临床用途与转移因子相似，主要用于恶性肿瘤的辅助治疗，试用于流行性乙型脑炎和病毒性肝炎的治疗。

四、论述题

试述干扰素的药理作用与用途。

答 药理作用：干扰素具有抗病毒、抗肿瘤和免疫调节作用。IFN - α 和 IFN - β 的抗病毒作用强于 IFN - γ。IFN - γ 具有免疫调节作用，能活化巨噬细胞，表达组织相容性抗原，介导局部炎症反应。

临床用途：用于感冒、乙型肝炎等病毒性疾病的预防；对成骨肉瘤疗效较好，也可用于各期恶性肿瘤的辅助治疗，可改善患者的血象和全身症状。

（张海港）

全真模拟试题（一）

一、选择题

【A/型/题】

1. 药物作用的二重性是指 （　　）
   A. 治疗作用和副反应
   B. 对因治疗和对症治疗
   C. 治疗作用和毒性作用
   D. 治疗作用和不良反应
   E. 局部作用和吸收作用

2. 受体拮抗剂的特点是 （　　）
   A. 对受体无亲和力，有内在活性
   B. 对受体有亲和力，有内在活性
   C. 对受体有亲和力，无内在活性
   D. 对受体无亲和力，无内在活性
   E. 促进传出神经末梢释放递质

3. 首次剂量加倍的原因是 （　　）
   A. 为了使血药浓度迅速达到稳态血药浓度
   B. 为了使血药浓度持续高水平
   C. 为了增强药理作用
   D. 为了延长半衰期
   E. 为了提高生物利用度

4. 急性有机磷农药中毒，出现呼吸困难、口唇发绀、呼吸道分泌物增多、全身肌束颤动的患者，应立即静脉注射何药以缓解症状 （　　）
   A. 氯解磷定
   B. 哌替啶
   C. 阿托品
   D. 间羟胺
   E. 阿托品＋氯解磷定

5. 治疗重症肌无力的首选药是 （　　）
   A. 毛果芸香碱　　　B. 阿托品
   C. 琥珀胆碱　　　　D. 毒扁豆碱
   E. 新斯的明

6. 1 岁男童在湖边戏水不慎落入湖中，救上岸时呼吸、心跳均停止，此时除人工呼吸、心脏按压外，还需哪些抢救措施 （　　）
   A. 洋地黄心室内注射
   B. 去甲肾上腺素腹腔注射
   C. 阿托品心室内注射
   D. 肾上腺素心室内注射
   E. 以上都不对

7. 对 PG 合成酶抑制作用最强的是（　　）
   A. 阿司匹林　　　　B. 保泰松
   C. 非那西丁　　　　D. 吡罗昔康
   E. 吲哚美辛

8. 吗啡不具备下列哪项作用 （　　）
   A. 兴奋平滑肌　　　B. 止咳
   C. 致泻　　　　　　D. 呼吸抑制
   E. 催吐和缩瞳

9. 氯丙嗪的药理作用不包括 （　　）
   A. 抗精神病作用
   B. 影响体温的作用
   C. 催吐作用
   D. 加强中枢抑制药的作用
   E. 影响心血管系统

10. 氢氯噻嗪的主要作用部位在 （　　）
    A. 近曲小管
    B. 集合管
    C. 髓袢升支
    D. 髓袢升支粗段
    E. 远曲小管的近端

11.地高辛增强心肌收缩力的作用机制是
（　　）
A.促进儿茶酚胺的释放
B.加快心率
C.激动受体
D.分布于心肌细胞的浓度高
E.抑制心肌细胞膜 $Na^+ - K^+ -$ ATP 酶

12.利尿药的分类及搭配正确的是（　　）
A.中效利尿药——布美他尼
B.高效利尿药——乙酰唑胺
C.低效利尿药——呋塞米
D.高效利尿药——氢氯噻嗪
E.低效利尿药——螺内酯

13.解热镇痛药的抗炎作用机制是（　　）
A.促进炎症消散
B.抑制炎症时 PG 的合成
C.抑制黄嘌呤氧化酶
D.促进 PG 从肾脏排泄
E.激活黄嘌呤氧化酶

14.降低颅内压,应首选的药物是（　　）
A.50% 葡萄糖　　B.山梨醇
C.甘露醇　　　　D.呋塞米
E.尿素

15.伴有潜在性糖尿病的高血压患者,不宜选用下列哪个药物（　　）
A.卡托普利　　　B.氢氯噻嗪
C.肼屈嗪　　　　D.尼群地平
E.硝普钠

16.急性严重中毒性感染时,糖皮质激素治疗采用（　　）
A.大剂量静脉滴注
B.大剂量肌内注射
C.小剂量多次给药
D.一次负荷量,然后给予维持量
E.较长时间大剂量给药

17.胰岛素最常见也是最重要的不良反应是（　　）
A.过敏反应　　　B.胰岛素抵抗

C.低血糖　　　　D.肝功能损害
E.脂肪萎缩

18.青霉素类最严重的不良反应是（　　）
A.赫氏反应
B.变态反应
C.水、电解质紊乱
D.局部疼痛、红肿或硬结
E.过敏性休克

19.第三代头孢菌素的特点,叙述错误的是（　　）
A.体内分布较广,一般从肾脏排泄
B.对各种 β - 内酰胺酶高度稳定
C.对草兰阴性菌作用不如第一、二代
D.对铜绿假单胞菌作用很强
E.基本无肾毒性

20.药物生物转化的主要酶系统是（　　）
A.COMT
B.细胞色素 P_{450} 酶系统
C.辅酶Ⅱ
D.葡萄糖醛酸转移酶
E.MAO

21.苯二氮䓬类药物可促进 GABA 与其受体结合从而促进哪一种离子通道开放
（　　）
A.Cl^-　　　　　　B.K^+
C.Ca^{2+}　　　　　D.Na^+
E.Mg^{2+}

22.下列哪个药物在长期大剂量应用时,易出现"开 - 关现象"（　　）
A.东莨菪碱　　　B.地西泮
C.氯丙嗪　　　　D.哌替啶
E.左旋多巴

23.阿司匹林小剂量的临床适应证是（　　）
A.头痛
B.发热
C.类风湿关节炎
D.肌肉痛
E.血栓形成

24.氯丙嗪的锥体外系反应不包含（　　）
　A.急性肌张力障碍
　B.体位性低血压
　C.静坐不能
　D.帕金森综合征
　E.迟发性运动障碍

25.肝素的抗凝作用　　　　（　　）
　A.仅在体内有效
　B.仅在体外有效
　C.体内、体外均有效
　D.仅口服有效
　E.仅对血栓患者有效

26.糖皮质激素对血液和造血系统的作用是　　　　（　　）
　A.增强骨髓造血机能
　B.使红细胞与血红蛋白数目减少
　C.使中性粒细胞减少
　D.使血小板减少
　E.使淋巴细胞增多

27.金黄色葡萄球菌引起的急、慢性骨髓炎首选用药是　　　　（　　）
　A.林可霉素　　B.万古霉素
　C.四环素　　　D.红霉素
　E.氯霉素

28.肝素过量引起自发性出血可用（　　）
　A.维生素K　　B.双香豆素
　C.鱼精蛋白　　D.华法林
　E.链激酶

29.由于四环素的不良反应,下列哪些患者应禁用此药　　　　（　　）
　A.心脏病患者
　B.淋病患者
　C.甲肝患者
　D.肺结核患者
　E.孕妇、哺乳期妇女

30.与呋塞米合用,可增强耳毒性的药物是　　　　（　　）
　A.第一代头孢菌素
　B.氨基苷类
　C.大环内酯类
　D.多黏菌素类
　E.四环素类

【B型题】

(31～33题共用备选答案)
　A.麦角新碱　　B.垂体后叶素
　C.缩宫素　　　D.麦角胺
　E.前列腺素E

31.治疗偏头痛可用　　　　（　　）
32.肺结核咯血可用　　　　（　　）
33.较大剂量用于产后止血,但作用不持久的药物是　　　　（　　）

(34～36题共用备选答案)
　A.普鲁卡因胺　　B.苯妥英钠
　C.利多卡因　　　D.维拉帕米
　E.胺碘酮

34.属于Ⅰ类抗心律失常药且具有抗癫痫作用药物是　　　　（　　）
35.急性心肌梗死引起的室性心律失常首选药是　　　　（　　）
36.阵发性室上性心律失常首选药是（　　）

(37～38题共用备选答案)
　A.毛果芸香碱　　B.新斯的明
　C.阿托品　　　　D.哌替啶
　E.吗啡

37.可用于心源性哮喘的是　　（　　）
38.可用于治疗青光眼的是　　（　　）

(39～40题共用备选答案)
　A.地西泮　　B.卡马西平
　C.硫酸镁　　D.氯丙嗪
　E.扑米酮

39.可用于控制子痫的是　　（　　）
40.可用于治疗精神分裂症的是（　　）

【X/型/题】

41. 药物的不良反应包括 （　　）
   A. 副反应　　　　B. 过敏反应
   C. 特异质反应　　D. 首过效应
   E. 毒性反应

42. 舌下给药的特点为 （　　）
   A. 可避免胃酸破坏
   B. 可避免肝肠循环
   C. 可直接进入血循环
   D. 可避免首过效应
   E. 不刺激口腔黏膜

43. 外周突触后膜 N 受体激动可引起（　　）
   A. 骨骼肌收缩
   B. 自主神经节兴奋
   C. 冠状血管扩张
   D. 肾上腺髓质分泌
   E. 平滑肌抑制

44. 下列药物中属于三环类抗抑郁药的是
   （　　）
   A. 丙米嗪　　　　B. 阿米替林
   C. 氟西汀　　　　D. 舍曲林
   E. 氟哌啶醇

45. 下列关于双胍类降糖药的说法，正确
   的是 （　　）
   A. 可降低正常人及糖尿病患者的血糖
   B. 对肥胖的轻症糖尿病患者疗效好
   C. 可引起乳酸性酸血症
   D. 易引起肝功能损害
   E. 可以引起酮血症

46. 喹诺酮类的抗菌机制包括 （　　）
   A. 抑制细胞壁合成
   B. 抑制细菌拓扑异构酶，阻碍细菌
      DNA 复制
   C. 抑制细菌 DNA 回旋酶，阻碍细菌
      DNA 复制

   D. 抑制细菌二氢叶酸合成酶，阻碍细
      菌叶酸合成
   E. 抑制细菌细胞壁的合成

47. 下列哪些是两性霉素 B 的特点（　　）
   A. 口服用于治疗深部真菌感染
   B. 治疗深部真菌感染有效
   C. 能与 DNA 结合
   D. 有肝、肾功能损害
   E. 可以用于各种真菌感染

二、名词解释

1. 肠肝循环
2. 肾上腺素升压作用的翻转
3. 治疗指数（TI）

三、填空题

1. 从量 – 效曲线上可获得 LD_{50} 与 ED_{50}，两
   者的比值称_____。
2. 利多卡因可用做_____药和
   _____药。
3. 氯丙嗪阻断中枢的_____系统
   和_____系统的 D_2 受体，发挥
   抗精神病作用。
4. 奥美拉唑可抑制_____泵，引起
   _____分泌减少。
5. 治疗癫痫持续状态的首选药是_____
   ____。

四、简答题

1. 简述糖皮质激素的主要药理作用有
   哪些。
2. 简述强心苷中毒时心脏反应如何解救。
3. 简述治疗帕金森病时左旋多巴为什么
   与卡比多巴合用。

五、论述题

试述阿托品的药理作用和临床应用有
哪些。

【参 | 考 | 答 | 案】

一、选择题

【A 型题】

1. D	2. C	3. A	4. E	5. E
6. D	7. E	8. C	9. C	10. E
11. E	12. E	13. B	14. C	15. B
16. A	17. C	18. E	19. C	20. B
21. A	22. E	23. E	24. B	25. C
26. A	27. A	28. C	29. E	30. B

【B 型题】

31. D	32. B	33. C	34. B	35. C
36. D	37. E	38. A	39. C	40. D

【X 型题】

41. ABCE	42. BD	43. ABD
44. AB	45. BCE	46. BC
47. BD		

二、名词解释

1. 肠肝循环：部分药物经肝脏转化为极性较强的水溶性代谢产物，由胆汁排入肠腔，随粪便排泄，经胆汁排入肠腔的药物，部分可经肠黏膜上皮细胞吸收，经门静脉、肝脏重新进入体循环，这种小肠、肝脏、胆汁间的循环过程称为肠肝循环。

2. 肾上腺素升压作用的翻转：肾上腺素激动血管上的 α 受体产生缩血管作用，激动 β_2 受体产生舒血管作用。如事先给予 α 受体阻断药，肾上腺素仅对 β_2 受体作用，其升压作用被翻转，呈现明显的降压反应，即肾上腺素升压作用的翻转现象。

3. 治疗指数(TI)：为 LD_{50} 和 ED_{50} 的比值，用来表示药物安全性的指标。该值越大越安全。

三、填空题

1. 治疗指数
2. 局部麻醉　抗心律失常
3. 中脑－边缘　中脑－皮质
4. 质子　胃酸
5. 地西泮

四、简答题

1. 简述糖皮质激素的主要药理作用有哪些。

答　(1)影响代谢。
(2)抗炎作用。
(3)免疫抑制与抗过敏作用。
(4)抗休克作用。
(5)其他。允许作用、退热作用、刺激骨髓造血作用、兴奋中枢神经系统等。

2. 简述强心苷中毒时心脏反应如何解救。

答　(1)缓慢型心律失常,可用阿托品或异丙肾上腺素。
(2)快速型心律失常,应及时补钾,轻者口服氯化钾;较重者静脉滴注氯化钾。重者在补钾同时,选用苯妥英钠、利多卡因等抗心律失常药。
(3)强心苷中毒危及生命时,静脉注射地高辛抗体 Fab 片段。

3. 简述治疗帕金森病时左旋多巴为什么与卡比多巴合用。

答　①左旋多巴吸收后约 99% 在外周多巴脱羧酶的作用下转变为 DA,DA 不易通过血脑屏障进入中枢,只有 1% 左右通过血脑屏障进入中枢而发挥作用,同时外周 DA 增多能引起较多不良反应。②卡比多巴是外周多巴脱羧酶抑制剂，可减少左旋多巴在外周转化为 DA，使左旋多巴进入中枢量增加，可提高疗效又可减少外周不良反应。

五、论述题

试述阿托品的药理作用和临床应用有哪些。

答 药理作用：①松弛平滑肌；②抑制腺体分泌；③扩瞳、升高眼内压和调节麻痹；④兴奋心脏；⑤舒张小血管；⑥兴奋中枢。临床应用：①解除平滑肌痉挛，适用于各种内脏绞痛；②抑制腺体分泌，多用于全身麻醉前给药；③眼科，可用于虹膜睫状体炎及验光、眼底检查；④缓慢型心律失常；⑤抗休克；⑥解救有机磷酸酯类中毒。

全真模拟试题（二）

一、选择题

【A/型/题】

1. 某药在体内按一级动力学消除,测得其峰值血浆浓度为180mg/ml,9小时后再抽血测得其血药浓度为22.5mg/ml,该药的血浆半衰期是　　　　（　　）
   A.1小时　　　　　　B.2小时
   C.1.5小时　　　　　D.3小时
   E.4小时

2. 药物的量效曲线平行右移说明（　　）
   A.该药的作用性质发生改变
   B.该药的效价强度变小
   C.该药的最大效能变小
   D.该药的毒性变小
   E.该药的治疗指数变小

3. 下列关于毛果芸香碱的描述,正确的是
   　　　　　　　　　　　　　　（　　）
   A.缩瞳
   B.升高眼内压
   C.调节麻痹
   D.阻断M受体
   E.禁用于青光眼

4. 伴尿量减少,心肌收缩力减弱的感染中毒性休克宜选用　　　　　　（　　）
   A.肾上腺素　　　　B.去甲肾上腺素
   C.麻黄碱　　　　　D.多巴胺
   E.甲氧明

5. 苯妥英钠的抗癫痫机制是　　　（　　）
   A.抑制Na^+内流和Ca^{2+}内流,导致动作电位不易产生

B.增强GABA介导的Cl^-外流,导致膜超极化,降低膜兴奋性
   C.减少脑内GABA代谢,增加脑内GABA含量
   D.提高谷氨酸脱羧酶的活性,使GABA生成增多
   E.阻断Na^+内流和阻断T型Ca^{2+}通道

6. 下列用于镇静催眠最好的药物是（　　）
   A.地西泮　　　　　B.氯氮平
   C.巴比妥类　　　　D.苯妥英钠
   E.奥沙西泮

7. 与左旋多巴合用可抑制其在外周血中的脱羧,从而使进入中枢神经系统的左旋多巴增加的药物是　　（　　）
   A.司来吉兰　　　　B.溴隐亭
   C.卞丝肼　　　　　D.硝替卡朋
   E.金刚烷胺

8. 阿司匹林的药理作用不包括　（　　）
   A.对发热患者退热降温作用快而强,对体温正常的人则不降温
   B.对慢性钝痛效果良好,且不成瘾和不产生欣快感
   C.解热作用是由于直接作用于下丘脑体温调节中枢
   D.对内热原引起的发热有解热作用
   E.抗血小板聚集和抗血栓形成

9. 下列属于阿片受体的特异性拮抗药的是　　　　　　　　　　　　（　　）
   A.美沙酮　　　　　B.纳洛酮
   C.芬太尼　　　　　D.曲马朵
   E.烯内吗啡

10. 强心苷中毒所引起的心动过缓和传导阻滞可用哪个药来对抗 （　　）
　　A. 苯妥英钠　　　B. 利多卡因
　　C. 阿托品　　　　D. 氯化钾
　　E. 多巴胺

11. 卡托普利临床应用不包括 （　　）
　　A. 高血压
　　B. 心力衰竭
　　C. 心律失常
　　D. 心肌梗死
　　E. 糖尿病性肾病

12. 下列关于硝普钠的说法,正确的是(　　)
　　A. 主要通过扩张小动脉降低外周阻力而降低血压
　　B. 静脉滴注作用迅速而持久
　　C. 一般不降低冠脉血流、肾血流及肾小球滤过率
　　D. 禁用于充血性心力衰竭
　　E. 硝普钠可长时间配制使用

13. 下列不能用于治疗心律失常的是 （　　）
　　A. 奎尼丁　　　　B. 普萘洛尔
　　C. 维拉帕米　　　D. 氢氯噻嗪
　　E. 胺碘酮

14. 卡马西平除了用于治疗癫痫外,还可用于 （　　）
　　A. 心律失常　　　B. 尿崩症
　　C. 帕金森病　　　D. 心绞痛
　　E. 失眠

15. 下列属于质子泵抑制药的是 （　　）
　　A. 奥美拉唑　　　B. 西咪替丁
　　C. 苯海拉明　　　D. 多潘立酮
　　E. 西沙比利

16. H_1 受体阻断药不包括 （　　）
　　A. 法莫替丁　　　B. 异丙嗪
　　C. 氯苯那敏　　　D. 阿司咪唑
　　E. 西替利嗪

17. 下列属于胰岛素增敏剂的是 （　　）
　　A. 格列美脲　　　B. 苯乙双胍

C. 阿卡波糖　　　D. 罗格列酮
E. 瑞格列奈

18. 下列联合用药可产生协同作用的是(　　)
　　A. 繁殖期杀菌药 + 速效抑菌药
　　B. 繁殖期杀菌药 + 静止期杀菌药
　　C. 静止期杀菌药 + 速效抑菌药
　　D. 速效抑菌药 + 繁殖期杀菌药
　　E. 繁殖期杀菌药 + 慢效抑菌药

19. 链霉素最常见的不良反应是 （　　）
　　A. 过敏反应
　　B. 耳毒性
　　C. 肾毒性
　　D. 神经肌肉麻痹
　　E. 血小板减少

20. 下列有关头孢菌素的各项叙述,错误的是 （　　）
　　A. 第一代头孢对 G^+ 菌作用较二、三代强
　　B. 第三代头孢对各种 β – 内酰胺酶均稳定
　　C. 口服第一代头孢可用于尿路感染
　　D. 第三代头孢抗铜绿假单胞菌作用很强
　　E. 第三代头孢没有肾毒性

21. 既可治疗 2 型糖尿病又能治疗尿崩症的药物为 （　　）
　　A. 氯磺丙脲　　　B. 苯乙双胍
　　C. 甲苯磺丁脲　　D. 胰岛素
　　E. 吡格列酮

22. 服用四环素引起假膜性肠炎,应如何抢救 （　　）
　　A. 服用头孢菌素
　　B. 服用林可霉素
　　C. 服用土霉素
　　D. 服用万古霉素
　　E. 服用青霉素

23. 由于四环素的各种不良反应,下列哪些患者应禁用此药 （　　）
　　A. 心脏病患者

B. 淋病患者

C. 甲肝患者

D. 肺结核患者

E. 孕妇、哺乳期妇女

24. 下列属于抗病毒药的是　（　　）

　　A. 5 - 氟胞嘧啶　　B. 阿昔洛韦

　　C. 氟康唑　　　　D. 酮康唑

　　E. 两性霉素 B

25. 治疗各种人类血吸虫病的首选药物

　　　　　　　　　　　（　　）

　　A. 乙胺嗪　　　　B. 酒石酸锑钾

　　C. 吡喹酮　　　　D. 左旋咪唑

　　E. 喹诺酮

26. 肝素过量所引起的严重出血,可用下列哪个药解救　（　　）

　　A. 维生素 K　　　B. 硫酸鱼精蛋白

　　C. 氨甲苯酸　　　D. 氨甲环酸

　　E. 凝血酶

27. 下列他汀类药物中,哪个药物具有抗血小板聚集和改善胰岛素抵抗作用

　　　　　　　　　　　（　　）

　　A. 洛伐他汀　　　B. 普伐他汀

　　C. 辛伐他汀　　　D. 阿伐他汀

　　E. 氟伐他汀

28. 合并糖尿病及胰岛素抵抗的高血压患者宜用　（　　）

　　A. 氢氯噻嗪　　　B. 普萘洛尔

　　C. 阿替洛尔　　　D. 卡托普利

　　E. 拉贝洛尔

29. 对有听力缺陷的急性肾衰竭患者宜选用的降压药是　（　　）

　　A. 呋塞米　　　　B. 依他尼酸

　　C. 布美他尼　　　D. 氢氯噻嗪

　　E. 螺内酯

30. 下列关于利多卡因的叙述,错误的是

　　　　　　　　　　　（　　）

　　A. 对激活和失活状态的钠通道均有阻滞作用

B. 对房性心律失常疗效差

C. 抑制动作电位复极 2 相的少量钠内流,缩短浦肯野纤维和心室肌的 APD

D. 口服有效

E. 能减少动作电位 4 相除极斜率,提高兴奋阈值,降低自律性

【B/型/题】

(31~32 题共用备选答案)

　　A. 青霉素　　　　B. 氯霉素

　　C. 红霉素　　　　D. 土霉素

　　E. 灰黄霉素

31. 对淋病、梅毒可作为首选的是　（　　）

32. 可产生"灰婴综合征"不良反应的是

　　　　　　　　　　　（　　）

(33~36 题共用备选答案)

　　A. 可待因　　　　B. 布美他尼

　　C. 维拉帕米　　　D. 尼莫地平

　　E. 硝苯地平

33. 对急、慢性肾衰竭有很好疗效的是

　　　　　　　　　　　（　　）

34. 对高血压并伴脑血管疾病者最好使用

　　　　　　　　　　　（　　）

35. 可用于治疗无痰性干咳的是　（　　）

36. 可用于心律失常的是　（　　）

(37~40 题共用备选答案)

　　A. 普萘洛尔　　　B. 氢氯噻嗪

　　C. 可乐定　　　　D. 硝普钠

　　E. 哌唑嗪

37. 可产生首剂现象的是　（　　）

38. 可引起高血糖、高血脂的是　（　　）

39. 有明显的中枢抑制作用的是　（　　）

40. 可诱发或加剧支气管哮喘的是（　　）

【X/型/题】

41. 下列关于药物副反应的叙述, 正确的是 （　　）
   A. 是可预知的
   B. 其产生是用药时间过长
   C. 可随治疗目的不同而改变
   D. 其产生是因药物作用的选择性低
   E. 有的药物无副反应

42. 关于药物排泄, 叙述正确的是 （　　）
   A. 碱化尿液可促进酸性药物经尿排泄
   B. 酸化尿液可使碱性药物经尿排泄减少
   C. 抑制肝肠循环可促使药物排泄
   D. 粪中药物多数是口服未被吸收的药物
   E. 碱化血液可使弱酸性药物从细胞内向细胞外转移

43. 产生耐药性的原因有 （　　）
   A. 产生失活酶
   B. 改变膜通透性
   C. 改变靶结构
   D. 滥用抗菌药物
   E. 使用剂量过低

44. 新斯的明禁用于 （　　）
   A. 机械性肠梗阻
   B. 腹气胀
   C. 泌尿道梗阻
   D. 重症肌无力
   E. 阵发性室上性心动过速

45. 受琥珀胆碱的肌松作用影响最大的部位是 （　　）
   A. 四肢肌　　B. 躯干肌
   C. 颈部肌　　D. 呼吸肌
   E. 面部肌

46. 下列关于酚妥拉明治疗休克时的机制描述, 正确的是 （　　）
   A. 可舒张血管, 降低外周阻力
   B. 可降低肺循环阻力
   C. 适用于感染性、心源性和神经源性休克
   D. 使用酚妥拉明前必须补足血容量
   E. 收缩小血管

47. 下列药物属于黏痰溶解药的是 （　　）
   A. 厄多司坦　　B. 羧甲司坦
   C. 半胱甲酯　　D. 乙酰半胱氨酸
   E. 氨茶碱

二、名词解释
1. 首过消除
2. 金鸡纳反应
3. 调节麻痹

三、填空题
1. 阿托品对_____腺和_____腺作用最敏感。
2. 中枢神经系统药物可分为两类：_____和_____。
3. 对于久服苯妥英钠所致的叶酸吸收及代谢障碍, 应补充_____来治疗。
4. 抗精神病药的作用机制是_____、_____。
5. Ⅰa类抗心律失常药代表药是_____; Ⅰc类抗心律失常药的代表药物是_____、_____等。

四、简答题
1. 简述除极化型肌松药的作用特点。
2. 简述ACE抑制药的基本药理作用。
3. 简述药物的不良反应。

五、论述题
试述β-内酰胺类抗生素的分类。

【参|考|答|案】

一、选择题

【A 型题】

1. D	2. B	3. A	4. D	5. A
6. A	7. C	8. C	9. B	10. C
11. C	12. C	13. D	14. B	15. A
16. A	17. D	18. B	19. E	20. E
21. A	22. D	23. E	24. B	25. C
26. B	27. E	28. D	29. C	30. D

【B 型题】

31. A	32. B	33. B	34. D	35. A
36. C	37. E	38. B	39. C	40. A

【X 型题】

41. ACD	42. ACDE	43. ABCD
44. AC	45. AC	46. ABCD
47. ABCD		

二、名词解释

1. 首过消除:从胃肠道吸收入门静脉系统的药物在到达全身血液循环前必先通过肝脏,如果肝脏对其代谢能力很强,或由胆汁排泄的量大,则进入全身血液循环内的有效药物量明显减少,这种作用称为首过消除。

2. 金鸡纳反应:奎宁血浆浓度超过 30 ~ 60μmol/L 时可引起金鸡纳反应,表现为恶心、头痛、耳鸣、视力下降等,停药一般能恢复。

3. 调节麻痹:当睫状肌上的 M 受体被阻断时,睫状肌松弛,悬韧带拉紧,晶体变得扁平,屈光度降低,视近物模糊不清,这种现象称为调节麻痹。

三、填空题

1. 唾液　汗

2. 中枢兴奋药　中枢抑制药

3. 甲酰四氢叶酸

4. 阻断中脑 – 边缘系统和中脑 – 皮层系统多巴胺受体　阻断 5 – HT 受体

5. 奎尼丁　普罗帕酮　氟卡尼

四、简答题

1. 简述除极化型肌松药的作用特点。

答 (1)最初可出现短时肌束颤动,其与药物对不同部位的骨骼肌除极化出现的时间先后不同有关。

(2)连续用药可产生快速耐受性。

(3)抗胆碱酯酶药不仅不能拮抗其肌松作用,反能加强之,因此过量时不能用新斯的明解救。

(4)治疗剂量并无神经节阻断作用。

(5)目前临床应用的除极化型肌松药只有琥珀胆碱。

2. 简述 ACE 抑制药的基本药理作用。

答 (1)阻止 AngⅡ生成。

(2)保存缓激肽活性。

(3)保护血管内皮细胞。

(4)抗心肌缺血与心肌保护。

(5)增敏胰岛素受体。

3. 简述药物的不良反应。

答 (1)副反应:由于选择性低,药理效应涉及多个器官,当某一效应用做治疗目的时,其他效应就成为副反应(通常也称副反应)。

(2)毒性反应:指在剂量过大或药物在体内蓄积过多时发生的危害性反应,一般比较严重。毒性反应一般是可以预知的,应该避免发生。

(3)后遗效应:是指停药后血药浓度已降至阈浓度以下时残存的药理效应,例如服用巴比妥类催眠药后,次晨出现的乏力、困倦等现象。

(4)停药反应:是指突然停药后原有疾病加剧,又称反跳反应。

(5)变态反应:是一类免疫反应,也称过敏反应。

(6)特异质反应:少数特异体质患者对某些药物反应特别敏感,反应性质也可能与常人不同,但与药物固有的药理作用基本一致,反应严重程度与剂量成比例,药理性拮抗药救治可能有效。这种反应不是免疫反应,故不需预先敏化过程。

五、论述题

试述 β – 内酰胺类抗生素的分类。

答 (1)青霉素类:按抗菌谱和耐药性分为5类。①窄谱青霉素类:以注射用青霉素 G 和口服用青霉素 V 为代表。②耐酶青霉素类:以注射用甲氧西林和口服、注射用氯唑西林、氟氯西林为代表。③广谱青霉素类:以注射、口服用氨苄西林和口服用阿莫西林为代表。④抗铜绿假单胞菌广谱青霉素类:以注射用羧苄西林、哌拉西林为代表。⑤抗革兰阴性菌青霉素类:以注射用美西林和口服用匹美西林为代表。

(2)头孢菌素类:按抗菌谱、耐药性和肾毒性分为一、二、三、四、五代。①第一代头孢菌素:以静脉注射、口服用头孢拉定和口服用头孢氨苄为代表。②第二代头孢菌素:以静脉注射用头孢呋辛和口服用头孢克洛为代表。③第三代头孢菌素:以静脉注射用头孢哌酮、头孢噻肟和口服用头孢克肟为代表。④第四代头孢菌素:以静脉注射用头孢匹罗为代表。⑤第五代头孢菌素:以静脉注射用头孢洛林、头孢吡普为代表。

(3)其他 β – 内酰胺类:包括碳青霉烯类、头霉素类、氧头孢烯类、单环 β – 内酰胺类。

(4)β – 内酰胺酶抑制药:包括棒酸和舒巴坦类。

(5)β – 内酰胺类抗生素的复方制剂。

往年部分高校硕士研究生入学考试试题选登

硕士研究生入学考试药理学试题（一）

一、名词解释

1. 首过消除
2. 生物利用度
3. 副反应
4. 耐药性
5. 表观分布容积

二、简答题

1. 简述肝脏微粒体混合功能酶系统（肝药酶）的特点。
2. 简述新斯的明临床可用于治疗哪些疾病。
3. 简述溺水而致心搏骤停可选用哪些药物治疗。
4. 简述吗啡的禁忌证有哪些。
5. 简述长期大量应用氯丙嗪所引起的锥体外系反应有哪些。
6. 简述阿司匹林的解热、镇痛作用机制。
7. 如下类型癫痫治疗应首选哪些药物？
   （1）大发作。
   （2）小发作。
   （3）精神运动性发作。
   （4）癫痫持续状态。
   （5）儿童肌阵挛发作。
8. 简述强心苷加强心肌收缩力的机制。
9. 简述强心苷中毒的先兆症状（停药指征）有哪些。
10. 简述利多卡因临床主要用于治疗哪种心律失常。
11. 简述硝酸甘油抗心绞痛的作用机制。
12. 简述为什么香豆素类只适用于体内抗凝。
13. 简述硫脲类抗甲状腺药的作用机制。
14. 简述长期应用糖皮质激素停药后可出现哪些停药反应。
15. 简述为什么 SMZ 和 TMP 合用可增强抗菌作用。
16. 简述氨基苷类抗生素的主要不良反应是什么。
17. 简述青霉素类抗菌作用机制是什么。

硕士研究生入学考试药理学试题(二)

一、试述 β-内酰胺类抗生素的分类,并简述每类药的抗菌特点、代表药及抗菌作用机制。

二、试述利尿药的分类、代表药及临床应用。

三、试述常用局麻药按化学结构分类、每类代表药及其作用机制。

四、简述药物在体内的清除方法有几种,各举一例说明。

五、试比较肾上腺素、去甲肾上腺素及异丙肾上腺素在心血管方面的药理作用。

硕士研究生入学考试药理学试题(三)

一、名词解释

1. 生物利用度
2. 半衰期
3. 化疗指数
4. 赫氏反应
5. 二重感染

二、简答题

1. 根据受体本身的结构及其效应体系不同,简述受体的分类,并举例说明。
2. 简述细菌发生耐药性的机制。
3. 简述药物发生生物转化的意义、生物转化类型及其催化酶。

4. 简述哌替啶的药理作用及临床应用。
5. 简述阿托品与东莨菪碱在药理作用及临床应用上的异同点。

三、论述题

1. 全面比较普鲁卡因与利多卡因的异同点。
2. 试述β受体阻断药的药理作用及不良反应。
3. 试述治疗心力衰竭药物的分类。

硕士研究生入学考试药理学试题（四）

一、名词解释

1. 药效学
2. 治疗指数
3. 肝肠循环
4. 抗菌谱

二、简答题

1. 简述毛果芸香碱的药理作用及应用。
2. 简述 β 肾上腺素受体阻断药的分类及各类代表药。
3. 简述地西泮的临床应用及不良反应。
4. 简述钙通道阻滞药的药理作用。

三、论述题

1. 试比较吗啡类镇痛药物与解热镇痛药物的异同点。
2. 试述肾素－血管紧张素转化酶抑制药的临床应用。
3. 临床常用的利尿药可分为哪几类？试述其分类依据及各类药物的作用特点。

硕士研究生入学考试药理学试题(五)

一、名词解释
1. 调节痉挛
2. 迟发性运动障碍
3. 化疗指数
4. 非竞争性拮抗药
5. 内在拟交感活性
6. 离子通道
7. 急性毒作用带
8. 碱基类似物
9. 催促阶段试验
10. 悉生动物

二、简答题
1. 简述药物的体内分布受哪些因素影响。
2. 简述吗啡能否治疗心源性哮喘,为什么。
3. 简述利尿药的分类、代表药物及作用部位。
4. 简述当机体受到损害作用时可能发生哪些变化。
5. 简述 Ames 实验的原理和常用菌株。
6. 简述肝毒性的血清酶学指标有哪些。

三、论述题
1. 试述普萘洛尔的药理作用、临床表现及不良反应。
2. 试述琥珀胆碱和筒箭毒碱的作用机制及作用特点的异同。
3. 试述 ACEI 和 ARB 的药理作用异同。
4. 试述双胍类和磺酰脲类的作用机制和特点。
5. 试述 TMP 和 SMZ 共同作用的药理基础。
6. 试述非遗传性致癌物的定义、分类和各类的致癌特点。

四、实验理论题
1. 试述恒温动物和变温动物的实验条件的区别。
2. 试述在兔颈动脉实验中阻断对侧颈总动脉后血压的变化及机制。
3. 试述化学药物对平滑肌影响的实验中,肾上腺素和乙酰胆碱对平滑肌的影响及机制。
4. 试述热板法的老鼠性别选择,为什么,温度为多少,判断痛反应的指标是什么。
5. 试述大动物(如狗、兔)和小动物(如大鼠、小鼠)的尿液收集方法分别是什么及注意事项。

硕士研究生入学考试药理学试题（六）

一、名词解释

1. 再分布
2. 戒断综合征
3. 利尿药
4. 迟发性运动障碍
5. 染色体畸变
6. 乙酰胆碱酯酶
7. 内在活性
8. 瑞夷综合征
9. 变态反应
10. 致突变物
11. 内源性配体
12. 多药耐药
13. 快速耐受性
14. 神经递质

二、简答题

1. 简述奎尼丁的不良反应、临床应用、注意事项。
2. 简述艾滋病的首选用药、其作用机制和不良反应。
3. 简述氢氯噻嗪的药理作用、不良反应。
4. 简述环孢菌素的临床应用、不良反应。
5. 简述四种药物致突变作用的试验方法及原理。
6. 简述致癌物按作用机制的分类。

三、实验理论

1. 试述兔颈总动脉插管中，阻断另一侧 1 分钟，血压及其机制的变化。
2. 试述肾上腺素（去甲肾上腺素）和乙酰胆碱对平滑肌的作用及机制。
3. 试述组织兴奋性实验中，刺激坐骨神经引起兴奋 - 收缩耦联涉及的生理学过程有哪些。
4. (1) 试述肾上腺素对血压的影响。
   (2) 试述若先给予 α 受体阻断药，再给予肾上腺素后血压变化。
   (3) 试述若先给予 β 受体阻断药，再给予肾上腺素后血压变化。
5. 试述 LD_{50} 测定实验剂量组数、每组动物数、动物分组原则。
6. 试述大鼠采血方法有哪些及注意事项。